U0396985

法兰西学院课程系列

# MICHEL FOUCAULT

## Le Pouvoir psychiatrique

## 精神病学的权力

Cours au Collège de France, 1973-1974

[法]米歇尔·福柯——著

苏昉——译

上海人民出版社

COURS AU COLLÈGE DE FRANCE, 1973—1974

# 译者的话

　　生命的最后十几年，米歇尔·福柯回到了法国。他坚持在法兰西学院授课，为世人留下了一部宏大的"思想体系史"。1973—1974 年的课程主题为"精神病学的权力"，或许是整个系列课程中最有难度、最受关注的一个部分。

　　对米歇尔·福柯来说，"精神病"并不是一个陌生的主题。早在 1961 年，他就发表了《古典时期疯狂史》。当时所做的研究以传统形象、幻觉和认知等核心表征为开端，重点在于感知精神病，寻求治疗的可能性。而在法兰西学院的课程中，他做了不一样的尝试。一方面，研究的起点不再是必然会指向思想史的基本表征，而是权力的支配。权力机构在多大程度上能够产生关于精神病的陈述、话语以及随之而来的其他表征形式？权力的支配是不是分配话语权的依据？权力的布局和权力的策略如何能产生关于精神病的肯定、否定、经验及理论？他试图从权力的角度对精神病人的行为表现和精神病医生的治疗场景进行解读，探求精神病治疗的真相和精神病学实践的意义。另一方面，他通过分析皮内尔、埃斯基罗尔、勒列特等人所主导的治疗场景，批判了"暴力""机构"和"家庭"等用来解释精神病院内部运作情况的基本概念，并试图绕过暴力形式、国家机器、机构规范和家庭模式，深入解析精神病治疗中固有的各种权力关系，包括权力的微观物理学分析、针对权力关系和精神病治疗中产生的对立而采取的战略和战术等。

在福柯看来，权力关系是精神病治疗的核心要素，只有清楚地了解权力关系的基础，才能建立结构性制度，形成真理性话语，进而引进或加入合理的治疗模式。皮内尔所讲述的"乔治三世"的治疗场景，不仅体现了原精神病学实践的特征，更展示了惩戒权出现、对抗并最终代替统治权的全过程。这种惩戒权的微观物理学分析确立了精神病治疗中的权力关系，开辟了精神病治疗的新思路。惩戒权最早产生于宗教团体内部，经过几个世纪的发展和传播，逐渐成为政治权力和个人身体接合的普遍形式，其特征是整体把握或者彻底掌控个人的身体、动作、时间、行为等。惩戒装置包含功能主体、单一个体、持续注视、文字记录、细化的惩罚机制、心理投射、正常与异常分配比等一系列要素。长久以来，惩戒装置不仅在统治关系中发挥积极作用，也扮演着反对和革新的关键角色，即以渐进发展和广泛干预的形式，实现内部和外部的殖民化过程，形成长久的监控和即时的惩罚力，最终建立取代君权社会的"惩罚社会"。福柯十分重视边沁的"圆形监狱"模型，认为这是惩戒装置的代表性形式，具有普适性。家庭则将个人与惩戒装置绑在一起，使个人在不同的惩戒体系间流动。最初，精神病院与家庭的决裂是粗暴而明确的。精神病院的惩戒装置遵循持续可见、中央监视、完全隔离三大原则，使用具有保障检验、探求真相、突出权力、矫治修正等功能的身体器具。而随着服务于富裕阶层的家庭式疗养院出现，精神病院的惩戒体系引入家庭模式，家庭也开始使用一定的惩戒手段，指认不正常个体或异常行为。关于这一点，福柯特意提到了克莱蒙昂瓦斯精神病院和菲兹疗养院的合作，他认为这种结合是家庭与惩戒相互配合的最佳形式。

19世纪的精神病学提出了真理问题，认为关于精神病的真相是治疗的核心。精神病医生是真实性强权的代理人，以精神病学的权力所掌握的真理之名，把真实性置入精神病中。在精神病医生的努力下，精神病学形成了两种科学的话语——临床和疾病分类学话语、病理解剖学和病理生理学话语。当中关于疾病种类和器质性关联的内容为精神病治疗所用，成为真理和真实性的保障。然而，精神病学的权力从未在实践中真正提出真理的问题，精神病对自身的模拟成为实际治疗中难以解决的问题，精神病医生强行运用的权力往往受困于装病者的谎言。究竟精神病学的权力如何作为真实性强权发挥作用？为了回答这个问题，福柯详细分析了勒列特在杜佩雷先生的治疗中所使用的策略，包括使权力不平衡、语言再利用、管理需求、强化缺失、陈述真理等。在这个治疗场景中，精神病医生与精神病院的诊病、房室、仪器、护士和看守是一个整体，共同发挥作用，复制并强化真实性，剥夺精神病人从疾病、医院和治疗中获得的乐趣，最终达到治愈的目的。福柯认为，精神病学权力的本质是掌握并试图控制，其主要功能是"指导"，目的在于将权力赋予真实性，在真实性的基础上建立权力。真实性的四个要素（另一方的意志，身份的约束，生病或欲望的真实性，需求、交换与劳动的真实性）是深入精神病院中的真实性脉络，是精神病院内形成制度并建立对抗策略的依据，也是判断个人是否被治愈的依据。此外，精神病院是一个具有医学标记的空间，其医学标记就是医生的存在。精神病院的空间就是精神病医生的身体，必须由精神病医生来行使精神病院的权力，他们通过询问、治疗与惩罚的设定以及临床教学上的表述等让精神病学知识的标记在精神病院的组织和运作中发挥作用。

在课程的后半段，福柯讨论的主题更加具体，如精神病学权力的普及化模式与儿童的精神病治疗、精神病学的权力与真理问题、精神病学的诊断等。他认为，精神病学具有掌控精神病和异常症状的权力，能够与其周围存在的惩戒制度联系起来，探究异常的儿童与疯癫的成人之间可能存在的关系，最终确立退化与天性的概念。精神病医学知识的作用是在精神病与非精神病之间作出判定，确认真实或非真实。回顾历史，检验和论证真理的技术在精神病院中根本行不通，用普通医学中的鉴别诊断、病情发作等方法处理精神病学问题也都以失败告终。精神病院的惩戒体系中针对精神病提出真理问题的主要技术是讯问、催眠和麻醉。有了这三个要素，精神病学的权力才能在精神病院中发挥作用。

米歇尔·福柯是 20 世纪最伟大的法国思想家之一，他的法兰西学院系列课程具有极高的学术价值。对一名年轻译者而言，能够翻译由福柯手稿编辑而成的著作，是莫大的荣幸，更是巨大的挑战。这本书的翻译是我独立完成的，几乎占用了教学工作以外所有的时间。我常常在电脑前一坐就是一整天，一抬头是万家灯火，再一抬头天空已泛白。一个词要反复推敲，一个句子要细致打磨，看治疗案例时仿佛自己就是那个病人，甚至译到最后突然对第一章和第二章不满意推倒重来，颇有些不疯魔不成活的感觉。现在回想起来，过程是艰辛的，但更是充实而愉快的。我有许多感谢的话想说。感谢上海人民出版社的屠玮洇老师，她给了我充分的信任和足够的时间，让我能够按照自己的节奏和方式完成翻译。感谢责任编辑赵伟老师，他不仅做了大量的编辑和校对工作，还提出了许多宝贵的修改意见。感谢武汉大学法文系的张亘老师，他是这个"福柯法兰西学院课程系列"中两本书的译者，无私地分享了翻译的经验，给了我极大的鼓励和支持。还要感谢一些同事和医生朋友，我常常会因为一个德语、俄语或拉丁语单词，一个医学术语去打扰他们。

最后，希望这部满怀诚意的翻译作品，能够尽可能还原并传递福柯的思想和智慧。本人水平有限，翻译过程中难免有疏漏和不足，恳请广大读者指正。

苏 昉

2022 年 3 月 25 日于珞珈山

# 目录

医生从原精神病学治疗中现实和真相的"模糊指挥者"到现实的"强化剂"。——精神病学的权力与真理话语。——癔病病人的模拟和反抗问题。——精神分析的诞生问题。

## 153  1973 年 12 月 19 日

精神病学的权力。——弗朗索瓦·勒列特的治疗方法及战略要素：权力不平衡；语言再利用；需求调整；陈述真理。——疾病的乐趣。——精神病院的装置。

## 187  1974 年 1 月 9 日

精神病学的权力与"指导"的实践。——精神病院中的"真实"设定。——精神病院，医疗场所与领导力问题：治疗上的或管理上的。——精神病学知识的标志：(a) 讯问技巧；(b) 治疗与惩罚的设定；(c) 临床表述。——精神病院中"权力的微观物理学"。——精神功能与神经病理学的出现。——精神病学权力的三重命运。

## 220  1974 年 1 月 16 日

精神病学权力的普及化模式与儿童的精神病治疗。——Ⅰ. 对白痴的理论规定。进展标准。关于白痴与智力低下的精神病理学的出现。爱德华·塞甘：天性与异常。——Ⅱ.通过精神病学的权力对白痴群体进行归并。对白痴病人的"精神疗法":塞甘。拘禁白痴病人并为其打上危险性烙印的过程。退化概念的使用。

258　**1974 年 1 月 23 日**

精神病学的权力与真理问题:讯问与招认;磁疗与催眠;麻醉剂。——构成一个真理历史的要素:Ⅰ.真理事件及其形式:审判、炼金术、医疗。——Ⅱ.转向真理论证的技术。其要素包括:(a)调查程序;(b)知识主体的设立;(c)在医学与精神病学中对病情发作的排除及其支撑:精神病院的惩戒空间;病理解剖学手段;精神病与犯罪的关系。——精神病学的权力,对癔病的抵抗力。

297　**1974 年 1 月 30 日**

医学与精神病学的诊断问题。——精神病病情学中的身体位置:麻痹性痴呆的病例。——医学上与精神病学上的病情发作概念的命运。——精神病学上的真实性检验及其形式:Ⅰ.讯问与承认。临床表述的惯例。关于"病理遗传"和退化的说明。——Ⅱ.麻醉剂。莫罗·德图尔与印度大麻。精神病与幻想。——Ⅲ.磁气与催眠。"神经病学意义上的身体"的发现。

# 前　言

　　从 1971 年 1 月开始，到 1984 年 6 月去世，米歇尔·福柯一直在法兰西学院授课，讲授"思想体系史"（Histoire des systèms de pensée）。1977 年算是例外，他为了潜心研究，休了一年学术假。

　　1969 年 11 月 30 日，法兰西学院教授委员会根据儒勒·维耶曼（Jules Vuillemin）的建议批准开设一门课程，以替代让·伊波利特（Jean Hyppolite）生前一直讲授的"哲学思想史"。1970 年 4 月 12 日，教授委员会推选米歇尔·福柯为新课程的主讲人 ①。当时他只有 43 岁。

　　1970 年 12 月 2 日，米歇尔·福柯讲授第一堂课 ②。

——————

①　在为申请所编写的小册子中，米歇尔·福柯用一句话总结道："我们应当开始研究思想体系的历史。"[《主题与作品》，载于《言与文，1954—1988》，D·德福尔（D. Defert）和 F·埃瓦尔德（F. Ewald）主编，与 J·拉格朗日（J. Lagrange）合作出版，巴黎，伽利玛出版社，1994 年，四卷本；参见第 1 卷，第 846 页]。

②　此课程将于 1971 年 5 月由伽利玛出版社出版，书名为《话语的秩序》。

法兰西学院的教学要遵守一些特别规定。教授们每年必须完成 26 个小时的课程（其中最多一半可以是以研讨会的形式 ①）。他们每年都要展示一个新的研究，每次都得更新教学内容。参加课程和研讨会是完全自由的，无需注册或文凭。教授什么都不管 ②。按照法兰西学院的说法，就是没有学生，只有听众。

米歇尔·福柯的课安排在二月初到三月底的每个星期三。听课者人数众多，包括学生、教师、研究人员和好奇之士，其中还有许多外国人，动用了法兰西学院的两个阶梯教室。福柯常常抱怨他和"听众"之间的距离太远，课程的形式导致他们之间鲜有交流 ③。他渴望研讨会这种真正集体工作的场合。他为此做过各种尝试。最后几年，课程结束后，他都要花很长的时间来回答听众的问题。

1975 年，《新观察家》杂志的记者热拉尔·帕迪让（Gérard Petitjean）这样描述课堂的气氛："当福柯快速走入教室，雷厉风行，就好像一头扎进水里。他挤过人群，坐到椅子上，推开各种录音机，放下讲义，脱掉外套，打开灯，准时开始上课。仿大理石灯罩发出的光让教室稍稍亮了些，唯

VIII

---

① 福柯的研讨班一直开到 19 世纪 80 年代初。

② 在法兰西学院的范围内。

③ 1976 年，米歇尔·福柯希望（但无效）减少听众，曾经把上课时间从下午 17：45 改到上午 9：00（见《必须保卫社会》第一课 ［1976 年 1 月 7 日］的开头，《必须保卫社会》［法兰西学院系列课程，1976 年］，F·埃瓦尔德和 A·冯塔纳指导，M·贝尔塔尼和 A·冯塔纳编辑，巴黎，伽利玛出版社／塞伊出版社，1977 年）。

一有些现代意味的扩音器显得他的声音清楚又洪亮。三百个座位，满满当当挤进了五百多人，密不透风。他的声音清晰，表达透彻，不是演讲的做派，也没有随性发挥。福柯每年只有 12 个小时在公开课上阐述他在过去一年中的研究工作的意义。所以他尽可能紧凑些，填满所有的空隙，就像写信的人，写到最后仍意犹未尽。19 点 15 分，福柯停了下来。学生们涌向讲台，但他们并没有和他交流，只是去关闭录音机。没有人提问。他在嘈杂的人群中倍感孤独。"对此，福柯感慨道："我提出的观点应该是值得讨论的。课堂效果不佳时，不需要大费周章，一个提问就可以让一切回到原位，可偏偏一个问题都没有。在法国，人太多就不可能真正地探讨问题。由于没有反馈渠道，上课就像是在演戏。对这些人而言，我就是表演者或者杂技演员。话音刚落，孤独感便油然而生 ①……"

　　米歇尔·福柯一直以研究者的身份进行教学：探索即将出版的新书，开拓问题的领域，对潜在的研究者发出邀请。因此，法兰西学院的课程并没有重复已经出版的书，课程即使与书的主题相同，也并不是书的草稿。这些课程有自己的地位，属于福柯进行的所有"哲学行动"中的一个特定话语体系。他在当中展开了知识／权力关系谱系计划，从 70 年代初开始，他依据这个计划反思自己的研究工作——这与他一直主导的话

---

① 热拉尔·帕迪让（Gérard Petitjean），《法国大学中的大师》，刊于《新观察家》杂志，1975 年 4 月 7 日。

语形态考古学计划背道而驰 [1]。

课程同样具有现实意义。来上课的听众不仅痴迷于他周复一周的讲述，折服于他在叙述上的严谨，更能从中了解他对现实的想法。通过历史来折射现实，这便是米歇尔·福柯的艺术。他会讲到尼采、亚里士多德，讲到 19 世纪的精神病学鉴定、基督教传教士守则，听众总能从中得到对当下现实或同时代事件的思考。他在课堂上的厉害之处在于将渊博的学识、个人的观点和对具体事件的研究巧妙地结合在一起。

*

20 世纪 70 年代，磁带式录音机发展和完善起来，很快就占满了米歇尔·福柯的讲台，他的课程及部分研讨会的内容也因此得以保存。

此版本参照米歇尔·福柯的公开讲话，尽可能逐字逐句地记录 [2]，重现其原貌。但从语言转化为文字，至少在标点和断句方面，还是需要编辑的参与。基本原则仍是最大限度接近课堂陈述。

删减了重复和累赘之处；重建了不连贯的语句，修正了错误的结构。

---

[1] 参见《尼采，系谱学，历史学》，载《言与文》，第 2 卷，第 137 页。

[2] 特别使用了热拉尔·伯雷（Gérard Burlet）和雅克·拉格朗日的录音，这些资料存放在法兰西学院和法国当代出版纪念馆（IMEC）。

省略号表示该处录音听不清楚。若句子难以理解，则将推论或补充说明标注在括号内。

页脚的星号表示福柯所使用的笔记与实际讲授的内容相比有显著的变化。

引用部分已经过查证，参考文献也已标注。评论功能仅限于解释难点，阐明讽喻，明确观点。

为方便阅读，在每一课的开头，对课程的脉络作了简短的概述 ①。

课程的文本经过整理形成概要，在《法兰西学院年鉴》上发表。福柯通常会在六月份课程结束前进行编写。对他而言，这是一次机会，能够回顾性地整理课程的意图和目标并赋予其最佳的阐释。

每本书的末尾都有一篇"授课情况简介"，由该书的编辑撰写。它试图给读者提供关于人物生平、意识形态、政治主张等方面的背景知识，在已出版的著作中寻找课程内容，指出相关部分在作品中的具体位置。其目的是，为理性思考提供助力，避免因忽略不同课程的背景资料而导致曲解。

《精神病学的权力》课程开设于 1973 年，由雅克·拉格朗日担任编辑。

---

① 本书的末尾（第 353 页）有编辑对本年度课程所采用的标准和解决方法的详细信息。

随着法兰西学院系列课程的出版，米歇尔·福柯"作品"的新面貌得以公开。

严格地说，它并不是真正意义上的从未发表过。这个版本复制了米歇尔·福柯的公开发言，不包括他所使用的相当复杂的书面材料。在此向达尼埃尔·德福尔真诚致谢，他保管了米歇尔·福柯的笔记，并允许编辑人员自由查阅。

法兰西学院系列课程的出版得到了米歇尔·福柯后人的授权。他们希望能满足海内外读者的强烈渴求。编辑们严肃对待，竭尽全力，希望不负所托。

弗朗索瓦·埃瓦尔德（François Ewald）

阿莱桑德罗·冯塔纳（Alessandro Fontana）

# 1973—1974年
## 课程

# 1973 年 11 月 7 日

精神病院与惩戒秩序。——治疗程序与"精神治疗"。——治疗的场景。——突破传统《疯狂史》的课程内容:(1) 从分析"表象"到解析权力;(2) 从暴力到权力的微观物理分析;(3) 从"机构规范"到权力的"支配"。

今年的课程主题是精神病学的权力,看似与我前两年给大家讲的主题不连贯,实则不然。

首先来虚构一个场景。这种场景大家都很熟悉,极易引起共鸣:

> 疗养院处于乱世,建在如夏尔特勒兹山之类的森林地区。新病人送进来之前,沿途经过一个又一个新奇的地方,所到之处,主人都身着特殊服饰。洞穴从山丘的一头穿到另一头,城堡依势而建,可直达山谷。(……),虚幻与真实,音乐、水流、闪电、雷鸣等轮番上阵,如此具有浪漫气息,必定广受欢迎。[1]

　　这座城堡并不是《一百二十天》[2]中故事的发生地。在这里度过的日子要漫长得多，长到几乎没有尽头。1817 年，弗德雷（Fodéré）将它描绘成"理想的精神病院"。置身其中，会发生什么？当然是秩序、法令及权力至上。这座城堡掩盖在浪漫神秘的面纱之下，非飞行不能抵达，外观令人震撼。在城堡内，时间、活动、行为受到全面监管，一切井然有序。这秩序遍及周身，深入并锻造躯体，作用于外表，更烙印于"大脑里每一根柔软的神经[3]"。对秩序而言，身体是用于穿透和塑造的。秩序就像一个大的骨架，发出指令，身体便被穿透和侵蚀。

　　皮内尔（Pinel）这样写道："这并不足为奇。在精神疗养院里，维持平静与秩序，有足够的体力和精神保持警觉，这一点极其重要。这是治疗躁狂症的基础之一。如果做不到，便不能获得准确的病情评估，无法痊愈，甚至还会产生药物依赖[4]。"

　　也就是说，一定的秩序、纪律和规则作用于躯体内部，很有必要。

　　一方面，在医学知识体系中，没有纪律、秩序或规则范式，便无法得到准确的诊断。看诊的条件、中立性，以及接触病人的可能性，概括来说，诊断的客观性，医学知识的构成及其有效性的标准，都以纪律为条件，并与时间、空间和个体的分配大有关联。事实上，"个体"的说法也不准确。简单来说，

　　　　　　　　　　　　　　1973年11月7日

应该是"身体、动作、行为和语言的分配"。只有规范分配，才可能在一定范围内保持诊断的客观性，从而体现基于纪律的分配制度的效果。另一方面，皮内尔的文章指出，纪律是准确诊断和永久治愈的先决条件。想要通过手术治愈病人，也必须以权力的规范分配为前提。所以，无论是接触医疗对象，进行客观的医学诊断，还是施行手术，都必须遵循同样的条件——纪律。然而，这类内在秩序对整个精神病院的影响并无差别。不对称性促使秩序一以贯之，与精神病院的内部要求，以及时间、身体、姿态、行为的分散与分布紧密相关。同时，精神病院的内部要求具有不可抗拒的无限权力。这种达不到、不对称、无互利性的要求，是权力的来源和秩序不对称的主要因素，使秩序根源于非互利的权力关系。显然，医疗需求首先是作为知识然后才是作为权力来发挥作用。

医生是什么人？就是病人一到，他便出现的人。前面我说过，病人由神奇的机器运送至精神病院。这是我根据一些文章所做出的虚构描述。这些文章并非来自同一名精神病学家，否则也没有多大价值。我用到了弗德雷的《妄想论》，皮内尔关于狂躁症的《医学哲学论》，埃斯基罗尔（Esquirol）收集在《精神疾病》[5]中的文章，以及哈斯拉姆[6]（Haslam）的理论。

这种不对称和无限制的权力要求如何贯穿并促成精神病院的普遍秩序？这在弗德雷的《妄想论》（创作于 1817 年，19 世纪精神病学原史的繁荣时期）和埃斯基罗尔的文章[7]（创作于

1818 年，精神病学进入医学领域并成为独立学科）中有所体现。"相貌堂堂，高贵雄壮的体格是事业成功的首要条件之一。在一群精神病人旁边，强调这一点尤为重要。因年龄不同，发色呈褐色或灰白色，目光炯炯，举止高傲，肌体强健，线条分明。这些形式对自认为高人一等的人颇有影响。精神是身体的调节器，但最初我们却看不见，需要外在形式来积少成多"[8]。

由此可见，人首先看重的是"第一眼"。看"第一眼"，精神病报告就以此成形。医生本质上就是一具肉身，更确切地说，是一具躯体、一种描述、一个具体形态，其中包括肌肉的厚度、胸肌的阔度、头发的颜色等。具备这些品质的身体的存在，导致精神病院内秩序不对称。由于他们的存在，精神病院不再是社会心理学家所说的按照规则运作的机构。医生本人的形态、相貌、体格，造成实际权力不对等，形成一个"极化场"。

当然，医生的权力不是唯一的。和其他地方一样，在精神病院内，个人并没有权力，权力也并非来源于个人。权力不属于某一个人或某一个群体。正是因为有分散、替换、交错、互助、潜在差异、错位，才有权力的存在。正是在差异体系内，才应该具体分析，从而有效运用权力。

在医生周围，有一系列的替换者，最主要的有这几种：

首先是精神病院的看守，弗德雷赋予他们以下职责：从无戒备非专业的视角通报病人的情况，帮助获得专业判断，即协助精神病医生进行客观诊断。看守作为替换者的视角也同样适用于杂工等群体，他们掌握着权威的最后一个环节。看守是这个群体的首领，有了他们的言语、视角、观察和报告，才有可能形成医学诊断。什么是看守？他们应该怎么做？"精神病诊疗所的看守，应该身材匀称、肌肉发达，遇事沉着勇敢，声音具有震慑力［……］；还应该严肃正直，品行端正，坚定柔韧，绝对服从医生的指令⁹。"

　　关于替换者，最后要说的是杂工，他们掌握相当的权力。在精神病院内，依据医生的权力形成交错关系和潜在差异，他们是最后的替换者，是来自下层的力量。他们处在这个等级的最后一级，不是简单的"下层"。但他们低于病人，也的确是"下层"。他们并不为地位更高的看守人服务，而是为病人服务。处于服务病患的位置，就得做出服务的样子。表面上，他们服从病人的命令，给予病人实质性的帮助。实际上，病人发出命令，他们会暗中监视其行为，而不是像医生和看守那样旁观。杂工观察病人的日常生活、外露的内心意图和欲望，病人受到一定程度的影响。他们会把有用的信息告诉看守，后者又会将之传达给医生。当病人发出的命令无法执行，他们会假装听病人吩咐，服从病人，没有自我意识，实际上并不按病人的要求做，而是参考规章制度或者医生的意志等权威意见。突然之间，被监视的病人，在向杂工发出一连串命令时，发现自己受到医生意志的控制。这种听命于病人的假象，确保在精神病院内能依据医生的意志或规章制度来治疗病人。

　　以下是对处于这种情景中的杂工们的描述：

"挑选出来的杂工或守卫应该高大强壮、正直聪明、干净整洁。为了谨慎对待部分精神病患的极度敏感，尤其还有尊严问题，在他们眼里杂工最好不是守卫，而是仆人［……］可他们也不能完全顺从精神病人，甚至还得压制这些人。为了把仆人角色与拒绝服从统一起来，避免意见不合，看守要巧妙地暗示病人，为他们服务的人早就接到医生的命令和指示，得不到即时许可，便不能越界 [10]。"

精神病院内部运行的权力体系，偏离了一般规则体系，繁杂、散乱，是一个有差异和等级的体系。更确切地说，就是所谓的"战术布局"，不同个体占据固定的位置并承担一定的具体职能。这就是权力的战术运用，或者说行使权力的战术布局。

再看看皮内尔关于可能在精神病院内进行观察的表述，就会发现，这种观察确保了精神病学论断的客观性和真实性，只可能在相对复杂的战术分配下完成。之所以说"相对复杂"，是因为我刚刚讲得很简略。实际上，如果真有战术部署，必须采取措施进行简单的观察，那么很可能在精神病院的监管范畴内，存在危险和武力。为了巧妙地施展权力，或者说，监管领域内不乏使权力扭曲或偏离的替换者，那么这当中很可能有一种威胁的力量，负责控制或征服。

换句话说，如果进行这样的战术布局，首要问题是怎么获胜，然后才是对病情及治疗方法的了解。于是，精神病院内真的形成了一个战场。

1973年11月7日

控制的对象，当然就是精神病人。刚刚列举过，弗德雷关于"精神病人"的独特定义是"自认为高人一等[11]"。于是，19 世纪早期的精神病学论断和诊治中出现了"精神病人"，并进入重大转折和分裂，关于精神病的定义和分类的错误标准不见踪迹。

一直到 18 世纪末期，在有关比塞特（Bicêtre）和卡兰登（Charenton）精神病院 * 相关人员的监察报告、国王密函以及审讯记录中，如果说某人是精神病人，要确定他疯了，总会说他错在哪儿，具体哪一点，怎么错的，错到什么程度。说到底，就是由信仰体系判断是否有精神病。可是到了 19 世纪初期，忽然之间出现了完全不同的识别和确定精神病的标准，（我得说，意志不一定准确）。实际上，19 世纪初期开始用"武力暴动"来辨别精神病人，判断病情。病人会爆发出不受控制、也许无法控制的武力。根据实践范围和施行场所，把武力分为四大类型。

第一，依据传统定性为"狂暴症"的个人纯粹力量。

第二，出于强烈本能或无限热情的力量。所体现的精神病症不是错误的，没有任何感官上的幻觉、虚假的信念或是错觉，称为"没有妄想的狂躁症"。

第三，竭力推翻、打破、撞击内心想法的精神病症，即"狂躁症"。

---

\* （录音）：所做的。

最后一种力量，不适用于一般范畴内的观念摇晃和碰撞，而是针对一种会无限强化的特殊观念，这种观念会顽强地植根于病人的行为、话语和精神之中，即所谓的"忧郁症"或"偏执狂"。

19世纪初期的精神病治疗，最大的贡献是完全改写了精神病院内所发生的状况，不再只是辨认精神病人的错误，而是明确定位精神病症状的发作点，譬如发作点是什么，在什么范围内，为什么会出现或爆发武力，并因此完全颠覆个人的行为？

因此，精神病院的一般策略，以及在特别情况下，医生在权力范围内对个别病患所应用的个人策略，都将并且必须根据力量爆发和释放的特点、位置、范围进行调整。这便是精神病治疗策略的目的？抑或是与之相反，爆发出强大武力，要么痊愈，要么屈服？在此之前，从未有过皮内尔这种对精神病治疗的定义，质朴甚至野蛮，简单却直达根本。治疗精神病是"一种征服甚至驯服精神病人的艺术。使病人紧密依赖某个人，这个人拥有良好的身体和精神素质，适合对病人施加不可抗拒的权威，并改变病人的邪恶观念[12]"。

皮内尔对治疗程序的定义，与我说的不谋而合。首先，病人紧密依赖于某种权力的原则是：权力体现并只能体现在一个人身上，他并未过多地从功能和知识上运用这种权力，而是凭借良好的身体和精神素质，施加不受限制的权威，即不可抗拒的权威。这样一来就有可能改变邪恶观念，进行精神纠正，最终可能痊愈。也解释了为什么在精神病治疗中，争执和搏斗是基本的治疗行为。

这一时期的精神病治疗，有两种截然不同的干预方式。一种是纯粹的医学或药物治疗，在 19 世纪早期，这种疗法频频失信于人。另一种是逐渐发展起来的"道德治疗"，这种疗法最早由英国人（主要是阿斯拉姆）提出，很快在法国兴起[13]。

"道德治疗"绝非一个想当然的长期过程——由始至终显现精神病的真相，观察、描述、诊断，并据此确定治疗方案。从 1810 年至 1830 年起，治疗操作形成了一种对抗场景。有两个方面要注意，这种对抗不彻底，有损耗，而且不是医生完成的。医生显然具有最高权威，但真正做事的是看守。

关于对抗场面的基本描述，皮内尔在《医学哲学论》中举了一个例子：

在一个发疯的病人面前，看守"勇敢地走上前去，动作缓慢，步步逼近，为了不激怒病人，并没有携带任何形式的武器；他一边靠近一边对病人说话，语气坚定而沉着，然后全神贯注，用温柔的召唤，让病人放松对周围环境的警惕。接着发出明确强硬的指令，让病人服从并投降。在看守的强大气势之下，病人有些迷惑，方寸大乱。只一个示意，病人突然就被围住。工作人员不知不觉地缓缓逼近，各司其职，一个抓胳膊，另一个抱住臀部或者大腿[14]"。

皮内尔还补充建议使用一些工具，如底部带有半圆形铁环的长杆。病人被看守的气势所震慑，没有注意到看守逐步靠近。趁这个机会，看守顺势将长杆向前伸，把病人压在墙上，便可将他制服。这就是专属于看守的不完全对抗，目的是用诡计和突袭破坏病人的疯狂行为。

然而，这明显不是治疗的场景。治疗的场景相当复杂。皮内尔的《医学哲学论》中有个著名的例子。一个年轻人，深受宗教成见困扰，自认为如果要得到救赎，就必须"模仿旧时的隐士，严守清规戒律"，也就是不仅要拒绝一切肉体欢愉，还得拒绝所有食物。有一天，他表现出前所未有的坚决，拒绝别人端来的一碗汤。"晚上，那家伙出现在房门前，手里拿着吓唬人的器械［当然是手工制作的舞台道具，福柯注］，眼里冒着火，雷鸣般的嗓音，一群工作人员从四周逼近，挥动粗大的铁链，发出哗啦啦的声响。把汤放在病人身边，明确下令：如果不想遭受酷刑，晚上就得把汤喝掉。然后撤退，留下病人在痛苦中煎熬，既害怕会受到惩罚，又担心破戒后受折磨。病人思想斗争很久，终于第一个想法占了上风，决定开始进食。接下来，按照专门的饮食习惯，让他恢复元气，逐步找回睡眠和力气，最终获得理性，逃过死亡。在康复期间，病人坦言晚上感到痛苦时，会暴躁不安，不知所措[15]。"从形态上来说，这是一个非常重要的场景。

首先，治疗操作中并没有确诊、治疗、探查病因等步骤。医生根本没有进行诊断和病理研究，也没有说出真实的病情以确保治疗方案获得成功。

第二，这种操作之所以重要，是因为在上述情况或其他类似情况的治疗过程或病理研究中，没有采取任何医疗技术手段。它是两种意志的交锋，一边是医生和代表医生的人，另一边是病人。所以，这是一场战斗，一场实力的比拼。

第三，这种实力的比拼，首先会在一定程度上引起病人内部的力量对比，病人固守的观念与对惩罚的恐惧发生冲突，导致争斗不断。如果成功了，双方都必须承认，这是一种思想对另一种思想的胜利，同时也是医生意志对病人意志的胜利。

第四，在这个场景中，爆出真相的时间点很重要。那一刻，病人认识到只有禁食才能得到救赎的信念是错误和妄想，承认自己历经摇摆、犹豫和痛苦。总之，在这个场景中，真相从未出现，直到病人的讲述令它得见天日。

最后，得到的真相并非源于重建的医学知识，而是来自病人的供认（aveu）。一旦他供认了，治疗的整个过程就完成了。

这当中分散的力量、权力、变故和真相，并不属于某种医疗模式，而是与临床医学的发展同步。在这个时期，临床医学确立了对医学真相、观察和客观性的认知模式，使医学能以自己的方式，和生理学、生物学一起，真正深入科学领域，拥有话语权。1800 至 1830 年间发生的事，和我们惯有的想法完全不同。人们通常会这样解释三十年间发生的事：精神病学终于成为医疗实践和医学认知的一部分，而直到不久前，它还是受到排斥的。大家公认，在这一刻，精神病学第一次成为医学领域内的独立学科。

别再问为什么这类实践可以称之为医疗，为什么必须由医生来完成操作。在我看来，这个问题无需回答。从形态和布局来看，精神病学的创立者在治疗病患时所完成的医疗操作，实际上与经验、观察、诊断和治疗过程毫无关系。事件、场景和过程绝不能简单地用同一时期医学研究的状况来解释。

当精神病学在制度体系内建立起来并贴上"医学"的标签，这种混杂的状态就同时存在。只有机构内承认其医学身份且相关人员具有医疗资质，才可能接受并确保场面的设计，精神病院的建立，以及场景的触发和推进。

\*

然后，很快就出现一堆问题。这便是我今年想做的研究的起点，也是前面《疯狂史》[16] 研究的中断或终点。我想在这里加入不同的东西，再做点事。这项工作是我目前所做研究的"背景"，极具参考价值。当中有很多地方值得批判，特别是最后一章，我将对精神病院的权力进行具体分析。

开始还是停留在对表征的分析上。我曾研究过 17 和 18世纪疯狂的形象，及其所引起的恐惧和形成的知识，要么是传统意义上的，要么采用植物学、自然学或医学研究的模式。是不是传统形象、幻觉、认知，这些核心表征是我所做研究的开端，也是 17 和 18 世纪对疯狂进行治疗的起源。简单来说，研究的重点是感知疯狂[17]。

但是在第二本书中，我想尝试做一个完全不同的分析。如果研究的起点不再是必然会指向思想史的核心表征，而是权力的支配，会怎么样？也就是，权力机构在多大程度上能够产生一定数量的陈述话语以及可能随之产生的所有表征形式？

要获得话语权必须支配权力。因此，与所谓的考古学相比，对权力的话语分析处在一个基础水平，"基础"这个词我不太喜欢，应该说是处在一个形成话语时能精确掌握的水平。话语的形成和什么有关？要到哪里去寻找？

如果要寻找话语实践和经济结构、生产关系之间的关联，就不可避免要从表征、主体等开始，并借助系统的心理学和哲学知识。我认为关键问题在于，"权力"这个词依然神秘，有待探索，权力的支配到底是不是分配话语权的依据？这种权力布局和这些权力策略如何能产生肯定、否定、经验、理论，简而言之就是真相游戏？再度研究精神病医生和疯狂，权力的支配和真相的游戏，支配权力和讲述真相，就是我今年想探讨的内容。

在最后一章中，我的第二项批判是以或明或暗的方式解释三个概念，但我不能说是有意为之，因为我对当时的反传统精神病学和社会心理学一无所知。这三个概念就像生锈的锁，从这里开始不会太过急进。

首先是"暴力"的概念[18]。我读到皮内尔和埃斯基罗尔的理论时感到十分震惊。和圣徒传记作者们完全相反，皮内尔、埃斯基罗尔等人十分强调身体力量。因此，我认为不能把皮内尔的改革纳入人文主义的考量，因为他的整个实践还是通过暴力的方式来实现的。

即使皮内尔的改革确实不能算作人文主义，我也不认为是由于他使用了暴力。有种观念让我很不舒服，一说起暴力，人们内心总认为它的内涵与身体力量，不稳定的、激动的甚至是猛烈的力量相关。我认为这种想法是危险的，一方面，用不稳定来形容身体力量，会让人以为非暴力形式的好的或短暂的力量不是身体力量。相反，在权力中，至关重要的是其所用之处，是最终作用于身体。一切权力都属于身体，身体和政治权力之间存在直接关联。

然后，我不太满意这个概念，因为它暗示，力量悬殊的体力训练不属于理性的、经过计算的、受权力制约的游戏。我刚才举的例子已证明，精神病院内运用的权力是一种一丝不苟、精确计算的权力，其战略战术都经过完美设计。在这些战术中，如果把暴力称作一种力量悬殊的体力训练，那么它的定位和角色是非常准确的。当力量触及人的毛细血管，它就是属于身体的。这是一种不稳定但并未失控的暴力，完全符合身体微观物理学的规定。

然后是"机构"的概念 [19]。从 19 世纪初开始，精神病学知识的形式和维度都与精神病学的机构化相关。更准确地说，是与一定数量的机构相关，其中最重要的形式就是精神病院。我对这个概念也不满意，因为它似乎隐瞒了一些风险。我们一谈论"机构"，谈论个人和集体开始，就已经赋予自己个人和

　　　　　　　　　　　　1973年11月7日

集体的身份，以及约束身份的规则。因此，我们可以参与所有的心理学或社会学话语 *。

必须说明，重点不在于机构的规律性及其规则，而在于力量的各种不平衡。我试图展现力量如何变化，如何让精神病院内秩序井然。重要的不是机构的规则，而是权力的配置、交错、趋势、接续、支撑和潜在差异。这些是权力形式的表现，也是个人和集体的组成部分。

个人只是权力的结果，权力是一种个人化的程序。个人、群组、集体、机构产生于权力网的底层，运行中存在潜在差异和差距。换句话说，在讨论机构关系之前，首先要看贯穿机构的战术安排中存在的力量关系。

*17*

最后是"家庭"，这是用来解释 19 世纪初精神病院内运作情况的第三个概念。我已经大致上展示了皮内尔、埃斯基罗尔的"暴力"理论如何将家庭模式引入精神病院[20]。"暴力"不是个好词，从分析层面来看"机构"也用得不恰当，而且我也不认为应该谈论"家庭"。通过重读皮内尔、埃斯基罗尔、弗德雷等人的理论，我最终发现，家庭模式极少用到。在精神病院内，医生也并未试图复活父亲的形象或品行。直到 20 世纪，医学史上精神病学发展的后期，这种方法才出现。

这不是家庭，也不是国家机器。通常认为，精神病治疗和精神病学的权力，只会在国家机器的组织下，利于国家控制或

---

\* 手稿补充："机构限制了力量关系，或使力量关系仅在其所限定的空间内活动。"

根据相关要求来重塑家庭，这也是完全错误的 [21]。在精神病治疗的权力关系中，国家机器不可作为基础[*]，家庭也不能当作模式［……[**]］。

问题在于，要绕过这些概念和模式，也就是绕过家庭模式、规范，甚至国家机器、制度概念、暴力概念，去分析精神病治疗中固有的各种权力关系，原因是它们产生了一定数量的合法化陈述。这也是本课程的目的所在。与其谈暴力，不如谈权力的微观物理学分析；与其谈制度，不如看对立势力实施了哪些战术；与其谈家庭模式或国家机器，不如研究针对权力关系和精神病治疗中产生的对立而采取的策略。

用权力的微观物理学分析代替暴力，用战术代替制度，用策略代替家庭模式，你们会说我想得很美。是我太过前卫了吗？我已经尽量避免在分析中使用社会心理学词汇的相关术语。现在面临的问题是，伪军事词汇不能用得太多。不过我们可以尝试一下，看看能做些什么。

**注释**

1. 弗朗索瓦·埃马纽埃尔·弗德雷（1764—1835 年），《妄想论，应用于医学、伦理学及法律学》，第二部，第五篇，第 2 章《规划与分配治疗精神病人的收容所》，巴黎，克鲁勒布瓦出版社，1817 年，第 215 页。

---

[*] 手稿指出："我们不能使用国家机器的概念，因为它太过宽泛和抽象，无法指明这些作用于个人身体、动作、姿势和时间的直接的、极小的、细微的权力。国家机器无法解释对权力的微观物理含义。"

[**] （录音）：在发生的事情中。

2.唐纳蒂安·阿尔丰斯·弗朗索瓦·德·萨德（1740—1814年），《索多玛一百二十天或放纵学校》(1785)，选自《萨德全集》第二十六部，巴黎，让·雅克·波韦尔出版社，1967年。

3.约瑟夫·米歇尔·安托万·塞尔旺（1737—1807年）说："在大脑的软纤维上建立最稳固的统治权不可动摇的基础"。(《关于刑事司法部门的言论》，由塞尔旺发表，日内瓦，1767年，第35页；贝卡里亚的《论轻罪与刑罚》，由杜菲翻译再版，巴黎，杜立邦出版社，1821年。)

4.菲利普·皮内尔（1745—1826年），《医学哲学论，关于精神错乱或躁狂症》第二篇《对精神病人的精神疗法》，第二十三章《在精神病人收容所维持稳定秩序的必要性》，巴黎，理查、卡耶及哈维尔出版社，1809年，第95—96页。

5.让·艾蒂安·多米尼克·埃斯基罗尔（1722—1844年），《从医学、卫生学及法医学角度判定的精神疾病》，巴黎，J.-B·巴耶尔出版社，1838年，第二卷。

6.约翰·哈斯拉姆（1764—1844年），(1)《精神病观察，对疾病的实际评论及对解剖病象的解释》，伦敦，里温顿出版社，1798年；后扩容再版，书名为《对精神病和忧郁症的观察》，伦敦，J·卡洛出版社，1809年；(2)《对精神病患者进行道德管理的思考》，伦敦，R·亨特，1817年。

7.埃斯基罗尔，《在法国为精神病人服务的机构，以及改变这些不幸者命运的方式》(1818年九月向内政部长呈递的文章)，巴黎，于扎尔夫人出版社，1819年；重印于《精神疾病与精神病院》第二部，第399—431页。

8.弗雷德，《妄想论》，第二部，第六篇，第3章《管理者、医生、雇员及仆人的选择》，第230—231页。

9.同上，第237页。

10.同上，第241—242页。

11.同上，第230页。

12.皮内尔，《医学哲学论》，第二篇，第六章《管理精神病人的手段在促进药物作用方面的优势》，第58页。

13."精神疗法"发展于18世纪末，汇集了干预病人心理的所有手段，与通过药物和固定手段作用于身体的"物理疗法"截然不同。1791年，一名贵格会教徒的妻子在约克郡的庇护所突然去世，情况十分可疑，于是威廉·图克（1732—1822年）提议建立一所机构，专门用于接纳患有精神病的"贵格会"成员。1796 年 5 月 11 日，约克静修院开门接收病人（见下文，1973 年 12 月 5 日的课程，注释 18）。伯利恒医院的药剂师约翰·哈斯拉姆，在 1816 年成为医学博士之前，就已经在其著作中探讨医院的道德原则（见上文，注释 6）。在法国，皮内尔在《对最适合重新确立躁狂症病人精神失常原因的道德管理制度的观察》一文中再次运用了这一原则，《卫生报》，1789 年，第四期；以及论文《对精神病人精神疗法的研究与观察》，《仿效医学学会回忆录——医学卷》，1798 年，第 2 期，第 215—255 页；不同版本见《医学哲学论》，同上，第二篇，第 46—105 页。艾蒂安·让·若尔热在《精神病——对该疾病的论述》一书中将其道德原则系统化。《精神病——对该疾病的论述：部位与症状，起因的性质与作用方式；进程与结果；与急性谵妄的区别；合适的治疗方式；对尸体研究的监测》，巴黎，克雷沃出版社，1820 年。弗朗索瓦·勒列特着重强调医患关系；参见《精神病的精神疗法》，巴黎，J.-B·巴耶尔出版社，1840 年。参见《古典时期疯狂史》中的相关内容，第三部，第 4 章《精神病院的诞生》，巴黎，伽利玛出版社，1972 年出版，第 484—487 页，第 492—496 页，第 501—511 页，第 523—527 页。参见 R·卡斯特尔，《精神疗法——20 世纪的心理治疗与社会控制》，《泛论》1970 年 2 月，第 2 期，第 109—129 页。

14. 皮内尔，《医学哲学论》，第二篇，第二十一章《最暴力、最危险的精神病人的特征，以及压制他们的办法》，第 90—91 页。

15. 同上，第二篇，第 8 章《在一定情况下强烈动摇精神病人的想象的好处》，第 60—61 页。

16. 米歇尔·福柯，《精神病与非理性：古典时期疯狂史》，巴黎，普隆出版社，1961 年。

17. 例如，在《疯狂史》第一部，第 5 章《精神失常的人》，1972 年，第 169 页；第二部，第 1 章《物种园里的疯子》，第 223 页；第三部，第 2 章《新的分担》，第 407、415 页。对"感知"或者"经验"概念的批判来自《认知溯源》，巴黎，伽利玛出版社（"人文科学丛书"），1969 年，第 3 章《研究对象的形成》及第 4 章《表述方式的形成》，第 55—74 页。

18. 暴力的概念是对《疯狂史》中所采取的治疗方式进行分析的基础，具体包括：第二部第 4 章《医生与病人》，1972 年，第 327—328 页以及第 358 页；第三部，第 4 章《精神病院的诞生》，第 497 页、第 502—503 页、第 508 页、第 520 页。见下文《授课情况简介》部分。

19. 分析《精神病院的诞生》，同上，第483—530页。

20. 关于家庭模式在精神病与理性之间的关系重组和精神病院的组建中的作用，同上，第509—511页。

21. 指路易·阿尔都塞的分析，他在《意识形态与意识形态国家机器，一项研究的注意事项》一文中引入了"国家机器"的概念，《思想，现代理性主义期刊》，第151期，1970年6月，第3—38页；以及《立场》(1964—1975年)，巴黎，社会出版社，1976年，第65—125页。

# 1973 年 11 月 14 日

治疗场景：乔治三世。从统治权的宏观物理学分析到惩戒权的微观物理学分析。——精神病人的新形象。——治疗场景小百科。——催眠疗法与癔病。——精神分析场景与反精神病学场景。——玛丽·巴恩斯在金斯利厅。——对精神病的操控和真相的策略：梅森·考克斯。

众所周知，现代精神病学的历史很短暂，标志着学科创立的伟大场景发生于 19 世纪初。皮内尔描述的著名场景，发生地是比塞特（Bicêtre）精神病院，准确来说还不是一间医院。这个场景打碎了将狂躁的疯子绑在牢底的锁链。人们把疯子关起来，是因为害怕一旦给了自由，他们会更加狂躁。病人艰难地挣脱了束缚，会感谢皮内尔，并由此走上康复之路。这就是创立精神病学的最初场景 [1]。

另一个场景就没这么好运了。由于容易理解的原因，尽管它处于同一时期，却要缓慢得多。它不是发生在法国，而是在英国，皮内尔发表于 1800 年的《医学哲学论》中有过较为详细的介绍。此场景在一定范围内并不缺少力量和形态，但时间背景不是它所发生的年代（它发生在 1788 年），而是在法国并最终在整个欧洲广为人知的时期。它已成为国王们失去理智时的某种习惯。这是一个非常重要的场景，因为它如实地展现了从这一时期开始精神病学实践如何协调和操控权力关系。

以下是皮内尔的原文，介绍了整个事件，曾在法国广泛
传播：

"一位君主［英国国王乔治三世，福柯注］突患躁狂症。为了让他好得更快、更彻底，对指导者（此处指医生）的谨慎程度没有任何的限制。整个国家机器陷入瘫痪，病人远离家人和周围的一切，流放到偏僻的宫殿。他被单独锁在一个房间里，为了让他不受伤，房间的门窗和墙壁都覆盖着床垫。负责治疗的人向他宣布，他不再是君王，今后得顺从听话。他有两位旧侍从，拥有赫丘利斯（Hercule）般的身形。他们负责保障他的需求，根据他的状态提供所需要的各种帮助，但同时也说服他完全依赖他们，服从他们。他们对他保持沉默，但随时都会让他感觉到他们的力量在他之上。有一天，精神病人胡言乱语，粗暴地对待来看他的医生，往医生身上胡乱涂抹粪便和垃圾。一名侍从立刻进入房间，此时病人已满身恶臭。侍从一言不发，抓住病人的腰带，用力把他推到一堆床垫上，脱掉他的衣服，用海绵给他清洗，替他换好衣服，然后傲慢地看着他，再迅速走出房间回到自己的岗位。同样的惩诫，每隔几个月重复一

次，再辅以其他治疗方法，病人就彻底痊愈，不再复发。"[2]

我来分析一下这个场景的元素。首先，皮内尔的原文中有非常震撼的东西，借用自乔治三世的医生威利斯（Willis）[3]。事实上，首先出现的是一个仪式，一个免职仪式。这是一种反向加冕仪式，当中明确指出将国王置于完全从属的位置。你们还记得那些词句："整个国家机器陷入瘫痪"。而医生，某种程度上是"摘下王冠"，"破除权威"的操作者，明确表示"他不再是君王"。

一声令下，免去王位，国王就没了权力。同样，我认为床垫也很重要，环绕在病人的四周，在房间布景和最终的治疗场景中都起了很大作用*。一方面使国王与外界隔离，另一方面阻止他听到或看到外界的情况进而发号施令。借助床垫，君主制的所有基本功能严格来说都形同虚设。没有权杖、王冠、佩剑等象征符号，以便让旁观者看到或意识到他拥有统治权并统治国家；只有一堆床垫把他封闭限制起来，他能掌控的只有自己，也就是自己的身体。

免去王位，国王便失了势。但这和莎士比亚的戏剧不是同一种类型，既不是受到另一个君主的威胁而倒台的理查三世[4]，也不是被剥夺统治权，孤独痛苦，精神错乱，颠沛流离的李尔王[5]。与李尔王到处流浪不同，精神病把乔治三世困于一室，使他屈服的权力并非来自另一个君王。与统治权截然不

---

* （录音）：非常重要的作用。

　　　　　　　　　　　1973年11月14日

同，甚至完全对立，这是一种无名的权力，无名无相，由不同人分担。这种权力表现出不成形规则的无情。实际上就是什么都不说，原文中写得很清楚，权力执行人都保持沉默。规则上的沉默在一定程度上填补了国王失去统治权后留下的空白。

这不是一个统治权在另一个统治权下垮台，而是精神病控制了国王的头脑，剥夺了他的统治权，仪式免去了他的王位，表明他不再是统治者，是从统治权转向另一种权力。失去统治权，没了王冠，取而代之的是一种无名的权力，复杂、隐晦、无形无色，实际上就是"惩戒"。统治权被惩戒权所代替，其效果不是奉献个人的权力，将权力集中在指定的、可见的一个人身上，而是作用于它的目标——失去王位的国王，对国王的身体甚至他本人产生影响，使他在新权力之下能"顺从和听话[6]"。

统治权主要体现于持有者表现出的夺目之力，而惩戒权是一种审慎、分散的力量。此权力的运用错综复杂，只有将它悄然行使在某些人身上，让他们顺从和听话，才能看得见。此场景的核心是：冲突、服从、统治权与惩戒权相连接。 *24*

谁是惩戒权的执行人？很奇怪，医生本人是组织者，可以说是惩戒系统的核心要素和关键所在，但他自己却并未出现。威利斯医生就不在现场。后来有医生出现的场景，指的是之前的医生，而不是威利斯本人。那么权力执行人到底是谁呢？就是两位力大无比的旧侍从。

此处应稍作停留。侍从在场景中是非常重要的。在假设并允许有错的前提下，要从外形上比较两名魁梧的侍从和发疯并失势的国王之间的关系。故事成形的部分原因是，对君王的描述中，有些传统肖像学的要素 *。国王和仆人之间的关系传统上表现为两种形式。

第一种，国王骁勇善战，全副武装，掌握至高无上的权力，如同大力神赫丘利斯。各种人物匍匐在他的身旁和脚下，臣服于他的绝对权力。他们代表服从、软弱、失败、奴役，也可能代表美。这便是从肖像学角度对国王权力的解释中最早的对立之一。

还有一个可能性，却是以另一种方式呈现对立。国王并不是大力神，他具有人类的身形，但并没有体现身体力量的可见的或直接的特征，只有身上的衣着象征着他的权力。他身披皮袍，手握权杖和金球，脚下和身旁是服从于他的士兵、侍从和仆人。他们代表着一股力量，但在一定程度上，这股力量暗中听命于象征着统治权的权杖、皮袍、王冠等。这就是肖像学角度所体现的国王与仆人的关系：一直处于对立，但却有两种不同的对立形式。

皮内尔讲述的治疗场景来自威利斯，当中有同样的因素，但却完全错位和变形。一方面，国王变成人形的野兽，拥有野蛮的力量，处在制服和控制奴役的位置。这在最初的肖像学分析中就已经提过。与之相对的，是仆人们的谨慎、服从和平静的力量。对立中，国王代表野蛮的力量，仆人也代表一种可见

*（录音）：属于。

1973年11月14日

的力量，但却是惩戒的力量。这是从统治权消失到惩戒权建立的关键所在。无声无息、肌肉发达、衣着华丽的侍从，同一张面孔，既服从听话，又权力无边。

这些力大无比的仆人们如何履行他们的职责？这一点上，文中得加些细节。仆人们是来侍奉国王的。确切来说，他们的职责是根据国王的"需求"和"状态"提供服务。在统治权中，仆人为君主服务，要满足他的一切要求和所需：穿脱衣物，照顾身体，保持整洁等。然而决定这种服务的，主要是君主的意愿。也就是说，君主的意愿将仆人分别与服务于需求和状态的功能联系起来。国王的意愿和君主身份，把他的需求和状态与仆人绑在了一起。

然而，在接下来出现的惩戒关系中，仆人的服务与国王的意愿完全无关，或者说，并非因为是国王的意愿他们才为其需求服务。仆人提供服务，君主的意愿或身份并未介入。只是某些无意识的身体需求决定了仆人的服务内容。因此，意愿与需求，身份与状态，都无关联。只有当国王的意志超出了他的需求和状态，仆人才会作为惩罚的力量介入进来，才会脱离本职去约束这种意志。

以上是大体背景。现在来看看这个场景中的重要情节，即与医生对抗的情节："有一天，精神病人胡言乱语，粗暴地对待来看他的医生，往医生身上胡乱涂抹粪便和垃圾。一名侍从立刻进入房间，此时病人已满身恶臭。侍从一言不发，抓住病人的腰带……"[7]

26

接下来的场景便是地位下降，失去王位。这个场景充斥着废品、粪便和垃圾。不仅仅是国王没了王冠，也不仅仅是失去统治权的象征，而是统治权的完全倒置。国王失去了力量，身体退化到野蛮状态，又没了武器，只有身体的排泄物，就只好用这些武器来对付他的医生。国王真正地倒置了统治权，不仅仅因为他用垃圾代替了权杖和佩剑，而是因为他做出了具有历史意义的行为——朝某人扔粪便和垃圾。这是反抗强权的惯用动作。

传统上，我们谈论粪便和垃圾时只将其作为金钱的象征，但实际上关于粪便和垃圾有很严肃的政治历史。这段历史同时与政治和医学相关，粪便和垃圾本身就可以成为问题所在，并无任何象征意义：可以成为经济问题和医学问题，也可以成为政治斗争的关键，这一点在17世纪，尤其是18世纪特别明显。往权贵的马车、华服、皮袍上扔污泥、垃圾和粪便，是一种亵渎的行为。作为曾经的受害者，乔治三世完全清楚这意味着什么。

这是对统治权的完全颠覆，因为国王的反抗行为不仅来自贫民，而且是最底层的贫民。起义的时候，农民们会用手上的镰刀、棍棒等器具来战斗，工匠们也会用他们的劳动工具。只有最底层的贫民，身无长物，只能往权贵身上扔些从路边捡的石子和垃圾。国王就是采用这种方式来对抗进入房间的医生。整个场景中，国王惊慌失措，纪律形同虚设。

就在这个时候，沉默、健壮、勇猛的侍从登场了：进入

　　　　　　　　　1973年11月14日

房间，抱住国王，把他按在床上，脱掉衣物，用海绵清洗干净，然后退出房间，就像原文中说的那样，一直"傲慢地看着他"[8]。这里可以再次看到权力场景中的要素转移。这一次，不是加冕的顺序，或肖像学表征，而是断头台，是行刑的场景。但这里也有倒置和移位：根据英国的法律，侵犯王权，朝君主扔石子和垃圾的人会被处死、绞死或分尸。相反，由侍从来施行惩戒，会采取控制、推倒、脱光、清扫、洗净等手段。

我想说，关于这个场景，远不止是皮内尔解救精神病人的场面，它还标志着原精神病学（proto-psychiatrique）实践的特征。18世纪最后几年和19世纪前二三十年，这一学科发展起来。在创建精神病收容机构之前，1830年至1840年间，即1838年，法国就颁布了关于拘禁和建立大型精神病院的法案[9]。

这个场景在我看来很重要。首先，可以纠正我在《疯狂史》一书中所犯的一个错误。绝对不能在精神病治疗中强加家庭模式，这不是父亲和母亲，也不是家庭结构的特有关系，精神病治疗无法借此来治疗疯狂和控制精神病人。家庭关系将会出现在精神病学的历史中，但会是在以后。就我所见，到目前为止，应该抓住时机，在病人癫病爆发的时候将家庭模式移植到精神病治疗中。

关于这种疗法，皮内尔很乐观地认为"会彻底治愈，不再复发"[10]，后来事实证明并不可靠。这种疗法没有任何有价值的描述、分析、诊断和对国王病情的真正了解。正如家庭模式来得太晚，真相也是后来在精神病治疗中才到来。

最后得强调一点：这很明显是一组要素，严格来说是权力要素，错位倒转，不受制度束缚。建立制度并不是权力关系的先决条件。也就是说，制度不能决定权力关系，真理性话语不能规定权力关系，家庭模式也不能产生权力关系。坦白地说，权力关系要在这样的场景中起作用。权力关系是精神病治疗的核心要素，要清楚地了解权力关系的基础，然后才会建立制度性结构，形成真理性话语，加入或引进某些模式。

此时正处于惩戒权出现的时期，其特定形象非常清晰地显现出来。在此情况之下，惩戒权要与另一种形式的政治权力进行对抗。这种权力，我称之为统治权。也就是说，如果现在引导我的第一类假设是正确的，那么说精神病治疗中从一开始就存在政治权力不够的。在我看来，这更复杂，而且会越来越复杂。我想做一个概括。这并不是随便一种政治权力，而是两种完全不同的力量，对应两种制度和两种不同的功能：统治权的宏观物理分析，可以在后封建时代、前工业化的政府中发挥作用；惩戒权的微观物理分析，作用于我列举过的不同要素，这些要素在一定程度上依赖于揭露和削弱统治权，与统治权分离。

接下来就是统治权转变为惩戒权。这当中尽是此种论调，"你要是疯了，就枉为国王，你将不再是国王"，又或者"你白疯一场，当国王不是为了发疯"。因此，在威利斯的治疗场景中，乔治三世未能痊愈，也可以说在皮内尔的故事中，他没有被当成国王对待，还得屈服于一种并非王权的力量。那句"你

1973年11月14日

不是国王"是我要分析的原精神病学的核心。大家如果参考笛卡尔的文本，当中涉及一群把自己当成国王的疯子，会注意到他举了两个关于疯狂的例子："把自己当成国王"或者"有一副玻璃般的身体[11]"。对于笛卡尔，更广泛一点［……*]，对于所有直到 18 世纪末仍在谈论疯狂的人而言，"把自己当成国王"和觉得"有一副玻璃般的身体"其实完全是一回事。这两种类型的错误完全不相上下，直接违背了最基本的感觉经验。"把自己当成国王"，"觉得有一副玻璃般的身体"，就是疯狂的典型错误。

"自以为是国王"存在于原精神病学治疗中，所有关于真相的话语都源于此。"自以为是国王"是疯狂的真正秘密。在这一时期，人们分析妄想、幻觉、错觉的方法，就是某人自以为是国王。妄想的内容是假设自己能行使统治权，或者自认为被所有人毁灭、迫害或抛弃之类。对当时的精神病学家来说，把想法强加于人，反驳所有的证据，甚至反对医学知识，试图把想法强加给医生和整个精神病院，反对任何其他形式的事实和知识，这就是一种自以为是国王的态度。无论是认为自己是国王，还是认为自己很悲惨，试图把这个想法强加给身边的每一个人，说到底这就是"自以为是国王"。任何疯狂都是一种信念，其来源是认为自己是世界之王。19 世纪初的精神病学家们早就可以说，发疯就是脑子里想象自己掌握权力。此外，若尔

---

* （录音）：可以说。

热（Georget）在 1820 年的《论疯狂》一书中说，实际上精神病学的大问题是：自以为是国王的人，"怎么劝阻他？[12]"。

我强调这个国王的场景，还有一些原因。首先，能更好地理解最初讲的精神病学的另一个始创场景，即皮内尔的解救场景。1792 年，在比塞特精神病院，表面上，皮内尔进入禁闭室，解开了病人身上的锁链，这些病人已被监禁和捆绑数周或数月。这与剥夺国王的权力，监禁，捆绑和让健壮的侍从监视国王的故事完全相反。实际上，仔细看就会发现，这两个场景是连续的。

当皮内尔释放被关在禁闭室里的病人，是要在解救者和刚被释放者之间建立一种人情债，这种债将以两种方式偿还。首先，被释放者会以服从的方式自愿并持续还债。这样就可以用长久的、心甘情愿的服从代替野蛮的、锁链式的身体暴力。换句话说，解除锁链，是通过感恩式顺从来确保控制和征服。还债还有第二种方式，这一次病人一方是无意的。一旦被征服，病人自愿并持续偿还人情债，早已服从医生的惩戒，同一种惩戒手段和独一无二的权力让他得以治愈。突然之间，治愈无意间成了释放病人的第二项收获，病人用这种方式，或者更确切地说，病人的康复偿还了对医生的感激。

实际上，释放的场景并不是一个人道主义的场面。但可以把它当作权力关系或是某种权力关系转变为屈从关系来分析。这种权力关系，即暴力包括监牢、禁闭室、锁链等，都来自古老的统治权形式转变成的屈从关系即惩戒关系。

1973年11月14日

这就是我讲述乔治三世故事的第一个原因，它开创了一个完整的精神病疗法，一切功劳都属于皮内尔。

另一个原因是，乔治三世的场景是一系列其他场景的组成部分。19 世纪的前 25 至 30 年，这一系列的场景构建了原精神病学实践。可以说在 19 世纪的前 25 年，基于阿斯拉姆[13]、皮内尔[14]、埃斯基罗尔[15]、弗德雷[16]、若尔热[17]、吉斯兰[18]等人发表的病例，形成了一本康复规范小百科。这本小百科包括五十多个病例，在当时所有的精神病学论著中流传，并且几乎都遵循一种类似的模式。下面的几个例子，可以清楚地展示，所有的治疗场景与乔治三世的重要场景是如何相似。

比如，皮内尔的《医学哲学论》中有这样一个故事："一名军人，处于精神错乱状态，突然满脑子都是要去部队的恐惧。"晚上他拒绝回到他的病房，害怕接到命令。一进房间，他就开始撕毁和弄脏所有的东西。于是他被绑在了床上。"在这种暴力状态下过了八天，他终于隐约意识到不能再这样肆意妄为。早上，院长巡视的时候，他亲吻院长的手，用最顺从的语调对他说：'你向我保证过，在收容所里，只要我安静，你就还我自由。我要求你说话算话。'对方微笑着向他表示，很高兴他终于找回了自己。言谈间语调柔和，在那一刻，一切约束都停止了"[19]。

另一个例子：有个人总认为自己"无所不能"。他唯一的思虑是"害怕孔代的军队灭亡，他认为这支军队的使命是实现主的旨意"。怎样才能控制住这种信念？医生在一旁监视，等病人出现差错，变得理亏，再允许严肃处理。于是，偶然"有一天，医生抱怨病人在房间里留下的粪便和垃圾，病人大发雷霆，威胁要杀了医生。这就是一个惩罚他的好时机，让他相信他的权力只不过是幻象[20]"。

还有一个例子："比塞特精神病院的一个精神病人，没有别的妄想，一心认为自己是大革命的受害者，整天念叨着准备接受命运。"他觉得，既然要被处决，就没有必要再照顾自己。于是他"拒绝睡床"，一直躺在马路上。看守不得不加以管束："病人被固定在床上，绑着绳子，但他企图报复，拒绝任何食物，态度极其顽固。劝导，许诺，威胁，全都是徒劳。"他过一会儿口渴了，会喝点水，但是"会强硬地推开端来的菜汤或者其他任何液体或固体的食物"。大约到第十二天，"看守告诉他，不让他喝凉水，他那么难管教，就只给他肉汤来代替"。最终，口渴占了上风，"他贪婪地喝掉了汤"。接下来几天，他开始吃固体食物，"逐渐恢复了健康，变得结实强壮"[21]。*

我还会再回到此类场景的细致形态上来，但需要说明，从19世纪的精神病学开始，甚至先于并独立于所有理论阐述和机构组织之外，某种对精神病的操控策略被确立，在一定程度上勾画出以治愈为目的的精神矫正所必需的权力关系的脉络。乔治三世的治疗场景属于此类，是其中最早的场景之一。

---

\* 手稿还提到了第九章中讲述的一个案例："用恰当的例子显示要多么仔细地研究精神病人的性格才能使他恢复理性。"（参见第196—197页。）

　　　　　　　　　　1973年11月14日

接下来，我们可以回想这些场景的后续、发展和变化，找出原精神病治疗场景是如何（在怎样的条件下）在所谓的道德治疗的第一阶段发展起来的。这一阶段的主角是勒列特（Leuret）[22]，时间跨度是 1840 年到 1870 年。

催眠疗法的发现和运用，以及对癔病现象的分析，是精神病学史上的一个重要里程碑，使从道德治疗转变而来的同一个原精神病治疗场景发生重大变化。

当然有精神分析场景。

也有反传统精神病学场景。当看到原精神病学的第一个场景，也就是乔治三世的场景，如此接近玛丽·巴恩斯（Mary Barnes）和伯尔克（Berke）书中的场景，还是挺奇怪的。玛丽·巴恩斯在金斯利厅的故事，当中的要素和乔治三世的故事几乎完全一样：

"一天，玛丽想要用一场终极测试来检验我对她的爱。她全身沾满粪便，等着看我的反应。她对这件事的讲述把我逗乐了，因为她很确定她的粪便不会让我恶心。告诉你们，事情恰恰相反。当我毫无戒备地走进游戏室，一个恶臭难闻的玛丽·巴恩斯，好像从恐怖故事里走出来，向我靠近，恐惧和恶心一下子就涌上心头。我的第一反应就是逃跑，用最快的速度大步跑开。幸好她没打算追我，否则我可能会揍她。我现在还记得我的第一个念头：'天哪，太过分了，受不了了。从现在开始，她只需要管好她自己。我不想和她有任何瓜葛'。"

33

伯尔克想了想，无论如何，他要是这么做，他和她之间就完了，而他并不想这样。最后这一点毋庸置疑。于是，他有点不太情愿地去追玛丽·巴恩斯。"玛丽一直待在游戏室里，低着头，泪流满面。我含糊地说：'走吧，没事，咱们上去好好洗个热水澡。'给她洗干净最少得一个小时。她的状态很糟糕，头发里，手臂下，脚趾间，全身都是粪便。我仿佛看到了老恐怖片《木乃伊的幽灵》的主角。"[23]

事实上，他并没有看到精神病史上的原型场景，乔治三世的故事正是这样。

今年我想做关于精神病学场景的历史，包括一些我认为是公设但其实是假设的内容：在建立机构、谈论真相或引入模式之前，必须分析这个精神病学场景，当中的谋划，以及形成的权力规则。通过研究这些场景，我想着重强调一件事：我讲的关于乔治三世的场景，不仅是一系列精神病学场景中的第一个，而且在历史上也是其他系列场景的一部分。在原精神病治疗场景中，有加冕、夺权、顺从、忠诚、投降、复辟等所有统治权仪式，但也有命令、服从、守规、惩罚、奖励、回应、缄默等一系列由某些人强加于他人的服务仪式。有颁布法令、监督、供认、定罪、裁决、行刑等一系列的司法程序。最后还有一整套医疗操作，主要是应对病情发作，比如注意病情发作的时间，促进治疗的进行和完成，确保健康力量占优势。

34 　想要研究真正的精神病学的历史，一个真正的精神病学场景的历史，就要把它放回到统治权仪式、服务仪式、司法程序以及医疗操作等一系列场景当中，切不可把它当作制度分析的重点和出发点。*我们要做反制度主义者。今年，我打算在进行制度分析之前，首先对权力进行微观物理学分析。

刚开始只是一个概述，现在我想进一步研究这个原精神病学场景。乔治三世的场景是一个非常重要的断裂口，与一些一直作为精神病治疗规范和标准的场景形成鲜明对比。一直到18世纪末，医生对精神病的操控曾属于真相策略的范畴，甚至到19世纪最初几年也不乏这样的例子。就是围绕着疾病建立一个既虚幻又真实的世界，任由发展，随时跟踪，精神病人就会陷入一个事先刻意设定的现实当中。我来举个例子。下面是梅森·考克斯（Mason Cox）的一份观测报告，1804年在英国发表，1806年在法国发表，收录在《对痴呆症的观察》一书中。

"某某先生，36岁，性情忧郁，但特别热爱学习，常常无由来地伤感，有时会整晚看书。他极其节制饮食，只喝水，完全不沾荤腥。朋友们多次告诉他这样做对身体的害处，都是徒劳。他的女管家执意要他改变饮食习惯，这让他以为她想要他的命。他甚至肯定她早就制定了计划，要用有毒的衬衫杀死他，而他所谓的痛苦都是受这些衬衫的影响。他怎么都摆脱不了这种阴险的念头。于是人们决定装作认同他的想

---

\* 手稿明确了场景的概念："通过场景，听到的不是戏剧性的情节，而是仪式、策略和斗争。"

法。首先，当着他的面，对着一件可疑的衬衫做一系列程序很复杂的化学实验，得出结果证明他的怀疑是真实的。让女管家接受一次审讯，尽管她表示抗议，自称无辜，但还是被定罪。然后，对她发出一份'逮捕令'，'司法官员'当着病人的面执行命令，把她送去监狱。接下来，组织多名医生进行健康会诊，强调接下来的几周必须服用各种解毒剂，终于让病人相信能痊愈。最后，规定他的饮食和生活方式，确保他不再复发。"24

在这样的故事里，可以看到精神病治疗的运作方式。依据病人的妄想，建造一个完全符合妄想的迷宫，与错误想法保持一致，在这个迷宫中掌控病人。比如，病人认为女佣给他的衣服泡过硫磺会刺激皮肤。那么，就继续这个妄想。把衬衣送去做化学鉴定，结果当然是肯定的。既然是肯定结果，就将案件提交法院。法院收到证据，做出定罪裁决。然后假装把女佣送进监牢。

建造一个和妄想完全一致的迷宫。在迷宫的尽头，设置了一个分叉的出口，有两层，直接通向痊愈。一方面，妄想中的事一定会发生。也就是说，从妄想层面看，监禁罪犯就是承认病人的妄想是真实的，但同时也让病人确信他从妄想的病因中解脱出来。这就是第一个出口，从妄想本身来看，证明妄想是真实的，排除妄想中的病因。

然而，从妄想本身来看发生的事，若是换个层面，比如医生的层面，或者周围人的层面，就得另当别论［……*］。假装把女佣关进监狱，让她退出游戏，把她和病人隔开，病人就能避开现实当中的病因，不再怀疑和憎恨她。这样一来，病人妄想的原因和他妄想中的病因最终便合为同一个操作。

必须得是同一个操作，也就是发生在同一个妄想迷宫的尽头。因为对医生来说，很明显，如果女佣只是单纯地被隔开，而不是作为妄想中的病因被隔开，那么这种妄想还会卷土重来。病人会想象她还要继续折磨他，会想象她早已打定主意纠缠不休，又或者会把对女佣的不信任转移到其他人身上。实现妄想，制造真相，证明妄想是真实的，然后除掉妄想中的病因，从这一刻开始就具备了消灭妄想的条件。** 如果消灭妄想的条件同时也消除了导致妄想的原因，突然之间，病就痊愈了。也可以说，消除妄想的原因，也就是消除妄想中的病因。这就是虚构出的迷宫的分叉口，确保能通向痊愈。

还有第三个时刻。从病人认为他的妄想是事实，认为妄想中的病因被消除开始，他一下就无法接受医学治疗了。在关键时刻，以帮他治愈女佣所造成的疾病为借口，使用妄想中的治疗措施。在病人的妄想中，这种措施能让他逃过女佣引起的疾病。这就是治疗妄想症的措施，通过给病人服用药物，舒缓情绪，平调血液，畅通血管，达到治愈。药物作为现实因素，

---

\* 所发生的事情。

\*\* 手稿补充说："我们以一种对于妄想而言可以接受的形式消除了妄想中的原因。"

会有两个层面的作用：妄想中的治疗措施和妄想症的治疗方法。这类围绕妄想中虚构出的现实而组织的游戏，的确能治愈疾病。

在 19 世纪初开创的精神病学实践中，妄想中和妄想症的真相游戏，很快就被取消。惩戒治疗出现，新的权力微观物理学分析将会扫除一切障碍，设置所有精神病学场景发展的核心要素，并以此为基础建立精神病学理论和制度。

### 注释

1. "菲利普·皮内尔为比塞特精神病院的精神病人解除枷锁"（1793年 8 月 6 日得到任命，1793 年 9 月 11 日担负起"医务室医生"的职责），这是皮内尔的长子西皮翁·皮内尔（1795—1859 年）给出的说法，可以追溯到1792 年一篇源自其父但真实性可疑的文章《关于学会成员菲利普·皮内尔提出解除精神病人枷锁的说明（摘录自皮内尔的笔记，由其子传达）》，《医学档案》，第一年，第二部，1823 年 5 月，第 15—17 页；以及向医学科学院递交的学术报告《1792 年的比塞特精神病院——解除枷锁》，《医学科学院论文集》，1856 年，第 5 期，第 32—40 页。1849 年，画家查尔斯·穆勒用一幅画作永远铭记皮内尔，名为《皮内尔为比塞特精神病院的病人解除铁链》。福柯在《疯狂史》中提及，第三部，第 4 章，1972 年出版，第 483—494 页、496—501 页。

2. 皮内尔，《医学哲学论——关于精神疾病或躁狂症》，第五篇《在精神病院建立的内部保安和监视》，第七章《躁狂症病人进入收容所时是否应该执行严格拘役？》，第 192—193 页。英国及爱尔兰国王乔治三世（1738—1820年）多次表现出精神障碍，1765 年、1788—1789 年、1801 年 2—7 月、从1810 年 10 月直到 1820 年 1 月 29 日去世。参见《乔治三世及其疯狂事》，I·麦卡尔平及 R·亨特，纽约，兰登书屋，1969 年。

3. 弗朗西斯·威利斯爵士（1718—1807 年），林肯郡一所精神障碍患者专门机构的所有者，1788 年 12 月 5 日被国会设立的委员会召集到伦敦，汇

1973年11月14日

报国王的状况。威利斯负责照顾乔治三世，直到 1789 年 3 月他的精神障碍有所减轻；关于这一情节，皮内尔在《对最适合重建君主精神失常原因的道德体制的观察》第 13—15 页提到过（J·博斯代尔在《精神病学的起源——菲利普·皮内尔的早期著作》中再度提及，乐普莱西罗班松镇，圣德拉博研究所，《聚集思考的障碍》，1998 年，第 194—197 页），在《医学哲学论》第 192—193 页、第 286—290 页，皮内尔引用了《委员会对国王生病期间负责看护并接触到国王健康状况的医生的检查报告》，伦敦，1789 年。

4. 威廉·莎士比亚，《理查三世》，历史剧，创作于 1592 年末至 1593 年初，讲述格洛斯特公爵理查（国王爱德华四世的弟弟）篡夺王位，最终在博斯沃思战役中去世。《理查三世》，由 J·马拉普洛特翻译，《莎士比亚全集——历史剧第二部（双语版）》，巴黎，罗贝尔·拉丰出版社（"书籍"系列丛书），1997 年，第 579—585 页。

5. 《李尔王》（于 1606 年 12 月 26 日在宫廷演出，1608 年首次发表，1623 年修订再版），由 G·蒙萨拉特翻译，《莎士比亚全集——悲剧第二部（双语版）》，巴黎，罗贝尔·拉丰出版社（"书籍"系列丛书），1995 年，第 371—581 页。米歇尔·福柯在《疯狂史》（1972 年出版，第 49 页）中有所涉及，还提到了 A·阿德尼斯的著作《莎士比亚与精神病——医学心理学研究》，巴黎，马洛瓦出版社，1935 年。在 1983—1984 年法兰西学院系列课程《治理自我与治理他者》（1984 年 3 月 21 日）中又再次提及。

6. 菲利普·皮内尔，《医学哲学论》，第 192 页。

7. 同上书，第 193 页。

8. 见上述引文。

9. 1838 年 1 月 6 日，内政部长亚德里安·德·加斯帕林向众议院呈交了一项关于精神病人的法案，3 月 22 日经贵族院投票，6 月 14 日经众议院投票，于 1838 年 6 月 30 日正式颁布。参见 R·卡斯特尔，《精神病学的秩序——精神病学的黄金时代》，巴黎，子夜出版社（"常识"系列丛书），1976 年，第 316—324 页。

10. 菲利普·皮内尔，《医学哲学论》，第 193 页。

11. 指笛卡尔说"这些疯子的大脑如此混乱，他们一无所有却坚称自己是国王，又或者想象自己拥有一副玻璃般易碎的身体"。《第一哲学沉思集》（1641 年），由德·吕伊纳公爵翻译，1647 年，《第一次沉思：一些可以质疑的事》，选自《作品与通信集》，由 A·布里杜编辑，巴黎，伽利玛出版社（"七星丛书"），1952年，第268页。福柯也说《我的身体，这张纸，这火》，《派地亚》，1971年9月（选自《言与文：1954—1988》，由D·德福尔和F·埃瓦尔德主编，J·拉格朗日合作出版，巴黎，伽利玛出版社，1994年，共四卷。之后均参考该版本）：第二部，第102期，第245—268页；以及《疯狂史》，1972年出版，附录二，第583—603页。

12. 若尔热说："这世上没什么能劝阻他。对一个所谓的国王说他其实不是国王，他会对你破口大骂"（参见《精神病——对该疾病的论述》，第282页）。

13. 见上文，1973年11月7日的课程，注释7。

14. 同上，注释4。

15. 同上，注释5

16. F·E·弗德雷，(1)《妄想论》；(2)《法医学评论，关于各种真实的、模拟的和推理的精神病，其成因及区分手段，在法庭上辩解或示弱的因素，以及与犯罪成性和诸多身体与精神疾病的关联》，斯特拉斯堡，勒鲁出版社，1832年。

17. 若尔热，(1)《精神病》；(2)《神经系统（特别是大脑）生理学——对神经性疾病（特别是对癫病、疑病、癫痫和抽搐性哮喘的部位、性质及治疗方法）的研究》，巴黎，J.-B·巴耶尔出版社，1821年，共二卷。

18. 约瑟夫·吉斯兰（1797—1860年），(1)《论精神错乱与精神病人收容所》，阿姆斯特丹，范德希与加特曼出版社，1826年，共二卷；(2)《关于精神病的膈疗法或新自然学说的论著——基于实践与统计观察，以及对疾病的病因、症状性质、预后、诊断和治疗的研究》，布鲁塞尔，百科出版机构，1833年。

19. 菲利普·皮内尔，《医学哲学论》，第二篇，第七章，第58—59页。

20. 同上，第23章，第96—97页，第1节。

21. 同上，第五篇，第3章，第181—183页。

22. 弗朗索瓦·勒列特在以下文章中详述了他的观念：(1)《论精神病的精神疗法》，《皇家医学院论文集》，第7集，巴黎，1838年，第552—576页；(2)《精神病的精神疗法》；(3)《论精神病治疗中的道德诱导法》，《皇家医学院论文集》，第9集，1841年，第655—671页；(4)《精神病精神疗法中应遵照的指示》，巴黎，勒诺尔曼出版社，1846年。

23. 护士玛丽·巴恩斯，42岁时进入金斯利厅的接待中心，该中心成立于1965年，专为患有精神障碍的人员开设，1970年5月31日关闭。她在那里度过了五年，她与治疗师合写的著作让她的故事广为人知。M·巴恩斯和J·伯尔克，《玛丽·巴恩斯——一场疯狂之旅的两种描述》，伦敦，麦吉伦与李出版社，1971年/《玛丽·巴恩斯——一场疯狂之旅》，由M·达维多维奇翻译，巴黎，门槛出版社，1973年；参见第287—288页。

24. 约瑟夫·梅森·考克斯（1763—1818年），《对痴呆症的实际观察》，伦敦，鲍德温–莫瑞出版社，1804年/《对痴呆症的观察》，由L·奥迪耶翻译，日内瓦，大英图书馆出版部，1806年。参见观察记录四，第80—81页。

# 1973年11月21日

"惩戒权"的谱系。"君主的权力"。惩戒权和统治权中的功能与主题。——惩戒权的形式：军队、警察局、职校、工场、学校。——作为"标准化要求"的惩戒权。——惩戒权的技术和"个体"的构成。——人的科学的产生。

从1850年到1930年，传统精神病学占据统治地位，并未受到太多外界的干扰，其中有一个话语被奉为真理。根据这个话语推断出，必须建立精神病院，必须在机构中部署某种医疗权力作为有效的内部规则。简而言之，就是必须建立制度和部署权力。

可以这么说，20世纪30—40年代[1]发展起来的批判制度（我有点犹豫该不该说"反传统精神病学"，总之就是某种形式的批判），不是根据所谓正确的精神病学话语，来推导制度和医疗权力的必要性，而是关于制度、制度运行和对制度的批判，一方面，让医疗权力行使过程中的暴力现形；另一方面，揭示无知从一开始就破坏了医学话语的真实性。所以，这种分析形式，是要从制度入手，揭露权力，剖析无知的后果。

我想试着探讨（这也是我授课的初衷）这个权力问题，迟一点再说权力分析和关于精神病话语的真相问题之间的关系[2]。

从乔治三世与代表医疗权力的仆人之间的冲突场景开始。这个例子很好地体现了在国王身上的两种权力的冲突：一种是发疯的国王代表的统治权，另一种无声无息，很荒谬地依赖于仆人的强壮、顺从和沉默。所以，一边是国王的爆发，另一边是仆人有分寸的力量。威利斯和皮内尔提出的治疗方式，是要用惩戒来征服君主精神病发作时的疯狂。在精神病治疗中存在一种权力，先于任何制度，甚至在任何关于真相的讨论之外，我称之为"惩戒权"。

这是什么权力？我要提出的假设是，我们的社会中存在着一种惩戒的权力，这是一种细微的终端权力，是最后一关，通过这种方式，政治权力和一般权力最终达到身体，咬住不放，考量动作、行为、习惯、话语，以及所有的权力如何集中向下，触及个人的身体，训练、改变、指导塞尔旺（Servan）所说的"大脑软纤维"[3]。换言之，惩戒权是我们社会中的一种特有形态，是身体与权力接合的特定形式。*

第二个假设，惩戒权具有特殊的历史背景，不是突然产生，也不是一直存在，是西方社会发展的产物。只看从中世纪

42

---

\* 手稿补充说："这在方法论上意味着搁置国家和国家机器的问题，脱离关于权威的社会心理学概念。"

到现在的历史，就特殊性而言，这种权力不完全形成于中世纪社会的边缘，但肯定不在社会的中心。它形成于宗教团体内部，经过不断变化，从宗教团体转移到非宗教团体。14 到 15世纪，宗教改革运动前夕，此类团体日益发展壮大。在某些非修会的世俗社区，可以清楚地看到这种权力的转移。比如著名的"共同生活兄弟会"（Frères de la Vie commune），他们借用修道院生活中的一些手段，借鉴宗教活动传统中的苦修方式，确定日常生活和教学[4]中的惩戒方法。这只不过是宗教改革运动前众多修行惩戒中的一个例子。渐渐地，这些手段大规模传播开来，渗透到 16 世纪，尤其是 17 世纪和 18 世纪的社会中，到 19 世纪，成为政治权利与个人身体接合的普遍形式。

整个发展过程，从具有一定象征意义的标记点——14 世纪的"共同生活兄弟会"，到爆发点——惩戒权成为一种普遍的社会形式，终点是 1791 年边沁（Bentham）的《圆形监狱》[5]，明确给出了惩戒权最普遍的政治和手段形式。乔治三世和仆人之间的对抗，差不多和《圆形监狱》同时期，国王的精神病症和医疗权力之间的对抗是惩戒权产生和扎根于社会的历史标记点之一。我认为，分析精神病学的功能不能仅仅局限于精神病院制度。当然，不是根据所谓正确的精神病学话语来分析精神病学的功能，甚至连制度分析也不能作为依据，而是应该从惩戒权的运用来理解精神病学的机制。

1973年11月21日

那么，什么是惩戒权？这就是我今晚要说的内容。

想要研究这个不太容易。首先，时间范围太广，我要用的例子在惩戒形式上产生于 16 世纪，一直发展到 18 世纪末。而且，想要做好研究，还必须在分析惩戒权、身体和权力的接合时，对比另一种较早的与之并列的权力类型。这就是我接下来要做的事，之前讲得不太清楚。

可以将惩戒权与一个早于它的权力相比较。惩戒权在获胜以前，与这个权力长期混杂在一起。早于惩戒权并与之对立的权力，我称之为统治权（对这个词其实并不满意）。大家很快就会知道原因。

*44*

*

统治权是什么？我认为是一种以不对等形式连接统治者和臣民的权力关系：一边是获取，另一边是付出。在统治关系中，君王获取物产、收成、制造品、武器、劳动力、勇气，也获取时间、服务。他不会归还已获取的东西，因为他根本无需归还。但作为对等的回报，君王还是会有所付出，要么采取在惯常仪式上赠送的方式，比如喜事赠送、出生赠送，要么以服务的方式，但服务的类型完全不同，比如提供保护服务或由教会提供的宗教服务。同样也可以是为节庆活动或组织斗争付出的费用，由领主让身边的人做事并付给报酬。这种"获取与付出"体系是统治权的特征。当然，获取远远大于付出，差距之大，能清楚地看到，在这种权力关系和获取与付出不对等的背后，是掠夺、抢劫和斗争。

第二，统治关系建立之初就贴着优先的标签。统治关系，必须有神授君权，或是征服、战胜、顺从、效忠，允诺特权、援助、保护的统治者和参与者之间的契约，又或者是出身、血缘权利之类。简而言之，统治关系总往回看是什么让它建立起来并一劳永逸。但这并不妨碍它定期或不定期进行更新。统治关系的特征之一，总是通过庆典、仪式、记述来更新，也通过行为、标志、服饰、致敬、崇拜、徽章、勋章等来实现。一切统治关系都是建立在优先权之上，并通过一定的仪式来实现。因为这种关系在某种意义上是不可触犯的，一旦赋予永不改变，但同时也是脆弱的，可能会废除和破裂。因此，要稳固统治关系，除了重复和更新的仪式，以及一些仪式标志，背后还需要一定的暴力或暴力威胁来推动和维持。统治权的背面，就是暴力和斗争。

第三个特征，统治关系的本质不同。它们之间相互交错，混杂在一起，无法在当中建立一个完整的、有计划的等级体系。换句话说，统治关系是持续的分化关系，但这不是分级关系，没有与上下级建成一个统一的等级制度。不是完全相同，就意味着没有共同的标准，相互混杂。比如，有奴隶与领主之间所体现的关系，有与之完全不同的封地领主和封建君主之间的关系，还有教士和教徒之间的关系。所有这些关系，都无法纳入一个真正统一的体系中。此外，它所包含和涉及的要素并不等同，这也是统治关系非同质性的标志。统治关系可以涉及一位统治者或一位封建君主（在这种简要的分析中就不解释两者的区别了），与一个家族、一个集体、一个教区或一个地区的居民，也可以与人类多重性之外的东西如一块土地、一条道路、一种生产工具（比如磨坊）以及使用者相关，他们经过一个收费点或一条路，就掉入统治关系中。

*46*

可见，统治关系中，要素主体从来不是一种个人或个人身体。统治关系不适合单一个体，它符合超越个体的多重性：家庭、使用人，或者个人和单一个体的某些部分或某些方面。如果你是 X 的儿子，城市的有产者，那么你就会被带入一种统治关系，要么是统治者，要么是臣民，从不同方面看也可以既是臣民又是统治者。这样一来，所有这些关系永远无法根据单一的等级来进行整体划分。

换个说法，在统治关系中，功能主体围绕单一个体上下循环流动。相反地，个体会移位、倚靠和逃离。因此在统治关系中永远存在移动和争端，让功能主体、单一个体（这个词我不太喜欢，后面会解释）和个人自由流动。只有在庆典仪式之类的场合，功能主体与特定个体才能间或、偶然、短暂地连接在一起。佩戴的证章和做出的动作是个人身体的标记。例如，宣誓的时刻，个体就盖上了接受它的统治者的印章。又如，统治者以暴力的形式主张自己的权利，并强加于归顺者。因此，从统治权的运用来看，在统治关系的最底端，统治者和身体单一性永远不可能达成一致。

相反，如果此时望向最高处，会发现这种在底层并不存在的个人化逐渐显露出来。就是统治关系向上会倾向个人化，即倾向统治者。君主制急剧上升必然会产生统治权。也就是说，这种统治权并不是同位素的总是会引起争端和移动，统治关系的背后掠夺、抢劫和斗争蠢蠢欲动，而个人从未被纳入其中。在一定时候，必须能让上层做出评判，必须有一个单独的点，能作为所有这些相互错位，完全不在同一个规划范围内的关系的最高点。

统治关系所依赖要素的非个人化体现了统治者的特征。因此，必须有一个统治者，他本身就是所有这些复杂多样、不可调和的关系的汇合点。在权力的顶端，必须有一个国王，有国王的身体，具备国王的特征。但很快，会发现一个奇怪的现象。对此，坎托洛维奇（Kantorowicz）在他的书《国王的两个 * 身体》[6]中做过研究。为了确保统治权，国王必须是一个有身体的人，但这个身体是否应不随着某一位国王的躯体而消逝？当君主消失，君主制必须继续存在。国王的身体，承载了所有的统治关系，不能随着某某人的死亡而消失。国王的身体是持久不变的。国王的身体，不单单是他的躯体，更象征着王国和王位的稳固。在权力关系的顶端显现出的个人化包含国王

---

* （录音）：双重。

身体的多重性。坎托洛维奇认为国王的身体至少是双重的。如果进一步研究，至少从某一个时期开始，它就完全是多重的。

可以这么说，统治关系相互之间紧密联系，将政治权力有效运用于身体，但从不表现个人特征。*这是一种不具备个人功能的权力，只从统治者角度，显现个人特征，探讨奇特、矛盾又神秘的身体多重性。一边是多个身体却无个人特征，另一边是一种个人特征但一个身体却具有多重性。

*48*

*

现在来说一下我一直想讲的惩戒权。

我们可以把它与统治权进行逐字对比。首先，惩戒权不适用获取付出不对等的机制。在惩戒装置中，没有二元性和不对等，没有小部分获得。惩戒权的首要特征，不是获取产品、部分时间或某种类型的服务，而是整体把握，或者彻底掌控个人的身体、动作、时间、行为等。掌控身体而不是获取产品，整体上掌控时间而不是获取服务。

有一个非常明确的例子是关于军队惩戒制度的，出现在17世纪末和整个18世纪。一直到17世纪初，三十年战争时期，军纪都不存在，只有不断地从流浪到入伍。也就是按情况需要征募人员组成军队，有一定的限期，食物靠抢，现场占地

---

\* 手稿指出："除了在标记的仪式中，主体从不与单一个体连续重合。"

方就当住所。换言之，这个体系听命于统治权，占用人们生活的一部分时间，拿走他们的一些资源，要求他们带来武器，承诺掠夺后有可观的报酬。

从 17 世纪中叶开始，军队中出现了惩戒制度。军队有兵营，士兵就住在兵营里。也就是士兵在整场战事中全天待命。即使在和平时期士兵们也要待命，直到最后期限，只有部分人会复员回乡。从 1750 年或 1760 年开始，士兵结束军营生活时会获得一份抚恤金，成为退伍军人。军纪开始将身体、时间和生活大范围地充公。这不再是获取个人的活动力，而是占据他的身体、生活和时间。整个惩戒制度就是对个人的时间、生活和身体的占有 [7]。

第二，惩戒体制的运行不需要间断的、惯常的、定期的仪式手段，不需要典礼或标志。惩戒权不是断断续续的，而是一个持续控制的过程。在惩戒体制中，不是可能受某个人支配，而是永远在某个人的注视之下，处于被监视的境地；不以某种一劳永逸的行为或某个预先设定的处境为标志；看得见且永远被注视。更确切地说，在惩戒关系中，没有提到最初的行为、事件或权利，反而涉及最终或最佳状态。惩戒权展望未来，期待有一刻能独立运行，监控只限于无形，纪律终将成为习惯。惩戒的本质和趋势与统治关系中必定会提到的先前性完全相反。任何惩戒都包含这些特质，使其未来能独立进行，这不是无法回避的情形，而是进行惩戒的起点。另一方面，什么能确保惩戒持久进行，确保惩戒权的内在连续性？显然不是惯常的

　　　　　　　　　　　1973年11月21日

或定期的典礼，而是逐步的训练，循序渐进的训练。随着时间的推移，这些训练会详尽地展现惩戒体制的发展与完善。

在这一点上，依然可以用军队做例子。存在于统治权下的军队里，确实有一些训练，但实际上并不具备惩戒训练的功能，只是一些比试和竞技。也就是说，斗士们（从地位看至少是贵族或者骑士）会定期进行比试。从某种意义上可以把它解释成一种训练，一种对身体的塑造。但本质上，这是一种勇敢的演练，一次对自我的检验。通过这个检验，表明个人能确保自己的骑士地位，配得上自己的处境，并且行使一定的权利，享受一定的特权。比试，可能算是一种训练，但更是一场重大检验前的反复演练。只有通过这场检验，骑士才能成为真正意义上的骑士。

然而，从 18 世纪开始，特别是弗雷德里克二世时期，普鲁士军队中出现了一种前所未有的身体训练。在弗雷德里克二世的军队以及 18 世纪末期的西方军队中，身体训练并不是演练和重复相同打斗动作的比试。身体训练是对身体的塑造，是对灵活性、步态、抵抗力以及基本动作的塑造，从逐渐扩大的规模看，与定期演练的比试和竞技完全不同。不是通过仪式，而是通过训练，来确保惩戒的内在连续性[8]，我想这就是惩戒的特征。

要使惩戒能全面持久地掌控个人身体，还必须使用的一种工具就是文字记录。统治关系意味着象征变为现实，而惩戒要求完全可见，其特质的组成，以及等级的连续性，使文字记录的出现成为必然。首先要保证标记和录入所发生的一切、个人所做的事和所说的话，然后要按等级从下往上传达信息，最后信息要始终易于获取，并保证完全可见，这就是惩戒的第二大特征。

要想全面持续地进行惩戒，必须使用文字记录。我们可以探究从 17 至 18 世纪起，军队、学校、学徒中心、警察或司法系统内，如何将人的身体、行为和言语按照等级记载、汇编、传播，最后集中，逐渐形成文字记录和图表符号[*]。这是一种新的关系，一种文字记录和身体之间直接和持续的关系。身体的可见性与文字记录的连续性相辅相成，其结果必然是个人信息的概括与集中。

关于惩戒中的文字记录手段，我将举两个例子。其一是学徒学校，形成于 17 世纪下半叶，在 18 世纪逐渐增多。先说说中世纪、16 世纪甚至是 17 世纪的行会学徒制是什么样的：学徒自费拜入师门，师傅不必因收取费用而倾囊相授，学徒却必须对师傅有求必应。想要师傅传授知识，必须用日常服务来交换。学徒期满，唯一的检验方式就是将代表作品提交给行会管事，也就是相关城市的同业者负责人。

到 17 世纪下半叶，出现了新型的制度。以哥白林（Gobelin）学院为例。这所绘画与壁毯装饰艺术专业学校成

---

[*] 手稿说："文字和图表逐步记录身体、姿势、动作和话语，进行录入、编码和图解。"

立于 1667 年，中间经过逐步改进，到 1737 年，制定出一套重要的规章制度<sup>9</sup>。当中的学徒制完全不同：所有学生首先按年龄段分组，强制规定每一组负责某一种类型的工作；工作进行中必须有教师或者监工在场；采取评分制，工作过程中学生的行为举止、勤奋程度、热情程度都必须打分。分数会被记录下来，保存并逐级传达，最终上报到校长本人。以此为依据，向王室内务部门发送一份简短的报告，说明工作质量、学生能力，以及是否能真正出师。围绕一个学徒的行为建立多种记录，根据事先确定的评分来解读并概括他所有的行为，将结果传达至信息集中点，指出他的能力和不足。这就是进行记载、汇编、传播、集中，简而言之，就是概括和集中个人信息。

警察惩戒也是如此。18 世纪下半叶，欧洲大部分国家，尤其是法国，建立了警察惩戒制度。17 世纪下半叶，对警察做法的记录依然很审慎：当罪行发生且不属于法院的管辖范围，由警官（或其副手）负责并做出简单的通知裁定。到了 18 世纪，逐渐发展到记录个人所有的行动，对各个拘留所进行实地视察，以了解个人情况：他为什么被捕，何时被捕，被捕后有什么行为，是否有进步等等。到 18 世纪下半叶，这一制度日臻完善，开始为与警方有过联系的人或者警方怀疑的人建立档案。到 18 世纪 60 年代，警务人员的任务是将疑犯的报告做成一式两份，一份留存以便能随时监察（当然报告要及时更新），另一份副本寄往巴黎，汇总到警察部并散发给其他

52

1973年11月21日

55

地区的警官，如果疑犯搬家，就可以立刻锁定他的位置。依靠持续记录的技术手段，为个人"立传"，事实上就是建立个人治安档案。到1826年，人们找到了使用标签技术的方法，该技术已在图书馆和植物园被广泛运用，行政化、集中化的个人信息制度由此形成[10]。

文字记录能保证持续可见，有重要作用：在惩戒体制中，这种可见性是永久的，能使惩戒权迅速做出反应。惩戒权与统治权不同，统治权往往是以斗争、惩罚、仪式等形式粗暴介入，惩戒权则是第一时间从第一个举动、第一份提案开始，不间断地干预。惩戒权的固有倾向是，在事情即将发生，可能性变为现实的时候进行干预。惩戒权总会尽可能在行为发生之前，以监视、补偿、惩罚、施压等司法手段事先干预。

如果说统治关系的反面是战争，那么惩戒关系的反面就是惩罚，以及细微而又连续的惩罚性施压。

关于这一点，还可以举一个工人惩戒、工场惩戒中的例子。已签订的工人合同，有一些早至15和16世纪，其特征是工人要在某一时段之前完成工作，或者长时间为老板打工。如果工作未完成或者时长不够，要么补上等量的所缺工时，要么以处罚的名义增加工作量或罚金。这是一种惩罚性的制度，其执行与实施都源于真实的损害或过错。

从18世纪开始，诞生了一整套工厂惩戒制度。这套制度十分细致，涉及潜在行为。在当时发布的工厂规章中可以看到，一些工人被其他工人严密监视，看他们是否迟到或旷工，任何一点分心都会受到惩罚。比如 1680 年，哥白林学院的一项规定就明确表示，即使是在工作时哼唱圣歌，嗓音也必须小到不打扰旁边的人 [11]。还有一些规定，如吃完午饭或晚饭回来，不能讲下流故事，因为这样会让工人们分心，再也无法安心工作。惩戒权不断施压，并不是针对损害和过错，而是针对潜在行为。甚至在行为发生之前，就能发现蛛丝马迹，惩戒权就要介入。先于行为表现，先于肢体、动作、话语，在还是潜在意图、意愿，甚至内心想法的时候，就要进行干预。惩戒权背后投射出的灵魂，与基督教的实践和理论所定义的灵魂截然不同。

概括惩戒权的第二个方面，就是惩戒权可以敞视，个人的身体始终完全可见。所有人可以随时看到一切的全景敞视原则体现了时间的特质，以文字记录作为载体和工具，形成个人信息的集中，最终针对身体背后所投射的心理之类的潜在行为［本身类似心理（psyché）的某种东西］进行持续的惩罚性行动。

与统治装置（dispositif）不同，惩戒装置的第三个特点是各种装置的本质相同，或者至少趋同。这当中大有文章。

首先，在惩戒装置内，有上级和下级之分，每一个要素都有既定的位置。关于同质性，有一个很好的例子。在 18 世纪，在军队或学校中出现等级，不同年龄组之间、每个等级不同年龄段之间有明显区分。这种现象会到什么程度？例如，"耶稣会" [12] 模式或"共同生活兄弟会"模式下受惩戒的班级中，个人在课堂上的座位取决于学业成绩的名次[13]。因此，个人的位置既是他在课堂上的座位，也是他在价值与成就等级上的位次。这是惩戒体制同质性的绝佳范例。

因此，在这个体系中，移动不是通过中断、争端、战争或优待来实现，也不是像统治权的情况那样，在决裂时进行而是通过考试、竞赛、资历等规范行动来完成。

然而，同质性也意味着不同体系之间不存在冲突和不相容。不同的惩戒装置之间应该要相互连接。正是因为这种整理和简化，以及惩戒装置的明确属性，所以相互之间必须能够自由移动。根据社会等级，进行一定的修改，形成学校里的排名并不困难，这些都是成人常用的手段。将民事体系中的惩戒等级进行转换，就可以形成军事惩戒体系中的等级划分。总之，不同体系的本质几乎完全相同。

最后，同质性还有一层意思，那就是在惩戒体制中，所有要素的分配和分类原则必定有所遗漏，总会有些东西"难以归类"。而在各种统治关系中遇到的阻碍存在于不同统治体系之间。争端、冲突和持久的斗争是统治体系的绊脚石。而惩戒体系主要是分类、划分等级和监视，阻碍它的是不能分类、逃脱监视和无法进入分配体系。简单来说，就是遗漏，即不可制服、难以分类、无法同化。这就是惩戒体制中的绊脚石。也就是说，任何惩戒权力都有边缘地带。例如，在有纪律部队之前，逃兵根本就不存在，因为他只不过是未来的士兵，离开军队是为了在需要时，或者他自己愿意时，又或者被人强迫时再

　　　　　　　　　　　1973年11月21日

回来。然而，一旦建立了纪律部队，进入部队开启军旅生涯的人，由始至终都会受到监视。逃兵就是逃避这一体系的人，是这一体系无法制服的人。

同样，有了学校惩戒制度，才有低能者的出现[14]。不服从学校惩戒只相对于这项制度而存在。只有当学校开始实行惩戒方案，学不会读写的人才会被当作麻烦和极限。同样，什么时候才出现所谓的轻罪犯？轻罪犯，并不是违法者。的确，任何法律都与违法者的存在有关联。但轻罪犯作为无法同化、不可制服的群体，只有出现与之相关的惩戒制度时才会存在。至于精神病人，排除在所有遗漏群体和惩戒纪律之外，社会中的学校惩戒、军队惩戒、警察惩戒等根本将其无法制服。

因此，惩戒体系的同质性有一个固有特征，那就是必定存在被遗漏的人群，导致为了能挽救这些个体，又出现补充的惩戒制度，没完没了。由于有低能者，即学校惩戒制度无法制服的人群，人们就会为他们创建学校，接下来还会为该学校无法接纳的人群再创建新的学校。对于轻罪犯，也是同样的方式。组建一个中心，由警察和无法制服的人群共同组成，这是让轻罪犯与警方有效合作的一种方式。这个中心，就是警察惩戒制度无法制服的人群专属的惩戒。

总之，惩戒权具有双重属性，即异常化。也就是，一方面把一部分人撇在一边，让异常和不可控制性显现出来。另一方面不断地创建新的挽救体系，建立规则，使他们变得正常。这是一项在异常中不断制定规范的工作，体现了惩戒体系的特征。

1973年11月21日

总的来说，惩戒权的主要影响就是对单一个体、主体和个人之间关系的深入改造。在统治权这种行使权力的形式中，显示出顶层的个人化，从统治者角度存在一种个人化趋势，身体多重性的规则让个人特征消退在萌芽状态。而在惩戒体制中，从顶层实施者或操作者的角度，个人作用完全消失。

惩戒制度是独立运行的，负责的人或其上级并不是某一个人，所以行使职权的可以是你，也可以是他，这一点在统治权的个人化中从未有过。此外，即使是负责某一惩戒制度的人也置身于一个更大的体系，受到监督并遵守当中的纪律。这显然属于顶层的个人化。相反，惩戒体制却暗含了一种底层的个人化趋势，我认为这才是主要问题。

在统治权中，除了庆典、记录、暴力行为等特殊情况，功能主体与单一个体并无交集。但大多数时候，在这些仪式之外，功能主体一直在单一个体之上或之下循环流动。而在惩戒权中，功能主体却与单一个体相配合：身体、行为、地位、移动、力量、生命、话语等都适用于惩戒权的功能主体。正是通过惩戒这种权力技术，功能主体与单一个体才能完全重合。

这就是惩戒权的根本属性，制造服从的个体，将功能主体与个人身体固定在一起。惩戒权制造并分配服从的身体，使个人只能是服从的身体。整个惩戒机制可做如下概括：惩戒权是个体化的，它通过监视—记录系统或全景敞视系统，使功能主体和单一个体相配合。此类系统在单一个体背后投射出潜在性内核和心理，作为其延续或开端，从而建立分配原则的规范和所有个体的规范化通用细则。

因此，在惩戒权中包含功能主体、单一个体、持续注视、文字记录、细化的惩罚机制、心理投射、正常与异常分配比等一系列要素。所有这些要素构成了惩戒制度中的个人，最终使单一个体与政治权力相适合。所谓的个人，不是政治权力所依附的个体，而是通过前述政治权力对单一个体采取的手段进行固定的结果是产生的效果。我并不想说惩戒权的形成是我们的文明中唯一的个人化过程，这一点后面还会再探讨。我想说的是，惩戒是权力的最终形式，使个人在权力关系中成为目标、伙伴和对手。<sub>58</sub>

这样一来，如果我前面说的都是对的，那就不能说个人先于功能主体、心理投射和规范化要求而存在。相反，当单一个体通过惩戒机制变成功能—主体的载体，政治体制的内部才出现了个人。当不间断的监视、持续的记录、潜在的惩罚围绕在身体四周使之服从，并提炼出其内心活动，个人才得以构建。当规范化要求不断地分配、排除、再接纳这个身与心的结合体，个人的特点才表现出来。

因此，没必要为了彰显个人价值而意图取消等级、约束和禁忌，弄得好像个人处于一切权力关系之下，先于权力关系而存在，权力关系使个人无端承受压力。实际上，将政治权力与身体固定的整个过程先于个人，个人是这一机制的结果，因为身体已经被"主体化"，也就是功能主体经过心理化和规范化，附着于身体之上。这样就出现了个人，围绕这 ·主题，可以进行探讨、发表言论，进而创立科学。

人的科学，都被视为关于个人的科学，这只是一系列过程的结果。另一方面，我认为，从历史和政治的角度看，要求获得个人权利来对抗主体、规范和心理学是绝对错误的。实际上，正是通过这些机制，个人从一开始就是正常的主体，是心理正常的主体。因此，去主体化、去规范化和去心理化必然导致个人的毁灭，随之而来的就是去个人化。

59 最后我还想再多说一句。在欧洲的思想和政治现实中，我们习惯把个人的出现作为资本主义经济发展和资产阶级要求政治权利过程的结果。由此诞生了个体的哲学—法学理论，这一理论大致是从霍布斯开始，一直发展到法国大革命时期[15]。如果确实可以在我所说的层面上研究个人的某种思想，那么同样也应该能通过某种权力的技术完成个人的具体构建。我认为惩戒就是权力所特有的技术，诞生并发展于古典时代，通过身体规则对个人这种历史上新的要素进行隔离和切割。

就像有一把钳子，对个人主义进行法律惩戒。法律意义上的个人出现在哲学或法学理论中，个人，作为抽象的主体，由个人权利来定义，除非有契约允许，任何权力都无法限制。除此之外，惩戒手段的发展使个人成为历史现实，成为生产力和政治力的要素。个人是服从的身体，被纳入监视系统内，遵循规范化流程。

人文科学的话语，其功能确切来说是联结法律个体和惩戒个体，使人相信法律个体的内容是具体的、真实的、自然的，就是政治手段切割并构成的惩戒个体。人文科学（心理学、社会学等）认为，划开法律个体的外表，里面就是某一个人。人文科学所指的人，实际上就是惩戒个体。与人文科学话语背道而驰的，是人道主义话语。它与前者是互逆的，认为惩戒个体是一个受到束缚和奴役的个体，是不真实的个体。划开惩戒个体的表面，或者恢复其所有的权利，会发现它原本真实的形式是哲学—法律个体。法律个体与惩戒个体之间的较量既是人文科学话语的依据，也支持人道主义话语。

在 19 世纪和 20 世纪，人（l'Homme）只不过是一种在法律个体和惩戒个体之间摆动的滞后影像，法律个体是资产阶级在其话语中要求获得权力所使用的工具，惩戒个体则是同一群资产阶级为了在生产力和政治力范围内构建个人所运用的技术带来的结果。法律个体是要求获得权力的意识形态工具，惩戒个体是现实活动中的真实工具。正是在法律个体和惩戒个体之间，在要求获得的权力和实际运用的权力之间摆动，才产生了这种幻象和这种真实，我们称之为人 [16]。

### 注释

1. 事实上，对精神病院机构的两种评论形式应予以区分：

（1）19 世纪 30 年代出现了一种评论倾向，逐渐与 1838 年法案建立的精神病院背道而驰，精神病院不再是精神病学干预的唯一场所，正如爱德华·图卢兹（Édouard Toulouse）所说，其作用简化为"托管援助"（《精神病学的演变》，纪念亨利·罗素医院的成立，1937 年 7 月 30 日，第 4 页）。这一倾向致力于区分"精神疾病"的概念与在特定法律和行政条件下精神病院监禁的概念，任务是"研究在建立精神病院的过程中通过什么样的改变能够在个人精神治疗方面发挥更大的作用"（J·雷尼尔和 H·博杜安，《从行政和司法角度看精神病院和精神病人》，1922 年；第二版修订及增刊，巴黎，法国人出版社，1930 年，第 654 页）。从这个角度看，以医疗为中心的传统思想逐渐被新的方法打破，控制方式多样化，治疗后进行监测，特别是在圣安精神病院内部，一些自由的部门实行"开放式服务"，其管理权于 1922 年 6 月 1 日交给爱德华·图卢兹。并于 1926 年成立了亨利·罗素医院（参见：爱德华·图卢兹，《亨利·罗素医院》，《精神疾病预防》第 43 期，1937 年 1 月至 7 月，第 1—69 页）。1937 年 10 月 13 日，公共卫生部长马克·鲁卡特发布通报，该运动得到正式批准，在省级范围为精神病人提供援助。关于这一点，参见：（a）E·图卢兹，《重新组织精神病人进入塞纳河庇护所治疗》，巴黎，新印刷出版社，1920 年。（b）J·雷尼尔和 J·罗泽尔，《精神病医院与精神病人庇护所的建设与布置》，巴黎，佩罗内特出版社，1935 年。（c）G·多姆松，《精神病人庇护所中护理人员的情况》，巴黎，多恩出版社，1935 年（关于 30 年代精神病院机构可用手段贫乏的证明）。

（2）19 世纪 40 年代，圣·阿尔班医院院长保罗·巴尔维的报告引发了另一种评论趋势。该医院成为一个范本，令所有希望从根本上改变精神病院结构的人受到鼓舞（《精神病医院与庇护所——乡村式机构的经验》，《第四十三届法国及法语国家精神科与神经科医生大会（蒙彼利埃，1942 年 10 月 28 日至 30 日）》，巴黎，马松出版社，1942 年）。一部分积极的专业人士意识到，精神病院不仅是精神异常者的医院，本身也是"异常的"，其构成"符合排除干扰的社会秩序的原则和用途"（L·博纳菲，《消除异化的根源》，选自《摆脱异化？精神病与社会》，图卢兹，米哈伊大学出版社，1991 年，第 221 页）。这一倾向对精神病医生与病人之间关系的本质提出了疑问，试图重新考虑精神病院的功能，使其成为真正意义上的治疗机构。参见：G·多姆松和 L·博纳菲，《解放以来法国精神病学改革的前景》，《第四十四届法国及法语国家精神科与神经科医生大会（日内瓦，1946 年 7 月 22 日至 27 日）》，巴黎，马松出版社，1946年，第584—590页；见下文《授课情况简介》部分。

2．见下文，1973年12月12日、19日的课程和1974年1月23日的课程。

3．塞尔旺，《有关刑事司法部门的言论》，第35页。

4．"共同生活兄弟会"1838年由热拉尔·格鲁特（1340—1384年）在荷兰创立，受到弗拉芒神学家扬（约翰尼斯）·范·鲁斯布鲁克和14世纪莱茵河神秘主义者（见下文，1973年11月28日的课程，注释9）的道德原则的启发，试图将部分精神技术搬到教育上来，为教学改革奠定基础。一直到15世纪末，兹沃勒、代尔夫特、阿默斯福特、列日、乌特勒支等地开设了多家教会学校。参见：（a）米歇尔·福柯，《规训与惩罚：监狱的诞生》，巴黎，伽利玛出版社（"历史文库"），1975年，第163—164页。（b）A·希玛，《共同生活兄弟会》，密歇根州大溪城，W·B·伊尔德曼斯出版公司，1950年。（c）G·格鲁特，选文来自M·米什莱编订的《神秘主义的莱茵河——从埃克哈特大师到托马斯·肯皮斯》，巴黎，法亚尔出版社，1957年。（d）L·科涅，《莱茵—弗拉芒神秘主义导论》，巴黎，戴克雷·德布劳出版社，1968年。（e）W·鲁尔多，词条"共同生活兄弟会"，选自《教会历史地理词典》，C<sup>al</sup>·A·鲍德里亚，第18篇，巴黎，莱图泽与阿内出版社，1977年再版（此处参照第一版）。

5．该著作于1791年出版，以书信的形式写给一名匿名通信者，标题为《圆形监狱或监察所，包含一种新的建立原则的想法，适用于要对各种类型的人进行监察的任何场所，尤其是监狱、看守所、工业机构、学校等，并在工作中根据原则制定〈管理计划〉》，鲍林，爱登堡，泰特出版社，1791。构成第一部分的二十一封信件在《圆形监狱》中进行了翻译（由莫德·西松完成），标题为《权力的眼睛——米歇尔·福柯访谈录》，巴黎，P·贝尔丰出版社（"空隙丛书"），1977年。（第一译本：《圆形监狱——论建立监察所及拘留所新原则》，巴黎，国家印刷局，1791；另见《杰里米·边沁作品集——圆形监狱》，迪蒙编注，布鲁塞尔，路易·豪曼出版社，第1篇，1829年，第245—262页。）

*62*

6．E·坎托洛维奇，《国王的两个身体：中世纪政治神学研究》，普林斯顿，新泽西，普林斯顿大学出版社，1957年／《国王的两个身体：中世纪政治神学研究》，由J·菲利普·热内和N·热内翻译，巴黎，伽利玛出版社（"历史文库"），1989年。

7. 这一点将在《规训与惩罚》中详述。参见第三部《惩戒》，第 1 章《顺从的身体》，第 137—171 页。

8. 关于普鲁士步兵部队的规章制度，同上，第 159—161 页。

9. 1667 年 11 月颁布法令，建立皇家哥白林家具工坊，确定学徒的招收条件，设立行会学徒期并成立绘画学校。1737 年引入了新的规定。亦可参见 E·格斯帕奇，《哥白林国家工坊》，巴黎，德拉格拉夫出版社，1892 年，《1680 年在工场内低声吟唱圣歌的规定》，第 156—160 页。见《规训与惩罚》，第 158—159 页。

10.《规训与惩罚》，第 215—219 页。关于 18 世纪的治安记录，参照 M·沙赛涅《巴黎的警务官》，巴黎，A·卢梭，1906 年。

11. E·格斯帕奇，参见《哥白林国家工坊》。

12. 1599 年 1 月 8 日的通函将《教育章程》（1586 年编写）指定用于耶稣会的学校，该章程按照班级分配学习活动，将其划分为两个阵营，然后分成十人的小队，每个队由一名"队长"带领并负责进行监督。参见 C·罗什蒙泰，《17 和 18 世纪的耶稣会学院：拉弗莱切亨利四世学院》，勒芒，勒吉舒服出版社，1889 年，第一篇，第 6—7 页及第 51—52 页。见《规训与惩罚》，第 147—148 页。

13. 指兹沃勒学校校长让·塞勒（1375—1417 年）提出创新，将学生划分成不同的班级，每个班级都有自己特有的计划、负责人及在学校中的地位，根据成绩把学生排入某个班。参见：(a) G·米尔，《耶稣会教育法溯源》，《巴黎模式》，罗马，历史图书馆，第二十八卷，1968 年，第 172—173 页。(b) M·J·高弗雷斯，《新教学习计划史》，《法国新教史公报》，第二十五卷，1889 年，第 481—498 页。见《规训与惩罚》，第 162—163 页。

14. 1904 年，公共教育部长成立了一个委员会，"研究用于确保所有'弱智和智力发育迟缓儿童'接受初等教育的手段"。在此情况下，1905 年，由阿尔弗雷德·比内（1857—1911 年）负责确定检出智障儿童的手段。他与佩雷·沃克吕兹儿童训练营的校长泰奥多尔·西蒙一起，在巴黎第二区和第二十区的各所学校进行问卷调查，共同开发了一套"旨在评估发育迟缓的智力衡量标准"（阿尔弗雷德·比内和泰奥多尔·西蒙，《诊断庇护所或学校中正常或异常儿童智力水平的新方法的运用》，《心理学年刊》，第 11 篇，1905 年，第 245—335 页）。低能儿被定义为"消极的角色"，即"由于身体或智力的构造"，他们无法从公立学校所使用的教导或教育方法中受益（阿尔弗雷德·比内和泰奥多尔·西蒙，《异常的儿童——异常儿童入读进修班指南》，由 *63*莱昂·布尔乔亚作序，巴黎，阿尔芒·柯林出版社，1907 年，第 7 页）。参见：（a）G·内特辛，《19 世纪的白痴、傻瓜与智者》，引自 R·扎佐，《精神幼稚症》，巴黎，阿尔芒·柯林出版社（U 系列），1969 年，第 70—107 页。（b）F·穆埃尔，《义务教育与异常童年的构想》，《社会科学研究》，第 1 期，1975 年 1 月，第 60—64 页。

15. 参见 C·B·麦克弗森的著作《占有性个人主义政治理论》，牛津，牛津大学出版社，1961 年／《占有性个人主义政治理论，从霍布斯到洛克》，由 M·富克斯翻译，巴黎，伽利玛出版社（"思想文库"），1971 年。

16. 参见《我的身体，这张纸，这炉火》（1971 年 9 月），引文（见上文，1973 年 11 月 14 日的课程，注释 11）。

# 1973 年 11 月 28 日

惩戒装置历史的基本要点：中世纪的宗教团体；青年的教育殖民化；巴拉圭的耶稣会传教会；军队；工场；工人住宅区。——以杰里米·边沁的"圆形监狱"为模式的装置的形式化。——家庭机构和精神功能的产生。

首先我要探讨一下惩戒装置的历史。

上周，我对惩戒装置进行了比较抽象的描述，排除历时性，也不考虑促使这些装置建立和普及的所有决定性体系。我所描述的是一种装置，其主要形式出现在 17 世纪，尤其是 18 世纪。我将统治装置与惩戒装置做过比较，惩戒装置在 17、18 世纪还远未成形，并没有突然间取代统治装置。惩戒装置来源不明，长期以来一直在统治装置中扎根并发挥作用。它们形成了一座座小岛，岛内运行的权力与统治权的一般形式有很大不同。

这些惩戒装置存在于何处？要发现和追踪并不困难。它们主要存在于宗教团体中，无论是教会承认的合法团体，还是自发的团体。重要的是，从中世纪一直到16世纪，这些宗教团体中的惩戒装置实际上扮演了双重角色。

当然，惩戒装置融合于封建君主专制下统治权的整体框架中，在更大的装置内部发挥积极作用，受到约束，得到支持，获得极大的包容。但同时它们也扮演了反对和革新的关键角色。概括来说，惩戒装置的设立和运行，使教会内的宗教秩序、宗教活动、等级制度、宗教思想等都发生变化。举个简单的例子。

11—12世纪发生的一场改革，更确切地说，这一时期在本笃会（Ordre bénédictin）内部发生的一系列改革，实际上是一种尝试，试图把宗教活动、甚至整个宗教秩序从禁锢它的封建统治体系中剥离开来[1]。著名的克吕尼式是封建体制造就和影响的一种修道院形式，从存在、结构和内部等级来说，克吕尼修会（Ordre clunisien）完全是一种统治装置[2]。熙笃修道会的改革（la reforme des Cîteaux）又是关于哪方面的？[3]主张恢复一定的惩戒秩序，根据被遗忘的更原始的规则重建一个惩戒装置；在这一惩戒体制中，坚守贫苦是首要戒律，必须全天候从事体力劳动，没收个人财产，禁止奢侈性花费，节制吃穿，要发自内心地服从，遵守严苛的等级制度。简而言之，与贯穿渗透其中的统治装置相比，惩戒体制的所有特征，都是脱离修道院秩序的结果。具体来说，得益于与惩戒活动相关的贫苦戒律、等级制度、服从与劳作的规定，以及整个评级核算体系，熙笃会（Ordre de Cîteaux）才能实现一

*66*

系列经济上的革新。

中世纪时，各种惩戒体制不仅仅在经济革新的秩序下扮演关键性和创新性的角色，也同样在政治秩序下发挥作用。例如，新政治力量的崛起，会借助封建制度并依赖于统治装置。新的中央集权政权一边是王国，另一边是教皇，往往会采取比统治机制更新的手段，即惩戒类的手段。例如，与其他修道院的规则相比，多明我会（Ordre des dominicains）施行的是一整套全新的规章[4]，本笃会则同时掌握在教皇和法兰西王国手中，这种手段可以打破封建制度的某些要素，破坏法国南部和奥克方言地区的某些统治装置[5]。更晚一些，到16世纪，耶稣会会士也是以同样的方式，采取手段消灭封建社会的残余[6]。所以，经济革新就是政治革新。

对惩戒的探索，如中世纪社会出现的惩戒岛之类，同样允许社会革新，甚至允许接连出现反对等级制度和统治装置差别体制的社会对立形式。从中世纪起，尤其是宗教改革运动前夕，建立了一些相对平等的社会团体，这些团体不再受统治装置约束，而是由惩戒装置支配。同一项规则以同样的方式作用于所有人，除装置的内部等级所显示的身份差异，这一规则的适用人群之间并无其他不同。于是很早就出现了托钵会修士，他们通过提出新的惩戒提案，代表一种社会反对力量[7]。还有一些宗教团体，由在俗教徒组成，例如14世纪产生于荷兰的"共同生活兄弟会"[8]。最终，所有这些大众团体或资产阶级团体，在宗教改革运动之前，以新的形式继续发展，直到17世纪，它们在英国发挥了重要的政治和社会作用。18 世纪的情况也是如此。说到底，18 世纪的共济会（franc-maçonnerie）作为一种惩戒创新在法国和欧洲社会发挥作用，旨在从内部发力，绕过障碍，并在一定程度上打破错综复杂的统治体系。

概括地说，长久以来，惩戒装置就像一个个小岛存在于统治关系的内部。在整个中世纪，16 世纪，甚至 18 世纪，惩戒体制无论有何种用途，造成了怎样的普遍影响，始终都是旁侧的。然而通过它们，一系列的创新得以呈现，并将逐渐覆盖整个社会。确切来说是在 17 和 18 世纪，通过逐步扩展和社会的广泛干预，建立起一个所谓的"惩戒社会"（这种说法显然简单又直接），以取代君权社会。

惩戒装置是怎样进行扩展的？经过哪些阶段？最终是哪种机制为它们提供支持？我认为可以概括为，从 16 世纪到 18 世纪，历史上的扩展和惩戒装置的全面干预都有一定的支点。

首先是青年学生的阻挠。一直到 15 世纪末 16 世纪初，他们坚持自主权，经常四处流浪，制造混乱，发起民众骚动。无论是意大利体制还是法国体制，无论是大学生—教师联合团体还是独立于教师团体之外的大学生团体，这些形式都不重要，在社会运行体系中，总归有一个散漫的群体处于混乱、躁动的状态。对青年学生的惩戒和控制是惩戒体制最早的应用和扩展之一。

奇怪的是，以惩戒体制对躁动不安的年轻人进行殖民化竟然是从"共同生活兄弟会"开始的。此宗教团体有明确的目标和苦修式的理想，其创立者名叫格鲁特（Groote），与深谙14世纪德意志莱茵河畔神秘主义的吕斯布鲁克（Ruysbroek l'Admirable）密切相关[9]。个人进行自我修炼，尝试做出改变，寻求个人的渐进发展以达到救赎，为了获得救赎而进行苦行修炼，从这些活动中可以发现青年教育殖民化的模板，即主要模式。由此，在"共同生活兄弟会"中的集体苦修之下，明确了教育的范式，即只能经过一定的强制和必要阶段来学习，这些阶段在时间上前后连贯，标志着在时间的推动下同一行动中不同时期的进展。时间与进展同步是苦行修炼的特征，同样也是教学实践的特征。

其次，"共同生活兄弟会"在代芬特尔、列日、斯特拉斯堡创建的学校中，首次按学生年龄和水平分班，推行渐进式训练课程。与中世纪青年的生活规则相比，新教学法中出现了新的禁闭规则。即在封闭的空间内，置身于封闭的环境，几乎不与外界接触，教学活动就如同苦修。苦修需要专属场地，教学活动也得有自己的地方。这是创新之处，也是关键所在。这种修道院式的生活准则将苦修原则转用于教学，会破坏教学场地与周边环境的混杂状态，尤其是在整个中世纪，会切断青年学生与大众阶层的根本联系。

再则，苦行修炼的原则之一，个人一定要在领路人、保护人的持续指导下进行自我修炼。无论如何，对开始进行自我修炼的人，保护人要承担起责任。苦修之路需要一个长期的领路人，始终关注修行人的进步、跌倒或错误。与中世纪的大学教育相比，这是一次全面的创新。老师应关注个人的整个学习过程，或至少把他从一个阶段带到另一个阶段，再交给另一位更有学识、更有远见的导师，引导学生有所超越。在某一学习阶段，或一年内，又或者在修读所有学校课程期间，苦修导师成了学生所依附的班级老师。

最后，我无法确定这是一种苦修模式，但在"共同生活兄弟会"的学校内的确有一个奇特的准军事组织。这很可能是一种源于修道院的布局。在修道院，尤其是古老的基督教时代的修道院中，分为劳作组、默祷组、智力及思想教育组，每组包括十个人，听命于"十人队"的创立者和负责人[10]。这种布局明显是从罗马军队中获得灵感，被照搬到早期基督教的修道院生活中。"共同生活兄弟会"的学校就是强调这种"十人队"的军事布局。而弗兰德地区（Flandre）的有产阶级民兵组织能在一定程度上替换这一模式。总之，这是一种兼具修道院和军队特点的奇特布局，以教学的形式对青年一代进行殖民化。

完全通过惩戒装置对社会进行殖民化，这便是最早的时刻之一。

\*

在其他类型的殖民化中还存在惩戒机构的另一种应用，不是对年轻人的控制，而是对殖民地人民的控制。这是一段奇特的历史。我们要更细致地研究惩戒方案如何在殖民地人口中运

1973年11月28日

用和完善。惩戒制的形成方式似乎相当隐秘和边缘化，这一点与奴隶制恰恰相反。

由于神学、宗教以及经济上的原因，耶稣会会士是奴隶制的反对者。在南美洲，他们用另一种类型的布局、控制和操作[……*]，即惩戒体制，来反对看似直接实则粗暴地、高消耗式地利用生命，反对高成本地、无组织性地实行奴隶制。在巴拉圭，著名的所谓瓜拉尼（Guaranis）"共产主义"共和国，实际上是微缩的惩戒体系，当中的等级制度由耶稣会会士自己掌控。瓜拉尼的个人和社群接受严格规定的行为准则，这些准则向他们指明作息时间，何时吃饭，何时休息，晚上还会叫醒他们，以便能在固定时刻做爱，生孩子[11]。这样一来，时间排得满满当当。

这是一种永久监控。在瓜拉尼共和国的村庄里，人人都有住房，但沿着房子建了一条小道，可以透过没有百叶窗的窗户，在夜里随时监视每个人的动向。至少在微型家庭单位层面，这是一种个人化，废除了瓜拉尼的旧式社群，让人人有所居。也正是因为有了这样的房子，监控才得以实施。

与当时欧洲的刑罚制度相比较，这种永久的刑罚制度非常宽容，没有死刑，也没有严刑拷打。这是一种持续的惩罚制度，贯穿一个人的一生，时刻关注他的行为和态度，从中发现不良趋势或不良倾向。这种惩罚是持久的，只针对潜在或初始

---

* （录音）：人、人类。

　　　　　　　　　　　　　1973年11月28日

的行为，因而最终的惩罚可能会更轻微。

除对青年学生的控制之外，还有第三种殖民化，就对殖民地人民的控制，对流浪者、乞丐、游民、罪犯、妓女等的内部控制。这些已经被研究了千百次，我不想再重复。以上所有情况中都设立了惩戒装置，而且明显是直接来自宗教机构。在一定程度上，这些就是宗教机构，比如"基督教义兄弟会"（Frères de la Doctrine chrétienne）把自己的戒律用到可教化的年轻人身上，后来才被耶稣会这样的大教育修会所替代[12]。

这些也是宗教修会。还是以耶稣会会士为例，他们把自己的戒律改头换面搬到殖民地国家。在对流浪者、游民等进行殖民控制的过程中，监禁制度还是以非常接近宗教的形式存在，因为在大多数情况下，教会即使不是发起者，也至少对这些机构负有管理之责。这便是宗教惩戒的外延，在社会系统中所适用的范围渐渐不再是边缘领域，而是中心领域。

17世纪末至18世纪，惩戒装置的出现与设立不再以宗教为支撑点，而是在一定程度上看似自由地转变，并无来自宗教的定期支持。于是就出现了一些惩戒制度。首先是18世纪下半叶，军队安营扎寨，对付逃兵。士兵一旦入伍，便要进行身体锻炼，全天在岗，形成档案记录，并有个人定位手段阻止其离队[13]。

军队之外，工人阶级也开始接受惩戒装置。18世纪出现了大工场，在采矿市镇或某些大型冶金中心，不得不运送部分农村人口。这些人是首次被使用，目的是学习新的技术。在卢瓦尔盆地的冶金业中心和法国北部中央高原的煤矿业中心，出现了对工人的强制惩戒形式，以及勒克佐（le Creusot）这样最早的一批工人住宅区。当时，手册是惩戒工人的重要工具，所有工人都必须接受。每个工人只能在携带手册的情况下才有权调动，手册上必须指明谁是他的前任雇主，他是在何种情况之下、因何原因离开。如果他想接受一份新工作或者想去一个新城市定居，必须向新老板、市政府、当地机关出示手册。在一定程度上，他的手册就是所有惩戒制度作用于他的标志[14]。

概括来说，这些孤立的、局部的、侧面的惩戒体制形成于中世纪，通过内部和外部的殖民化过程，开始覆盖整个社会，其中完全包含了惩戒体制的要素，即固定空间，提炼最佳时机，通过管理动作、态度和注意力来运用和发挥身体的力量，形成长久的监控和即时的惩罚力，规章制定权的构成，本身在运作上是匿名的、非个人的，但最终还是针对服从的单一个体。大致就是，用权力来管教单一的身体，使之成为个体，即服从的主体，并对其负责。这便是对惩戒装置的历史的简单描述。然而，这段历史说明了什么？这种通过事件或机构的表象轻易就能获得的扩展背后到底是什么？

我认为，广泛设立惩戒机构背后的问题是人的积累。也就是在积累资本的同时，有必要积累人，并对个体的劳动能力进行一定的分配。积累人和合理分配个体的劳动能力，其目的是什么？

首先，要尽可能最大程度地使用个人，让每个人都可以使

　　　　　　　　　　　　　　　1973年11月28日

用，其目的不是为了全都使用，而恰恰是为了不必全都使用；要尽最大可能扩大劳动力市场，以保证能利用失业来实现工资下调。总之就是让每个人都是可用的。

其次，要让多数个体都可以使用，使多个人的劳动能力所产生的力量至少等于并尽可能大于单个力量的总和。怎样进行个人分配才能让多人并不只是简单地挨在一起？

最后，不仅要积累力量，还要积累时间，如劳动时间、见习时间、进修时间、获取知识和才能的时间等。这是积累人员所带来的问题的第三个方面。

人员和劳动力积累技术的三重功能，即上述三个方面，是设立惩戒装置，并进行试验、设定和完善的原因。18 世纪以来，惩戒制度逐步扩展、移动、迁移，从侧面职能变为核心普遍职能，都与人员积累及其在资本主义社会中的作用相关。

换种方式，从科学史的角度看，17 世纪和 18 世纪，传统科学回答植物、动物、物体、价值、语言等的多重性问题是经验论的，采取的方式是进行分类，这是整个古典时代获得经验的一般形式 15。然而，随着资本主义经济的发展，资本不断积累，人员积累的问题也随之产生，纯粹的分类学和简单的分类活动显然毫无价值。必须用与分类法截然不同的方法来分配人员，以满足经济需求。不应该用分类方案把个人局限于某些种类和属性。即使同样是分配，也应该采取非分类学的方法，我称之为策略。惩戒就是一种策略，也就是某种分配单一个体的方式，根据非分类的方案，从空间上对其进行分配，积累时间，从而在生产活动水平上达到效率最大化。

我认为还有一种非常简单的方式。正因为必须根据经济发展的需要分配劳动能力，策略问题不断出现，才诞生了人的科学。根据需要对人进行分配意味着这不再是分类法，而是一种策略。这种策略名为"惩戒"。惩戒是对身体、个人、时间、劳动能力进行分配的技术。18世纪，西方知识中突然出现了这些以时间为媒介的惩戒策略，经验科学中旧的分类方法和模式被退还到过时的、甚至可能全部或部分废弃的知识领域。策略取代了分类法，代之的是人、身体问题和时间问题等。

此时，正好回到我想探讨的精神病院的惩戒问题上来，它构成了惩戒权力的一般形式。我想展示19世纪初的精神病治疗中一种看似原始的、赤裸的力量，这种力量的一般形式便是我所说的惩戒。

*

实际上，对惩戒权力进行微观物理学分析，其形式化已经相当清晰和显著。这种形式化在边沁的《圆形监狱》中就能找到。什么是圆形监狱？[16]

一般认为是指1787年边沁创造的一种监狱模型，经过一定的改造，在若干欧洲拘留所得以复制，比如以英格兰本顿维尔监狱[17]（Pentonville）为蓝本改造建成的法国小丘监狱[18]（la Petite Roquette）。边沁的圆形监狱其实并不是一种监狱模型，或者说它不仅仅是一种监狱模型。边沁解释得很清楚，它可以是监狱模型，也可以是医院、学校、工场、孤儿院等的模型。这种形式适用于任何机构，简单来说是适用于任何类型的机构。就算说这种模式适用于任何可能类型的机构，我仍然觉得不够准确。

边沁甚至认为这不是机构的一种类型，而是一种机制，一种赋予任何机构力量的模式，一种权力在机构中发挥或强制发挥作用进而能够获得最大力量的机制。圆形监狱是一个放大器，在任何类型的机构内部，它都是权力的强化器。最强大的权力，最佳的分配以及最准确的执行目标，这就是圆形监狱的三大宗旨。边沁如是说："其卓越之处在于能够将最强大的力量赋予它所适用的任何机构[19]"。在另一个章节中，他认为圆形监狱的神奇之处在于"给予机构管理者巨大的力量[20]"，将"大力神般的力量"给予机构中流动的权力以及持有或指挥这一权力的个人。同时他也提到，圆形监狱的神奇之处还在于它形成"一种新的方式，将对精神的权力赋予精神[21]"。形成巨大的力量和将对精神的权力赋予精神，这就是圆形监狱机制的特点，也是一般惩戒形式的特点。在某种意义上，"大力神般的力量"就是作用于身体的力量，但这种约束和压迫身体的力量从未被使用。它受到非物质性的影响，非物质性使过程限于精神层面，而圆形监狱的体系中谈及的却是身体。边沁在《圆形监狱》中所探求的，正是这种"大力神般的力量"和精神的纯粹理想性之间的博弈。他又是怎么做到的呢？

一个环形的建筑形成了圆形监狱的外围，建筑内修建的牢房可以通过玻璃门向内打开，也可以通过窗户向外打开。圆环的内圆周是一道长廊，通过它可以在牢房间自由走动。圆环中间是一块空地，空地的中央是一座多层的圆柱形塔状建筑。塔顶有一个灯笼式的天窗，也就是一个巨大的空房间，从这个中心位置，人们只转动身体就可将每间牢房中发生的事尽收眼底。这便是圆形监狱的方案。

这个方案意味着什么？我认为长久以来它与精神的对话是错误的，可为什么依旧成为 18 世纪乌托邦式的范例？首先，每间牢房只安置一个人，也就是说，这种体系适用的医院、监狱、工场、学校等场所，每个房间只安排一个人，每个身体都有安身之所，都有固定的活动空间。看守可以看到任意方向，目光所及便是一个身体。因此，空间坐标具有非常明确的个体化功能。

在这样的体系中，只需要与个人打交道，不必应付一群人、一个团体，或是某种繁杂状况。完全可以通过扩音器发出一道集体指令，该指令即时传达给每个人并立刻得到服从。然而，这道集体指令只针对个人，接收指令的也只是彼此相邻的个人，彻底消除了一切集体现象和繁杂现象。边沁对此颇为满意。正如他所说，学校里不再有"抄袭"，那是道德败坏的开端[22]；工场里不再有集体溜号、废话连篇和罢工怠工[23]；监狱里不再乱糟糟[24]；精神病院里也不再有集体发狂、相互模仿等现象[25]。

　　　　　　　　　　1973年11月28日

统一的方案之下，整个群体通信网络，所有可感知的集体现象，就像医学上传染疾病和道德上传播邪恶，都在这个圆形监狱体系下彻底瓦解。这是一种凌驾一切的整体权力，但它只针对彼此分隔的个体。权力中心是集体的，但各个终端都是个体的。这便是我提过的个体化现象。惩戒从底端形成个体化，使对象个体化。

中控塔，呈灯笼状，全玻璃建造。边沁强调不能装玻璃，如果一定要装，就得配一套可升降的百叶窗，内部交错放置活动的隔板。监视行为不能让受监视者察觉，不能让他们看到里面有人 [26]。一方面，牢房的玻璃要能透光或密闭，另一方面，不能有逆光效果，让囚犯的视线透过柱子看到中控塔里有没有人。总之，里面要有可随意移动的隔板和百叶窗。

如此一来，权力就会完全匿名化。监狱长并无具体形象，圆形监狱的真实效果是，即使里面没有人，牢房里的个体仍觉得受到监视，自以为长期处于某种目光的注视之下。这种目光到底在不在，其实并不重要。因此，权力完全"去个体化"。到最后，可能中控塔里根本就空无一人，而权力依然发挥作用。

去个体化，与权力分离，无具体形象，无个人特征，可以是任何一个人。此外，圆形监狱的关键点之一：任何人都可以待在中控塔内，监狱长、他的妻子、儿女，甚至仆人都能进行监视；而且从中心通往外围有一个密道，任何人，只要愿意，都可以进入中控塔内实行监视。也就是说，任何一个公民都能监视医院、学校、工场和监狱，比如发生了什么事，一切是否井然有序，负责人是否尽职，监管人是否尽责等等。

这就形成了一种权力纽带，一种连续的、活动的、不具名的纽带，在中控塔内持续运行。匿名的权力纽带在这种隐形规则下运行，不管有无具体样貌、姓名和个体特征。边沁称之为"民主"，因为一方面，任何人都可以掌握权力，权力不归任何人所有，谁都可以进入塔台，运用权力去监视，让权力时刻服从于管制。最终，在看不见的中心，权力也是可见的，就像牢房中的囚犯一样。同样，任何人都可以监视权力，这就是权力行使的民主化。

圆形监狱的另一个特点是，为了保持可见度，所有单间的内侧都有一扇玻璃门，外侧也都有一扇窗户，力求达到透明的效果。中控塔里监视者的目光可以穿过所有单间，从一侧到另一侧，逆着光看到里面的人（学生、病人、工人、囚犯等）在做什么。因此，根据身处圆形监狱中的个人情况完全可以形成持续的可视状态。权力关系具有非物质性，通过这种光的游戏来执行权力，视线从中心到四周，稍有动作、姿态或干扰，随时可以进行关注、判断、记录和惩罚。这种权力无需借助工具，唯一需要的是视线和光。

《圆形监狱》有双重含义，既表明一切随时可见，也意味着行使的权力只是一种视觉效果。权力是非物质的，不再需要统治权象征性和实质性的支持，不需要手握权杖或挥剑责罚，不需要统治者迅速干预。这种权力来自太阳和永恒的光，它是

1973年11月28日

非物质的光亮，无差别地作用于所有人。

　　圆形监狱的最后一个特点：非物质的权力在光线中持续运行，从而不断获得知识。也就是说权力中心同时也是一个不间断记录并标注个体行为的中心。整理和记录个人在房间中的一切动向，积累认知，构成显示个体特点的序列与系列。文字的、集中的、根据遗传途径构建的个体特征，形成对房间中个体的双重记录和书面描述。

　　这种权力关系的主要效果是针对被困于某个既定空间、受到某种视线持续监视的个体构建长期认知，确定其变化、痊愈、求知、后悔等状态的时间曲线。所以，圆形监狱是一台兼具个体化和认识功能的机器，这台知识与权力的机器一面个体化，一面在个体化的过程中获得知识。这就是边沁的想法，把它作为一种工具，他称之为"形而上学实验"。并且，他认为也可以用全景装置来获取关于孩子的经验。他说，试想一下，选一些新生儿，在他们开始说话或有自我意识之前，放到全景环境中。这样就可以对"每一个可观察到的想法进行系谱式追踪[27]"，在不具备形而上学实验材料的情况下，通过实验重塑孔狄亚克（Condillac）的推论[28]。这不仅能验证孔狄亚克的遗传学概念，还能验证爱尔维修（Helvétius）的技术理想——"向任何人教授任何东西[29]"。这一主张对人类可能发生的变化相当重要，到底是对是错？做一个全景记录足矣：在不同的房间里，教不同的孩子不同的知识；教任何一个孩子任何知识，看看会有什么结果。可以在彼此完全不同或不相容的体系中教养孩子，向其中一部分教授牛顿定律，而向另一部分灌输"月亮是一种奶酪"，当他们 18 或 20 岁时，把他们集合到一起进行讨论。可以教给孩子两种数学思维，一种认为二加二等于四，另一种则认为二加二不等于四，直到他们二十来岁，再聚在一起讨论。显然，边沁颇有兴致，他认为这总比花钱请人说教、座谈或辩论强。这是一个直接的实验。当然，要把一些男孩和女孩放到实验里，等他们长成青少年，聚到一起看看会发生什么事。马里沃（Marivaux）的作品《争吵》讲的也是同样的故事，也是一种全景戏剧 [30]。

无论如何，全景模式是一种构成个体化权力和对个体的认知的形式架构。我认为，边沁的《圆形监狱》中实行的主要机制和全景模式，最终适用于大多数机构。这些机构名为学校、兵营、医院、监狱和教管所，实际上是行使权力并形成关于人的知识的场所。对作为劳动力的人执行的权力和对作为个体的人的认知，全景机制赋予其共同的结构。在我们的社会内部，全景机制可以作为普遍形式出现并发挥作用。这就是惩戒社会，也就是全景社会。在惩戒体系之内生存，也就让我们生活在普遍的全景机制之中。

你们会说：这都很好，但是否真就意味着惩戒装置确实覆盖到整个社会，而所有机制、装置和统治权都被惩戒机制抹掉？

我认为，就像在统治权方式占上风的中世纪社会也存在惩戒型的权力一样，在现代社会同样也有统治型的权力形式。在

1973年11月28日

哪里有呢？目前为止，传统朝代中除了学校、兵营、监狱等，我唯一没有讲过的机构就是家庭，少了这一种大家肯定会感到惊讶。在我看来，家庭是所剩无几的一类基本单位，其内部所行使的并不是人们常说的惩戒型权力，而是统治型权力。

可以说，对于精神病院、学校、兵营、工场等来说，家庭不能作为范例。实际上，家庭的运行完全看不到与我前面讲的机构和惩戒装置之间存在连续性。而如果在家庭中行使权力的一方，也就是父亲一方，没有发挥最大的个体化功能，会出现什么状况？这种匿名的权力，这种在全景体系中无限伸展的、无区分的权力纽带，是家庭构成中最不为人知的部分。而父亲作为姓氏的持有者并以此为名行使权力，是个体化中最强的一极，远远超过女人和孩子。这便是从上而下的个体化，与统治权同属一类，和惩戒权截然相反。

其次，家庭关系中往往会以婚姻或分娩的形式一劳永逸地建立起的某种关联、责任和依赖。参照过往的行为，获得固定的身份，从而使家庭牢不可破。监视机制不过是硬搬上来，即使不服从，家庭成员的身份依然保持不变。对于家庭来说，监视是补充性的，不是构成性的。而在惩戒体系中，持续监视绝对是系统的组成部分。

最后，家庭中的异位（hétérotopique）关系错综复杂。地方关系、契约关系，财产关系，个人和集体职责等交杂在一起，这一切呼唤的是统治权，绝不是单调的惩戒体系。因此，从根本上，我会把家庭的功能和微观物理学属性归入统治权的

*82*

一方，而不是惩戒权的一方。在我看来，这并不意味着家庭是残余，是过时的残余或者某种体制的历史残余，在这种体制中，统治装置渗透到社会的各个角落。这不是残余，而是统治权的遗迹。对于惩戒体系，家庭是一个必要的组成部分，而且越来越必要。

可以说，家庭是关键，它遵守非惩戒范式，服从于统治装置，是运行所有惩戒体系必不可少的连接点。也就是说，家庭是一种约束，把个人永久地绑在惩戒装置上，甚至是禁锢在惩戒装置中。正因为有家庭，统治体系以家庭的形式在社会中发挥作用，强制教育得以实行，孩子、个人等单一群体被锁定并最终在学校体系内部完成个体化。想要强制上学，仍然有必要继续行使这种家庭式的统治权。看看历史上是如何在并无意愿入伍的人身上实现义务兵役的。唯一的原因就是国家对这种由父母、兄弟和姐妹组成的小集体式家庭施加压力，切实强制实行义务兵役，让个人与惩戒体系相联接，并任其约束。如果没有首先将个人纳入家庭这样的统治体系内，纳入帮助家庭成员并为其提供食物之类的职责及义务体系内，劳动又有什么意义？只有在充分运用家庭统治权的情况下，劳动才能与惩戒体系相结合。家庭对惩戒装置的首要作用就是将个人与惩戒装置绑在一起。

家庭还有另一个功能，是不同惩戒体系相互交错的"零点"。它是一个交换器，一个连接点，确保从一种惩戒体系过渡到另一种惩戒体系，从一个装置转移到另一个装置。最好的

1973年11月28日

证明就是，当一个人作为异类被排除在某个惩戒体系之外，他会被送回到哪里？当然是送回家。当他相继被某些惩戒体系以无法同化、不守纪律、难以教育为由排斥，最终他会被推回家庭。这时，轮到家庭以无法依附于任何惩戒体系为由排斥他，以生病或犯罪等形式为借口除掉他。家庭是一个敏感性元素，能确定哪些人不容于任何惩戒体系，无法从一个体系转移到另一个，最终会被社会所抛弃，无法进入既定的新惩戒体系。

因此，家庭具有双重功能，将个人扣在惩戒体系之上，连接个人并使其从一个向另一个惩戒体系流动。可以说，家庭是一个统治空间，对惩戒体系的运行至关重要，就像在统治社会的规则中，国王的身体及其多重性对调整异位的统治权是必不可少的[31]。国王的身体存在于统治体制下的社会，而家庭则处于惩戒体系下的社会中。

从历史的角度看，这与什么有关？我认为，在以统治权为主，通过统治装置来行使权力的体系中，家庭是其中一个统治装置，所以非常强大。中世纪、17 或 18 世纪的家庭都很强大，其力量归功于与其他统治体系的同质性。然而，在家庭与其他所有统治装置同质的情况下，它实际上并无特别之处，也没有明确的界限。所以家庭虽扎根深远，但很快陷入困境，也从未真正确定界限。由于同属一类，家庭就合并到与之关系密切的一系列其他关系中，如宗主与仆从的关系、从属与行会的关系等。家庭之所以强大，是因为与其他类型的权力相似，但也由于同样的原因，它是模糊不清的。

相反，在我们这样的社会，也就是从微观物理学角度分析权力属于惩戒类型的社会，家庭并没有被惩戒瓦解，而是被集中、限制和强化。看一看民法典对家庭的作用。有些历史学家说，民法典赋予了家庭最大的利益；另一些历史学家说，民法典削弱的家庭的权力。实际上，民法典的作用是既限制家庭，又通过限制来对家庭进行界定、集中和强化。得益于民法典，家庭保留了支配、从属、宗主关系等统治权模式，但将其限制为男女关系和父母子女关系。民法典围绕配偶、父母子女的小型单元重新定义了家庭，并在当时赋予其最大的强度。它根据个人依附于惩戒装置的规则，构成了一个统治范围。

必须有严格的范围、强大的空间，重大惩戒体系在废除和取消统治体制后才能发挥自身的作用。这一点解释了两个现象。

第一个现象，19 世纪各个阶层经历了强烈的回归家庭潮，当时的社会，家庭正在解体，惩戒对工人阶级尤为重要。19 世纪欧洲无产阶级形成之时，劳动和住宿条件、劳动力迁移，使用童工等因素导致家庭关系愈加脆弱，家庭结构随之瓦解。实际上，19 世纪初就有成群的儿童、年轻人、工人，从一个地区辗转到另一个地区，住在宿舍里，形成即刻便可解散的团体。非婚生儿童、被弃儿童和杀害儿童的行为大量出现。面对形成无产阶级的直接后果，早在 1820 年到 1825 年间，社会为重新组建家庭做出了巨大的努力。雇主方、慈善家及政府都想方设法重新组建家庭，要求工人们共同居住、结婚、生育

　　　　　　　　　　　　1973年11月28日

并承认子女。为了让工人重新组建家庭，雇主方还会给予财政补贴。1830 年到 1835 年间，在米卢斯（Mulhouse）地区建立了第一个工人城[32]。还组织了讨伐运动，反对以夫妻之名生活在一起但事实上并未结婚的行为。总之，有一整套惩戒措施。

同样，在工场和某些城市，也拒绝人们不正式结婚就住在一起。一系列惩戒装置在车间、工场或是边缘地带内发挥作用。这些惩戒装置的功能是重新构建家庭空间，或者说是构建某种仅听命于一个机制的家庭空间。这个机制不是惩戒式的，而是统治式的。这也许就可以解释，若为了锁住个人，家庭建立起统治空间，惩戒体系便无法有效运转，无法以最大的强度和效率起作用。因此，惩戒型全景模式（在形式上与家庭空间完全不同）和家庭统治权之间存在一种持久的博弈。整个 19 世纪，作为统治空间的家庭，一直致力于重新家庭化，并再次通过惩戒体系表现出来。实际上，就算家庭在惩戒体系之外，与惩戒体系不同质，它仍是惩戒体系的一个稳固性要素。

另一种结果也发生在 19 世纪，当家庭遭到毁坏无法发挥作用，会立即设立一系列惩戒装置来掩盖家庭的衰落，出现了非婚生儿童之家、孤儿院，1840 年至 1845 年间为处境危险的孩子成立失足少年之家等[33]。简而言之，所谓的社会援助，从 19 世纪初[34]开始出现的很重要的社会工作，其功能是建立一种能取代家庭的惩戒体系，重新构建家庭的同时，也允许脱离。

*86*

以梅特赖教养院（Mettray）为例，在这里，人们安置失足少年（他们当中大多数都没有家），用全军事化（惩戒式而非家庭式）的模式编队。同时，在这种家庭的替代品即迅速顶替家庭的惩戒体系内，家庭是永久的参照物，监管人、负责人等都是假借父亲和兄长之名。孩子们被编列成队，完全接受军事化管理，以"十人队"的模式行动，也就是组成一个家庭[35]。

这就是一种*惩戒结构，当家庭衰败时迅速顶上去，当家庭不复存在时把国家控制的权力延伸过去。然而，这种惩戒体系的延伸绝不可能不涉及家庭或缺少准（伪）家庭的功能。相对于惩戒体系，这种现象是家庭统治权的必要职能所特有的。

正是在这个代替家庭的惩戒组织中，以家庭为参考，出现了"精神功能"（fonction-Psy），也就是精神病、精神病理、社会心理、犯罪心理、精神分析等功能。我说的"功能"，不仅与话语有关，也与机构和个人心理有关。这才是心理学家、心理治疗师、犯罪学家、精神分析学家等的职能：除了参与组织惩戒装置迅速修补家庭统治权中出现的裂缝，还能做什么？

看看历史上发生过什么。精神功能显然来自精神病学，它产生于19世纪初，与家庭相关，并与之对立。当一个人摆脱家庭的统治，把他安置到精神病医院，让他在那里学习简单纯粹的戒律（前面的课程中我举过一些例子）。整个19世纪，家庭相关的因素逐步产生，精神病学渐渐成为制度性的惩戒手

87

---

* （录音）：类、组。

　　　　　　　　　　　　　　　1973年11月28日

段，推动个人回归家庭。

精神功能产生于与家庭的对立。家庭要求拘禁，而对个人进行精神惩戒并使之回归家庭。然后，这一功能逐渐扩展到学校、军队、工场等所有惩戒体系。也就是说，对所有不守规矩的人，精神功能会起到惩戒的作用。一旦个人不能遵守学校、工场或军队的纪律，甚至是监狱的纪律，精神功能便会介入，以话语的方式指出不足，指出家庭的衰败以及个人不守规矩的特性。于是到 20 世纪下半叶，出现了指责的声音，把个人不遵守纪律的行为都归罪于家庭的无能。精神功能就是发表话语以及在惩戒体系内部实行个体化、标准化和限制个人的所有范式。

因此，在学校惩戒中有教育心理学，工场惩戒中有劳动心理学，监狱惩戒中有犯罪学，精神病院惩戒中有精神病理学。这种精神功能是所有机构和惩戒装置的监督手段，在不矛盾的情况下，还同时掌握家庭的话语权。任何时候，精神功能无论指的是教育心理学、劳动心理学、犯罪学还是精神病理学，其构建、形成并作为参考的真相都是家庭。精神功能的参考对象一直是家庭和家庭统治权，在某种程度上，它是一切惩戒装置的理论根基。

精神功能恰恰表露出家庭统治权归属于惩戒装置。家庭统治权和惩戒装置之间存在的差异是功能上的。这一功能连接话语、机构和个人心理。机构、个人身体、话语所体现的精神一方面持续控制惩戒机构，另一方面回到家庭统治权中寻求真理，以此描述和定义惩戒装置中所有正面或负面的进程。

毫不奇怪，家庭话语是所有心理学话语中最"家庭的话语"，也就是说，从 20 世纪中期开始，精神分析可以作为真理话语对所有惩戒机构进行分析。如果我说的是对的，那就很好理解为何不能反对批评机构或批评学校、精神病院的惩戒，因为这是根据家庭话语形成的真相。以有关家庭的真理话语的名义，让精神病院和精神干预重新家庭化，对治疗、机构、精神病院和学校的惩戒等进行批评，这绝不是对惩戒的批判，而是回归惩戒。*

提及家庭关系中的统治权不是逃避惩戒机制，而是加强家庭统治权和惩戒功能之间的博弈。在我看来，这是现代社会所特有的，显示了家庭中尚存的统治权，将其与惩戒体系相比较也许很奇怪，但将两者联系起来确实有直接效果。

### 注释

1. 意指各类改革为迎合圣本笃所定的教规，评价本笃会的团体对社会过于开放，谴责其失去了忏悔式的修道精神。参见（a）U·贝利耶尔，（1）《从起源到 12 世纪的修道会》，巴黎，戴克雷·德布劳出版社，1921 年；（2）《从起源到 20 世纪末的本笃会苦行》，巴黎，戴克雷·德布劳出版社，1927 年；（3）《10 世纪和 11 世纪修道院改革研究》，《文学及道德政治科学类公报》，布鲁塞尔，比利时皇家学院，第 18 篇，1932 年。（b）E·维尔纳，《11 世纪修道院改革的社会基础》，柏林，学术出版社，1953。（c）J·勒克莱尔，《11

---

* 手稿参考书目：（a）G·德勒兹和 F·加塔里，《资本主义与精神分裂》，第一部《反俄狄浦斯》，巴黎，子夜出版社（"评论"丛书），1972 年；（b）R·卡斯特尔，《精神分析学》，巴黎，马斯佩罗出版社（"支持文本"丛书），1973 年。

至 12 世纪的修道院危机》，选自《基督教神修的根源》，巴黎，赛尔夫出版社，1964 年。一关于修道会，参见一（a）R·P·艾利欧等，《修会词典——修会、修道会及军事修的历史》，巴黎，小蒙鲁日出版社，1847 年（第一版，1714 年至 1719 年），第四卷。（b）P·库赞，《修道院历史摘要》，巴黎，布鲁和盖伊出版社，1956 年。（c）D·诺尔斯，《修道院的世纪变迁》，选自 D·诺尔斯和 D·奥伯伦斯基，《新教会历史》，第二篇《中世纪（600 年至 1500 年）》，由 L·耶西奎尔翻译，巴黎，门槛出版社，1968 年，第 223 页至第 240 页。（d）M·帕考特，《中世纪的修道会与修会》，巴黎，纳唐出版社，1970 年。

2. 克吕尼修会，910 年在马孔地区创立，严格遵守圣本笃所定的教规，在 10 世纪和 11 世纪与领主阶层共生发展。大多数修道院院长和隐修院院长都来自这一阶层。参见：（a）R·P·艾利欧等，《修会词典》，第一卷，第 1002—1036 页。（b）U·贝利耶尔，《修道会》第四章《克吕尼修会与修道院改革》，第 168—197 页。（c）G·德瓦鲁，（1）《从起源到 15 世纪的克吕尼修道制度——修道院的内部生活与修会的建立》，巴黎（《法国修道院档案》，第 39—40 页），第二卷；第二版扩容再版，巴黎，A·皮卡德出版社，1935 年，第 2 篇《克吕尼修会》，1970 年；（2）《克吕尼修会》出自《教会历史地理词典》，第 13 篇，C$^{al}$·A·鲍德里亚，巴黎，莱图泽与阿内出版社，1956 年，第 35—174 页。（d）P·库赞，《修道院历史摘要》，第 5 页。（e）A·H·布雷德罗，《12 世纪的克吕尼修会与熙笃会——争议的起源》，《中世纪研究》，1971 年，第 135—176 页。

3. 熙笃会，1098 年 3 月 21 日由圣·罗贝尔·德莫莱斯梅（1028—1111 年）创立，脱离克吕尼修会，严格遵守圣本笃所定的教规，主张守贫、沉静、劳作和克己。参见：（a）R·P·艾利欧等，《修会词典》，第一卷，第 920—959 页。（b）U·贝利耶尔，《12 世纪熙笃会与本笃会的起源》，《教会史刊》，1900 年，第 448—471 页，以及 1901 年，第 253—290 页。（c）J·贝斯，《熙笃会修士》，出自《天主教神学词典》，第二卷，A·瓦肯特，巴黎，莱图泽与阿内出版社，1905 年，第 2532—2550 页。（d）R·特里尔，《熙笃会》，出自《基督教考古学和礼拜仪式词典》，第三篇，F·卡布罗尔，巴黎，莱图泽与阿内出版社，1913 年，第 1779—1811 页。（e）U·贝利耶尔，《修道会》，第 168—197 页。（f）J-B·曼恩，《熙笃会及其统治，从起源到 13 世纪中叶（1098—1265 年）》，巴黎，博卡出版社，1945 年。（g）J-M·卡尼书，《熙笃会》，出自《教会历史地理词典》，第 12 篇，C$^{al}$·A·鲍德里亚，巴黎，莱图泽与阿内出版社，1953 年，第 874—997 页。(h) L·J·乐盖，《白色修士——熙笃会的历史》，巴黎，门槛出版社，1957 年。

4. 1215 年，西班牙卡斯蒂利亚的教士圣道明创立了一个遵守圣奥古斯丁教规的新教传教士修会，教皇何诺三世于 1217 年 1 月授予其"多明我会"的称号。参见：(a) R·P·艾利欧等，《修会词典》，第一卷，第 86—113 页。(b) G·R·加尔布雷思，《多明我会的创立（1216—1360 年）》，曼彻斯特大学出版社，1925 年。(c) M-H·维凯尔，(1)《圣道明的历史》，巴黎，赛尔夫出版社，1957 年，第二卷；(2)《圣道明和他的教会兄弟》，巴黎，赛尔夫出版社，1967 年。另见：(a) P·芒多内，《多明我会修士》，出自《天主教神学词典》，第五卷，A·瓦肯特和 E·曼格诺特，巴黎，莱图泽与阿内出版社，1905 年，1910 年再版，第 863—924 页。(b) R·L·奥克斯林，《多明我会修士》，出自《苦修与神修词典——教义与历史》，第五卷，A·雷耶斯，巴黎，博谢纳出版社，1964 年，第 1422—1524 页。(c) A·杜瓦尔和 M-H·维凯尔，《多明我会修士》，出自《教会历史地理词典》，第 18 篇，第 1369—1426 页。

5. 圣本笃于 529 年在卡西诺山创立修会，并从 534 年起拟定教规。参见：(a) R·P·艾利欧，《本笃会》，出自《修会词典》，第一卷，第 416—430 页。(b) C·巴特勒，《本笃会的修道制度：本笃会生活研究》，伦敦，朗文格林出版公司，第二版，1924 年 /《本笃会的修道制度》，由 C·格罗洛翻译，巴黎，吉戈尔出版社，1924 年。(c) 让-奈斯米，《圣本笃与修道士的生活》，巴黎，门槛出版社（"教会领袖"丛书，第 19 册），1959 年。(d) R·楚迪，《本笃教修士》，圣保罗出版社，1963 年。

6. 耶稣会，1534 年由依纳爵·罗耀拉设立，依据教皇保罗三世的谕旨《军旅教会》而命名，目的是打击异端邪说。参见：(a) R·P·艾利欧等，《修会词典》，第二卷，第 628—671 页。(b) A·德梅尔赛，《巴拉圭自然、经济和政治的历史及耶稣会机构》，巴黎，L·阿歇特出版社，1860 年。(c) J·布鲁克，《耶稣会——机构及历史概况（1521—1773 年）》，巴黎，G·博谢纳出版社，1919 年。(d) H·贝彻，《耶稣会修士——教会的形态和历史》，慕尼黑，科塞尔出版社，1951 年。(e) A·吉耶穆，《耶稣会修士》，巴黎，法国大学出版社（"我知道"系列丛书，第 936 册），1963 年。

7. "托钵修会"设立于 13 世纪，目的是重振宗教生活。他们习惯以大众施舍为生，安于贫困，致力于传教与教导。最早的四个"托钵修会"是 (a)

多明我会；（b）方济各会；（c）加尔默罗会；（d）奥古斯丁会。

（a）多明我会修士，见上文，注释4。

（b）"苦修兄弟会"，1209年由亚西斯的方济各设立，主要进行忏悔宣讲，1210年转变为宗教修会，取名为"小兄弟会"，主张流浪和贫穷的生活。参见：（a）R·P·艾利欧等，《修会词典》，第二卷，第326—354页。（b）H·C·利亚，《中世纪宗教裁判所的历史》，第一篇，纽约，哈勃兄弟出版公司，1887年，第243—304页/《中世纪宗教裁判所的历史》，由S·雷纳克翻译，第一篇，第六章《托钵修会》，巴黎，新图书与出版公司，1900年，第275—346页。（c）E·达朗松，《小兄弟会修士》，出自《天主教神学词典》，第六卷，第809—863页。（d）P·格拉西安，《18世纪小兄弟会创立和发展的历史》，让步卢，J·杜库洛出版社，1928年．（e）F·德塞斯瓦莱，《方济各会通史》，勒皮，方济各会历史回顾出版社，第2卷，1935—1937年。（f）J·摩尔曼，《方济各会的历史——从起源到1517年》，牛津，克拉伦登出版社，1968年。

（c）1247年，教皇英诺森四世准许加尔默罗山圣母修会加入"托钵修会"的大家庭。加尔默罗会，1185年由来自意大利卡拉布里亚的伯特霍尔德创立。参见：（a）R·P·艾利欧等，《修会词典》，第一卷，第667—705页。（b）B·齐默曼，《加尔默罗会》，出自《天主教神学词典》，第二卷，第1776—1792页。

（d）教皇英诺森四世决定将托斯卡纳的隐修教士集合成一个团体，设立奥古斯丁会。参见J·贝斯，《奥古斯丁会》，出自《天主教神学词典》，第一卷，A·瓦肯特，巴黎，莱图泽与阿内出版社，1903年，第2472—2483页。关于"托钵修会"（部分章节除外：H·C·利亚，《中世纪宗教裁判所的历史》，第275—346页/《中世纪宗教裁判所的历史》译本，第一篇，第458—459页）：（a）F·维尔内，《托钵修会》，巴黎，布鲁和盖伊出版社（"宗教科学书库"第54册），1933年。（b）J·勒高夫，《中世纪法国的托钵修会与城市化》，《历史与社会科学年鉴》，1970年，第5期《历史与城市化》，第924—965页。米歇尔·福柯从分析"犬儒主义"的角度探讨中世纪的托钵修会；参见1983—1984年的系列课程：《治理自我与治理他者——说真话的勇气》，1984年2月29日的课程。

8. 见上文，1973年11月21日的课程，注释4。

9. 1343年，扬·范·鲁斯布鲁克在布鲁塞尔附近的葛洛因德设立了一个团体，1350 年 3 月将其转变为修会，遵守奥古斯丁会的教规，对异端邪说和放松教会习俗予以打击。参见：(a) F·赫尔曼斯，《吕斯布鲁克和他的学校》，巴黎，法亚尔出版社，1958 年。(b) J·奥西巴尔，《圣十字若望与莱茵—弗拉芒神秘主义者》，巴黎，戴克雷·德布劳出版社，1966 年。(c) L·科涅特，《莱茵—弗拉芒神秘主义者简介》(见上文。1973 年 11 月 21 日的课程，注释 4)。(d) A·柯瓦雷，《16 世纪德国的神秘主义者、修士与炼金术士》，巴黎，伽利玛出版社，1971 (1955 年第一版)。

10. "共同生活兄弟会"学校的特色之一是学生以"十人队"的形式分组，由一名十人队队长负责行为监督。参见：M·J·高弗雷斯，《新教学习计划史》(见上文，1973 年 11 月 21 日的课程，注释 13)。

11. "没有什么比时间安排更能体现秩序感和对宗教的重视了。一大早，居民们去做弥撒，然后孩子们去上学，大人们去工场或田间……工作一结束，宗教活动便开始了：讲教理、念玫瑰经、祷告。一天结束时可以自由活动，步行或散步。夜晚来临就要宵禁……这种管理制度就像在兵营和修道院。"(L·博丹，《一种社会主义的神权政治：巴拉圭的耶稣会国家》，巴黎，M·-T·热南出版社，第 23 页)。参见：(a) L·A·穆拉托尼，《巴拉圭传教会纪事》，威尼斯，G·帕斯卡利出版社，1743 年 /《巴拉圭传教会纪事》，由 P·朗贝尔翻译，巴黎，博尔德莱出版社，1826 年，第 156—157 页。(b) A·德梅尔赛，《巴拉圭自然、经济和政治的历史及耶稣会机构》。(c) J·布鲁克，《巴拉圭耶稣会政府》，巴黎，1880 年。(d) M·法斯宾德，《巴拉圭的耶稣会国家》，哈雷，M·尼迈耶出版社，1926 年。(e) C·卢贡，《瓜拉尼基督教共产主义共和国》，巴黎，工人出版社("经济与文人"丛书)，1949 年。1967 年 3 月 14 日，米歇尔·福柯在建筑研究会上的演讲中提到过，其主题为"其他的空间"，《言与文》，第四卷，第 360 篇，第 761 页。

12. 16 世纪由塞萨尔·德·布斯 (1544—1607 年) 创建的教士及神职人员团体，1593 年在阿维尼翁成立。17 及 18 世纪，该团体顺应教理教学复兴的趋势，转而发展学校教育。参见：R·P·艾利欧等，《修会词典》，第二卷，第 46—74 页。

13. 见《规训与惩罚》，第三部，第一章，第 137—138 页，第 143 页，第 151—157 页。

14. 从 1781 年起，工人在出行时必须携带一份行政部门所认可的"小本子"或"小册子"并向工作人员出示。这本小册子由执政府制定，直到 1890

年才被废除。参见：（a）M·索泽，《工人义务手册》，巴黎，F·皮琼出版社，1890年。（b）G·布尔然，《法国的收容和登记制度对历史的贡献》，《政治及议会期刊》，第七十一篇，1912年2月至3月，第117—118页。（c）S·卡普兰，《关于劳动治安的思考（1700年至1815年）》，《历史杂志》，第529期，1979年2月至3月，第17—77页。（d）E·多利安和G·德霍夫，《法国劳动史——工人运动与社会立法》，巴黎，蒙克雷斯蒂安出版社，第二卷，1953—1955年。1973年3月14日，米歇尔·福柯在法兰西学院课程《惩罚的社会》中介绍了这本工人的手册，称之为"司法之外的惩罚机制"。

15. 米歇尔·福柯，《词与物——人文科学考古学》，第五编"分类"，巴黎，伽利玛出版社（"人文科学文库"），1966年，第137—176页。

16. 见上文，1973年11月21日的课程，注释5。

17. 1795年，边沁在本顿维尔得到一块地。1816—1821年，哈维、巴斯比和威廉姆斯在此建立了一座国家监狱，由六个五边形围成辐射状的建筑布局，中间呈六边形，供神甫、监察人员和职员居住。1903年，该监狱被拆毁。

18. "小丘监狱"（或"惩教中心"）建于1827年，是依照协作计划由勒巴提出方案修建的模范监狱。根据1825年2月24日通告的条款，其布局是"借助于中心点或室内廊台，监狱的每个地方都可以由一个人或最多两个人监视"（Ch·卢卡斯，《欧洲和美国的监狱制度》，第一篇，巴黎，博桑奇出版社，1828年，第113页）。该监狱于1836年开放，用来接收年轻囚犯，并一直持续到1865年。参见：（a）N·巴尔巴鲁、J·布鲁萨和M·阿莫尼约，《小丘监狱的历史发展进程》，《再度教育》第191期，1967年5月。（b）H·盖亚克，《教管所（1830—1945年）》，巴黎，库哈斯出版社，1971年，第61—66页。（c）J·吉列，《关于小丘监狱的研究》，巴黎，1975年。

19. J·边沁，《圆形监狱》，译本，第166页（文中有标记）。

20. 关于"赋予权力无比强大且不可抗拒的力量"（同上，第160页）。

21. 同上，前言，第95页。

22. 同上，第二十一封信：关于学校。"在威斯敏斯特，这种欺骗行为被称为抄袭，此前一直被认为是学校固有的恶习，不会钻到这里来"（第158页，文中有标记）。

23. 同上，第十八封信：关于工厂，第150页。 *93*

24. 同上，第七封信：关于监狱，安全性监禁，第115页。

25. 同上，第十九封信：关于精神病院，第152页。

26. 同上，前言，第7—8页。

27. 同上，第二十一封信：关于学校，第164页。

28. 指孔狄亚克的方案，即感觉是人类思想的原材料，从感觉中推断认知的种类。参见：埃蒂耶纳·博诺·德·孔狄亚克（1715—1780年），(1)《论人类知觉的起源（将与人类理解力相关的一切内容简化为单一原则）》，巴黎，P·莫尔捷出版社，1746年；(2)《论感觉》，巴黎，德·布尔出版社，1754年，第2卷（再版：巴黎，法亚尔出版社，《法文哲学著作集》，1984年）。米歇尔·福柯在1966年6月与C·博纳富瓦的谈话中提起，其主题为"人类已死吗？"（《言与文》，第一卷，第39篇，第542页），在《词与物》（第74—77页）中也有所提及。

29. 边沁对爱尔维修所说的话，实际上对应了爱尔维修（1715—1771年）的遗作《论人的智力能力和教育》中一个章节的主题："教育无所不能"。（由格利津王子发表，第三卷，阿姆斯特丹，1774年，第153页。）

30. 皮埃尔·德·马里沃，《争吵》（独幕散文喜剧。为了知道男人或女人中谁不专一，王子和赫敏密切监视从小在与世隔绝的森林中长大的两个男孩和两个女孩相遇的状况。），巴黎，J·克鲁西耶出版社，1747年。

31. 提到了欧内斯特·坎托洛维奇的著作《国王的两个身体》。

32. A·佩诺，《米卢斯和上莱茵省的工人城》，米卢斯，L·贝德出版社，1867年。米歇尔·福柯在与J·P·巴鲁和M·佩罗的交谈中提到过，主题为"权力的眼睛"。出自：边沁，《圆形监狱》译本，第12页。

33. 参见：(a)J·P·蒙法尔肯和J·F·泰尔姆，《弃儿的历史》，巴黎，J.-B·巴耶尔出版社，1837年。(b)E·巴朗·德寇松，《立法、伦理和政治经济学角度的弃儿研究》，普瓦捷，H·乌丹出版社，1847年。(c)H·J·B·达韦纳，《法国公共救济的组织和制度》，第一篇，巴黎，P·杜邦出版社，1865年。(d)L·拉勒芒，《弃儿的历史——儿童保护研究》，巴黎，皮卡德和吉约曼出版社，1885年。(e)J·布宗，《百年社会斗争——1789—1894年的儿童立法》，巴黎，吉尔曼出版社，1894年。(f)Cl·罗莱，《被遗弃的童年：劣性、叛逆、漂泊。农业教养院，主张改造与保护的学校》，克莱蒙费朗，G·蒙卢伊出版社，1899年。(g)H·盖亚克，《教管所》；米歇尔·福柯在《规训与惩罚》中也提到过，第304—305页。

34. 在塞纳省省长和内政部长的主导下，1849年1月10日法案组建了公共救济事业局，并将该行政部门的负责人指定为弃儿和孤儿的监护人。

参见：（a）Ad·德·沃特维尔，《慈善法或管理慈善机构的法律、决议和法令（1790—1874 年）》，巴黎，A·埃维斯，第 3 卷，1863—1874 年。（b）C·J·维亚拉，《援助贫困儿童及被遗弃儿童》，尼姆，沙斯塔涅印刷厂，1892 年。（c）F·德雷夫斯，《第二共和国时期的援助情况（1848—1851年）》，巴黎，E·科尔内利，1907 年。（d）J·德沃西，《对儿童的公共援助——关于弃儿》，巴黎，西里文汇出版社，1951 年。

35. 1840 年 1 月 22 日，大法官弗雷德里克·奥古斯特·德梅茨在图尔附 *94*
近建立了梅特赖教养院，专门针对因无需负责任而被释放的儿童和因父亲的惩罚而留守的儿童。参见：（a）德梅茨，《在梅特赖镇建立针对年轻囚犯的农业教养院》，巴黎，杜普拉出版社，1839 年。（b）A·科尚，《关于梅特赖教养院的说明》，巴黎，克莱与泰耶弗出版社，1847 年。（c）E·杜佩蒂厄，（1）《在瑞士、德国、法国、英国、荷兰及比利时为贫民、乞丐和流浪者，特别是男女儿童提供农业教养院、农村学校和改造学校（向司法部长呈交的报告）》，布鲁塞尔，T·勒西涅出版社，1851 年，第 50—65 页；（2）《梅特赖教养院》，巴蒂尼奥尔，德·埃努耶出版社，1856 年；（3）《关于梅特赖农业教养院的说明》，图尔，拉德韦兹出版社，1861 年。（d）H·盖亚克，《教管所》，第 80—85页；米歇尔·福柯在《规训与惩罚》中也提到过，第 300—303 页。

# 1973 年 12 月 5 日

精神病院和家庭。从禁止到拘禁。精神病院和家庭的决裂。——精神病院，治疗的机构。——"身体机器"的类型学。——精神病人与孩子。——健康之家。——惩戒装置与家庭权力。

我试图找出精神病院中惩戒制度的基础，展示一种惩戒结构如何从 18 世纪开始覆盖全社会，当中包括军队、学校、工场等一些特殊的惩戒方案。在我看来，边沁的《圆形监狱》将这些方案形式化，并作了系统而精炼的描绘。

现在我想谈一谈精神病院的功能。因为精神病院有其具体特征，所以这是一种更特殊的功能。一方面，与家庭息息相关，却又难以相处，问题多多。另一方面，作为惩戒体系的精神病院同样也是形成真理话语的地方。我的意思绝不是其他惩戒体系无法形成真理话语且与家庭无关，而是精神病院及其惩戒与家庭的关系相当特殊和厚重。这种关系花了很长时间才建立起来，并且在整个 19 世纪不断地变化。而真理话语本身也是一种特殊话语。

第三个特征就是（这就是我想玩的假设和游戏），精神病院内形成的真理话语以及与家庭的关系相互支撑和依靠，最终产生某种精神病学话语。这种话语以真理话语自居，以家庭、家庭成员、家庭程序等为对象、目标和参考范围。问题在于，要了解精神病学话语，即精神病学的权力行使所产生的话语，如何能成为家庭话语，真实的家庭话语，关于家庭的真实话语。

所以，今天要探讨的问题是精神病院与家庭。

首先要从与家庭无关的精神病院说起，它与家庭的决裂粗暴而明确。这是初始状况，以皮内尔、弗德雷、特别是埃斯基罗尔为代表和创始人的原精神病学中提到过。

关于精神病院与家庭的决裂，我将展示三个证据。首先是拘禁精神病人的法律形式。它主要围绕 1838 年法案而形成，一直针对精神病院的拘禁情况做出修改，所以沿用至今。鉴于所处的时期，我认为这项法案应该解释为取消和剥夺精神病人的家庭权利。实际上，在 1838 年法案出台之前，主要程序和控制精神病人、描述并指明其身份的基本手段就是禁止。

禁止（interdiction）是什么？首先，是一种法律程序，要由家庭提出请求。其次，是一种司法措施，由法官来判决，但其判决要基于家庭的请求。最后，禁止程序的法律效应是将被禁个人的公民权利移交给家庭委员会，让精神病人受到监管。因此，这是经法律程序验证的家庭法的一部分[1]。基本的禁止程序是这样的：精神病人实际上就是被禁的人，通过指明身份被禁来确认某个人挥霍、浪费、发疯。

至于拘禁（internement），在整个传统时期，以一种看似规范的方式进行，实际上却是不规范的。也就是说，拘禁的发生要么在禁止程序之后，要么独立于禁止程序。但家庭总会要求警官或督察介入实际拘禁，甚至由国王或议会裁定拘禁。当有人违反规定、违法或犯罪，与其走司法程序，不如直接把他关起来。所以，拘禁是一种围绕禁令展开的不规范程序，或许能代替禁令，但在对精神病人的控制上并没有同质的和基本的司法地位。

所以对精神病人的控制就是禁止，而禁止是经法律程序认证的家庭法的一部分。接下来谈谈 1838 年法案的一些前奏，比如 1790 年 8 月的法案，赋予市政当局一定的权利[2]。

我认为，1838 年法案包含两方面的基本内容。首先，将拘禁置于禁止之上。也就是说，控制精神病人的主要手段变成了拘禁，禁止只在法律地位和个人的公民权利可能受到损害，或个人拥有的权利损害家庭的地位等有需要的情况下，作为可能的司法补充。禁止不再只是基本程序即拘禁程序的辅助手段。

以拘禁的方式扣押，就是用逮捕的方式扣押。这是真正的逮捕，是基本法律手段，不再是对公民权利或家庭权利的剥夺。谁来逮捕，如何逮捕？当然，大多数时候是应家庭的要求，但并非绝对。在 1838 年法案中，完全由地区政府决定拘

1973年12月5日

禁，从未让家庭去扣押。无论是否由家庭执行，归根结底还是地区政府和医疗部门来决定拘禁某个人。去公立医院或者私人诊所，要想诊断或推断患有精神病，只有获得由民政机构认可资质的人士出具的专业鉴定，实际上就是民政机构即当地政府亲自做出决定，才能真正合规地做出诊断。也就是说，精神病人不存在，无区别，在家庭范围内不会失去身份，只存在于由精神病学知识与精神病学权力、行政调查与行政权力相结合而形成的行政技术或国家医疗范围之内。这种结合会确定精神病人的身份，对于精神病人而言，家庭的权力相对有限。

现在，精神病人就如同社会公敌，对社会造成危害，他不再是家庭的权利、财富、特权受到损害的个人。根据1838年法案，精神病人就是社会的敌人。突然之间，家庭就被剥夺了权利。1838年法案通过时所陈述的论据，或之后所做出的评论，都认为应该使拘禁优先于禁止，国家科学权力优先于家庭权力，以维护周围的人的生活和权利。实际上，在漫长、沉重、艰难的禁止程序作为主要手段的整个时期，想要最终掌控精神病人也相对困难。在此期间，精神病人会伤害周围的人。对于周围的人，他是一种危险。面对这种危险，周围的人直接暴露在他的愤怒面前。因此，要保护周围的人，必须把快速拘禁程序置于冗长的禁止程序之前。

另一方面，人们认为，过于重视禁止、把禁止作为主要手段，就为所有阴谋和家庭利益冲突打开了通道。因此，要维护近亲的小家庭（父母和子女）的权利，反对大家庭的贪婪。

1973年12月5日

98

的确如此。从某种意义上讲，这就是 1838 年法案的执行方式：剥夺大家庭的利益，以直系家庭的利益为重。这正是整个 19 世纪一系列过程所特有的，不仅对精神病人有用，也同样适用于教学和犯罪等领域。[*]

国家权力，或者说是国家技术权力进入到大家庭体系中占据一角，以自身的名义夺取一部分属于大家庭的权力，并支撑一个实体来行使刚获得的权力。这不是一个全新的实体，而是刚刚经过削减、巩固和强化的实体，即小型的家庭单位。

由父母和子女构成的小型家庭单位，是遭到剥夺和架空的大家庭内部的一个强化区域。在意外情况下，由国家权力、国家技术权力来隔离和支撑结构简单、单独分隔、强化管理的家庭，这是国家技术权力的作用剥夺大家庭权力的结果。这就是 1838 年法案的机制。很明显，所有大型精神病院按照这种法律形式运作了 150 年，在此情况下应当指出，这种形式并不支持家庭权力，而是剥夺了家庭的传统权力。从法律上讲，造成了精神病院和家庭的分裂。

如果采取医疗手段，也就是精神病院中做事的方式，会看到什么？

客观地说，第一项精神病学惩戒的原则实际上一直存在，到 20 世纪才完全建立起来。这项原则（或者说是一项规则、一项技术准则）就是，永远无法在家里治疗精神病。家庭环境

---

[*]　手稿补充说："事实上，这一过程贯穿了整个精神病学权力史。"

　　　　　　　　　　　　　1973年12月5日

与组织治疗措施完全不相容。

整个 19 世纪，这一原则有几百种表达方式。我只简单选取其中之一作为参考和范例，因为这种方式很古老，并且是创始性的。1857 年，弗德雷写了一篇文章，他在文章中说："被精神病院接受的人进入一个新世界，在这里他必须与父母、朋友和认识的人彻底分开。[3]"之所以列举一篇较晚的文章，是因为当中有明显的分隔，可以作为标记："一旦发现有精神病，病人就要离开家人、朋友及住所，立刻被置于艺术的监管之下。[4]"所以，永远无法在家里治愈精神病人。

另一方面，在整个治疗期间，也就是进行以治愈为目的的医疗行动期间，任何与家庭的接触都是扰乱。这样很危险，应尽可能避免。这就是隔离原则，而隔离一词本身就是危险的，似乎表明病人必须独自一人，而事实上他在精神病院中并未遭受此种对待。或者说，这是陌生世界原则，与家庭空间相比，精神病院的惩戒权力所设定的空间应该是绝对陌生的[5]。为什么？我只简单说几点原因以供参考。有些原因太过平常，另一些很重要的原因，经过持续转换，将在精神病学权力史上留下印记。

第一个原因：这是分心原则，这一看似平常，实则重要。一个精神病人要想痊愈，绝对不能去想他的病症[6]。要确保他的精神病永远不在意识中出现，尽可能从话语中消失，并且不被人看见。隐藏精神病，不要说出来，从意识中排除，想些别的事情，这就是无关联原则或分离原则。

1973年12月5日

这在当时是伟大的精神病治疗模式之一，到后来关联原则才获得成功。说到关联原则，我想到的不是弗洛伊德，而是夏尔科所说的癔病的爆发，因为这种癔病会是整个历史的重大分裂点。正是因为分心原则，所以家庭必须缺席，必须把精神病人送到一个完全陌生的世界。

第二项原则（也很平常，但对于后面的历史很重要）是，家庭立刻被指认为，即使不是导致精神病的确切原因，也至少是可能的理由。也就是说，挫折、金钱问题、恋爱中的嫉妒、悲伤、分离、毁坏、苦难等会加速精神病发作。这一切都会诱发精神病并使之愈加严重。[7] 相比之下，家庭是精神病的永久载体，要架空这一载体，必须让病人与家庭分开。

第三个重要原因是埃斯基罗尔提出的概念。尽管以不同的说法存在了很长时间，这个概念 [……*] 最终分化消失。这就是奇特的"症状性猜疑症[8]"[……**]。埃斯基罗尔说，精神病人本质上就是躁狂症病人，得了"症状性猜疑症"。也就是说，精神错乱是个人情绪改变的过程：感觉被破坏，感受很陌生，不能准确看待事物，辨认不出面孔，无法以同样的方式准确理解话语，甚至可能听到一些并不存在的声音，看到不能确切感知的画面，也就是幻觉。对于身体上的所有变化，精神病人并不理解其中的原因。理由有两点：一方面，他不知道自己是精

*101*

---

\* （录音）：埃斯基罗尔的。
\*\* （录音）：埃斯基罗尔引入的。

神病人；另一方面，他不清楚精神病的机制。

他不明白所有变化的原因，就会在自己之外，在自己的身体和精神病之外寻找根源。也就是说，他将在周围的人中寻找根源。他会把这种奇特感受的原因（而不是奇特的感受）与周围的一切联系起来。突然之间，他会认为所有不适的根源，就是他周围的人的恶意，认为自己会受到迫害。迫害是病人与周围的人关系发展的基础，埃斯基罗尔称之为"症状性猜疑症"。当然，如果想打破这种症状性猜疑，也就是让病人意识到自己在生病，意识到他的奇特感觉只是源于病痛，就必须把他的生活与周围那些被怀疑是病症根源的人分开。

第四个原因被精神病学家用来解释与家庭决裂的必要性。在家庭的内部存在一些权力关系（我称之为统治关系），这些关系本身就与治愈精神病不相容。具体原因有两点。其一，这些权力关系会加重精神病：父亲可以专制地对待子女和周围的人，这是家庭特有的权力结构，显然会进一步夸大父亲的妄想；依照家庭空间特有的权力关系，妻子可以理直气壮地对丈夫任性妄为，这属于家庭特有的权力类型，但明显只会让妻子的精神病更加严重。因此，必须剥夺个人的权力地位，拿走他们在家庭中的权杖。另一个原因是，医疗权力本身与家庭权力的类型不同，如果想有效地行使医生的权力，掌控病人，就必须悬置家庭权力特有的结构、支撑和保护。

这就是当时的精神病学用于解释精神病院和家庭之间必要的治疗性决裂的四个原因。很多具有启发性的故事说明，在即将成功的治疗程序中，与家庭最细微的接触也会立刻让一切前功尽弃。

贝尔蒂埃（Berthier）曾是吉拉尔·德卡约（Girard de Cailleux）的学生，在欧塞尔医院工作过[9]。他在论著《精神医学》中讲述了一系列可怕的故事，正在康复中的病人与家庭接触，最终引发了灾祸。"M.B. 是一名最受人尊敬的教士，一直过着苦修的生活，不知什么原因患上了偏执症。出于谨慎和便利，他所有的熟人都被禁止进入精神病院。然而他的父亲不顾公开建议，进入他屋里。本来病情好转的病人，情况立刻变得更糟，出现多种形式的妄想。他有了幻觉，把日课经丢在一边，诅咒辱骂，被下流又傲慢的妄想所折磨。"[10]

另一个故事更精彩。"S 女士住在罗纳省的一所疗养院。她得了忧郁症，状况很糟糕，抑郁和挫折导致她狂躁冲动。经过两年的不间断治疗，她的情况大有改善，就快要康复。她的儿子，对这样的变化感到很高兴，表示想要见她。主任医生同意了请求，但建议只能短暂停留。然而这个年轻人丝毫没有意识到建议的重要性，超过了探视时间。两天以后，病情复发。"[11]

哎呀，我想讲的不是这个故事，而是欧塞尔医院中一位正在康复的父亲的故事。他透过窗户看到他的儿子，疯狂地渴望见儿子，于是他就打破了窗玻璃。打破这扇把精神病院与外界分开、把他和儿子分开的玻璃窗，这就是一场灾难，让他再次陷入妄想。与家庭的接触迅速加快了这一过程[12]。

所以，进入精神病院，在精神病院中生活就意味着必须与家庭决裂。

现在看看进入精神病院并执行这种净化和决裂的仪式后发生了什么，看看精神病院怎样治病，里面怎样进行治疗，人们就会再次意识到，要远离一切把家庭作为治疗手段的做法。绝不能接触家庭，绝不要依靠与家庭相关的因素、措施、组织来进行治疗。

直到 19 世纪 60 年代，埃斯基罗尔和大多数他的后继者充当了过渡的角色。在精神病学权力史的第一阶段，医院里谁治病？有两种。不，主要是一种：医院里治病的就是医院，也就是本身的建筑布局、空间结构、个人在空间中的安排方式、通行方式、观察与受到观察的方式。这些本身都具有治疗价值。在这个时期的精神病学中，医院就是治疗设备。我前面说有两种，其实是说还有真理。但是，关于真理的话语或者出现把真理作为精神病治疗方式最终都只是这种空间布置的效果。

医院是治疗设备，那么医院怎么治疗呢？肯定不是通过复制家庭来实现，医院绝不是一种理想的家庭。医院治疗，就是实施边沁提出的形式化的要素。因为医院是一台全景机器，医院治疗就像全景装置。实际上，这是一台行使权力的机器，即符合边沁的设计的建筑布局已被修改，它依然会进行归纳，并根据边沁的方案分配和执行权力。粗略地说，这当中有四到五种要素与边沁的全景模式相同，在治疗中具有操作功能。

第一，持续可见原则[13]。精神病人必须是受监视的人，还必须接受一直受监视，能够一直受监视，一直在持续注视的虚

*104*

拟权力控制之下。这本身就具有治疗价值，正是由于知道自己受监视，被视为精神病人，才不会表现出疯癫，分散和分离原则才能完全起作用。

因此，精神病人必须一直处在一眼就能被看见的位置。这当中涉及精神病院的建筑布局原则。圆形监狱有另一套体系，但也必须保证同样高的可见度，即独立房屋结构原则，也就是埃斯基罗尔所说的三面环绕、第四面向外敞开的独立小屋。这些小屋应该尽可能只设一层，这样医生可以悄悄过来，不被病人、守卫、监管等任何人察觉，一眼就能掌控全局[14]。此外，在这样经过改造的独立房屋结构中，单人牢房的模式一直沿用到 19 世纪末。埃斯基罗尔认为，在当时，单人牢房即使不比宿舍更好，也至少可以代替宿舍。单人牢房必须从两边开，这样当精神病人从一边看，我们就可以从另一边看他是怎么看的。埃斯基罗尔对精神病院建造方式的看法是一种全景模式的严格转换。

第二，中央监视原则，即同样经过改进的中控塔，在当中永远行使一种匿名的权力。但首先，在一定程度上，这一原则的形式是管理大楼，它必须位于正中心并监视分布在周围的所有独立房屋。最重要的是，中央监视采用的模式与边沁《圆形监狱》中的不同，但为了达到一样的效果，使用了所谓的金字塔式的视线监视。

也就是说，存在一个由守卫、护士、监管人、医生组成的等级制度，所有人按照等级逐层上报，最后到主任医生那

1973年12月5日

里。由于行政权力和治疗权力不能分开，主任医生是精神病院的唯一负责人。当时所有的精神科医生都坚持这一点。所有的监视点最终都必须汇总到由主任医生构成的单一绝对的知识—权力。

第三，隔离原则，同样也具有治疗价值。埃斯基罗尔的单人牢房具有双开口和逆光效果，确保了隔离和个体化，几乎完全复制了边沁的圆形监狱。这种隔离原则十分奇怪，隔绝一切群体效应，日常治疗中让病人自己管自己，这便是所谓的精神病第三方感知系统。

也就是说，精神病院常常遭到异议：把精神病人放在同一个空间在医学上是否真的有效？第一，精神病不会有传染性？第二，身处其中的人看到其他精神病人会不会诱发忧郁和悲伤等情绪？

对此，医生们的回答是：完全不会。如果每个病人都能接受医生对身边其他病人的认识，看到其他人犯病反而是件好事。换句话说，不能要求一个精神病人立刻接受医生对他的看法，因为他对自己的病太过在意，对别人的病却并不在意。所以，如果医生向每个病人展示他周围的所有人为什么生病和发疯，突然之间，这个病人以第三方的方式觉察到其他人的精神病，最终就会明白什么是发疯、兴奋、狂躁和忧郁，什么是偏执症。一个人认为自己是路易十六，当他看到对面另一个人也认为自己是路易十六，看到医生如何评定另外那个人，就会间接地采取一种类似的医学意识对待自己和自己的病症 [15]。

1973年12月5日

通过第三方规则让精神病人在自己的病症中隔离，本身就有治疗作用[16]，保证了在精神病院内不发生侵蚀性传染现象。圆形监狱的功能正是避免在医院或学校出现这种群体现象。通过他人的医学意识确保无传染且不存在群体，每个病人对周围的人都有这种意识。

最后（依然以《圆形监狱》为主题），精神病院在连续惩罚的规则下运行，执行规则的要么是工作人员，他们必须一直守在每个病人旁边，要么是一系列的工具[17]。19世纪40年代，与西方的精神病治疗相比，英国有些落后，部分医生（尤其是爱尔兰的医生）提出了"无约束"原则，也就是取消身体限制工具[18]。当时的要求已大大减缓，从某种意义上说，欧洲所有的医院都在进行一场"无约束"运动，都在对待精神病人的方式上做相当大的调整。但我认为，选择身体限制或者"无约束"，最终都不会太认真。

我只用一封信来证明。负责里尔（Lille）女修道院的院长这样写信给鲁昂（Rouen）的同事：这并不严重。您可以像我们在里尔所做的一样，只要在释放的每一个女精神病人身边安排"一位令人敬畏的修女[19]"，就可以移走所用的工具。

相对于连续惩罚的深层机制，替换视线，即工作人员或工具介入，最终只是一种表面的替换。我仍然认为，"约束"体系，即身体限制体系，在一定程度上更有力，效果更明显。那个时期（皮内尔提出除去比塞特收容所中精神病人的锁链之后，即1820年至1845年整个"无约束"运动期间），医院有一整套工具：固定的椅子（固定在墙上用于束缚病人）、移动的椅子（病人一激动就会摇晃得更厉害）[20]、手铐[21]、手笼[22]、拘束衣[23]、套捕衣（从脖子处把人套住，拉紧后使手紧贴着大腿）、柳条棺（把人关在里面）[24]、犬项圈（下巴处有尖刺）等。这一整套身体的技术很有作用，应该将它重新载入身体器具的通史，并以此写就它的历史。

可以说，在19世纪以前，有相当多的身体器具。主要有三种类型。保障和检验装置，用来禁止某种行为，阻挡某种欲望。问题在于，要知道可以忍受的程度，且由器具所体现的禁令是否会被违反。贞操带与这些器具属于同一类型。

另一种类型的身体器具，是探求真相的装置，遵循逐步增强、定量增加的规则。例如，司法实践中常常用于检验真相的水刑、吊刑[25]等。

第三种身体器具的主要功能是显示并突出权力的力量：在肩膀和额头上打火印，炮烙并焚烧弑君者。这既是行刑装置也是标记装置，是权力释放的体现，使身体使受到折磨和奴役[26]。

除了以上三种主要的身体器具，19世纪还出现了第四种。不过这是一个假设，毕竟历史应该被记录。确切来说，19世纪时这种工具出现在精神病院中，即所谓的矫正工具。其功能不是标记权力、探求真相和提供保障，而是对身体进行矫治和修正。

这些器具的特征如下：首先是动作连续。其次是自动取消，渐渐地失去作用，也就是说，在最坏的情况下可以移走装置，身体明确记录效果。最后是尽可能保持动态平衡，也就是说，抵抗越少，感觉越小，越想要逃脱，反而越难受。比如铁钉项圈，不低头就没有感觉，头越低，感觉越明显；再比如束缚衣，越是挣扎，越会窒息；还有令人头晕的椅子，只要不动就能安稳地坐着，一激动就会抖得人头晕目眩。

这就是矫正工具的原则，在精神医学中等同于边沁"完全可见"形式下的设想。

在这样一个精神病学体系中，家庭起不到任何作用。家庭不仅被当作病毒消灭，从一开始就遭到排斥，而且在精神病院的治疗操作中全无痕迹。运作的模式显然更像是工场或殖民地的大农场，是进行巡视和检查的兵营式生活。

当时的精神病院就是以这样的模式运作：把病人都安排在同一个空间里，由监管人持续关注，形成永久监视、视线不间断的全景体系。一位里尔的院长[27]这样解释，"无约束"运动之前不久，他接管精神病院，刚进门时听到此起彼伏的可怕的尖叫声，感到很震惊。但必须承认，当发觉病人们其实十分平静，他是既放心又担心。所有人都在他的眼皮底下，椅子固定在墙上，每个人都被绑在椅子上，挨着墙。显然，这一套体系复制了全景模式。

因此，这完全是一种家庭外部的约束。精神病院里建立的体系不是家庭式的，而是工场、学校或兵营式的，能清楚地看到病人们在做工、耕种、学习或进行军事化训练。

比如，勒列特在 1840 年发表的《精神疗法》一书中说，

114                                    1973年12月5日

"只要时间允许，能够走路的病人，如果不能劳动或不想劳动，就会被聚集到医院的院子里，训练像士兵行军那样走路。即使对于最懒惰、最顽固的人，模仿也是一种强大的力量。他们当中很多人，刚开始什么都拒绝，最后也同意去走路。从有条理、有规律、合理的行动开始，再逐步采取其他行动[28]"。至于病人，他说："如果我能让病人接受一个官衔，由他来发号施令，一旦他顺利完成任务，我就几乎可以肯定他痊愈了。我从来不使用任何监管人，只用病人来指挥走路和其他动作。"

"借助于这种有点军事化的组织〔从矫正训练转为建立医学知识，福柯注〕，在室内或院子里，很容易就能探视病人。每天，我可以看一下难治的精神病人，把大部分时间用在接受积极治疗的病人身上[29]。"巡视，检查，在院子里列队，在医生看来，这就是在一个军事化的世界。精神病院在这样的形式下运作，一直持续到19世纪50年代，之后便发生了偏移。*

19世纪五六十年代，人们开始形成一种想法：精神病人就像个孩子，应该把他放到一个类似于家的地方（尽管不是家），类家庭元素对其本身也具有治疗价值。

例如，1845年富尔奈（Fournet）在《医学心理学年鉴》中发表了《精神病的精神疗法》一文，当中提到了"精神

---

* 手稿分析指出："总而言之，这是一种在法律上具有治疗功效的惩戒机构。因此，我们认为与这种疗法相关联的，它所对准的目标是意志。对精神病的定义不再是盲目，而是对意志的损害，将精神病人纳入惩戒治疗的范畴，这是两种相互支撑和强化的相关现象。"

病人是孩子"，这一点很重要，之后我会再讲。精神病人应该被当成孩子来对待，而家庭，"真正以和平、智慧和爱为主导的家庭"，"从人类最初出现精神失常开始"，必须坚持"精神疗法，这是治疗所有心理和精神失常的一种典型疗法。[30]"

这篇1854年的文章很新奇，我认为这在当时是一个新的发展方向。富尔奈说，家庭具有治疗价值，是一种有效的模式，可在此基础上建立某种精神和道德矫正，除了精神病医院，这样的例子还有很多。"皮内尔派（des Pinel）和达坎派（des Daquin）是文明的传教士［我认为他指的是正占领阿尔及利亚的士兵和严格意义上的传教士，福柯注］，他们从家庭中获得和平、仁爱和奉献，以天父之名，竭力纠正野蛮民族的偏见、不合理的传统以及错误。而相比之下，作为征服者的军队，企图用武力引导文明，用锁链和牢狱来对付人民，对付不幸的精神病人[31]。"

简而言之，精神病学经历了两个时期，一个时期使用锁链，另一个时期利用人类感情。同样的道理，在殖民化过程中，也有两种方式或两个时期，一个时期是纯粹的武力征服，另一个时期是安置和深度殖民化。这种深度殖民化是通过组织家庭模式完成的。把家庭引入野蛮民族的传统和错误中，开始进行殖民化。富尔奈继续说：罪犯的情况也完全一样。他以梅特赖教养院为例，此处建于1840年，实行完全军事化的方案，用父亲、祖父等来命名，成立假的家庭组织。他想借此说明，对于情侣和孤儿（因事实或父母恶行而造成），家庭模式

1973年12月5日

被用来重构（……）家庭的要素和机制。他的结论是："我并不想从现在起把精神错乱与民众或个人的道德沦丧相提并论，他们应该由历史或法律来评判[32]……"这是他承诺未来要做的工作，以前从未做过。

很明显，如果他不做，其他人也会做。对所有无法调整和教化的个体，只有在家庭模式下才能进行矫正治疗。

我认为，这里，有一个重要的拐点。毕竟这是在1854年，在达尔文主义和《物种起源》[33]出现之前。当然，至少从一般形式上，人们已经了解了个体发生一种系发生的原理。但这当中的用法很奇特，不仅仅是精神病人、野蛮人和犯人相比较，更有趣的是，家庭似乎是野蛮、犯罪和发疯的共同补救方法。因此，这绝不是第一篇文章，但肯定是最有意义的一篇，再也找不到比这一篇更清楚的了。我们来谈谈发生在19世纪50年代的现象。

为什么是在这个时期？发生了什么事？这一切背后的支撑是什么？我一直在探索。而只要简简单单地问自己一个尼采式的问题："谁在说话？"，似乎就能找到方向。究竟是谁提出了这个想法？哪里能找回这个想法？

富尔奈[34]、卡西米尔·皮内尔（Casimir Pinel，皮内尔[35]的后人）、布雷尔·德·布瓦蒙（Brierre de Boismont）[36]以及后来的布朗什（Blanche）[37]都提出过这个想法。这些人的共同特征是，很少管理过公共服务部门，大多是经营与公立医院和机构并存、却截然不同的私立疗养院。他们以疗养院为例，提供了在治疗环境中实行家庭化的所有范例。有人会说，真是个了不起的发现！众所周知，从19世纪开始，被剥削者只能住在战地医院，而有钱人住的是舒适的疗养院。而我真正想呈现的是一种现象，它超越了表面的对立，或者也可以说，它存在于对立之中，但要明确得多。

我在想，19世纪是否并未发生某种足够重要的现象，产生深远的影响。其产生的影响，是对所谓的异常、违法和违规利益进行整合、组织和利用。惩戒体系具有首要、核心和整体的功能，这在18世纪就已经清楚地显现出来：使个体的多样性与控制个体的生产机器或国家机器相匹配，或使人群聚集的原则与资本积累相一致。正常情况下，惩戒体系，通过排除或以残余之名，必定会在边缘地带产生相当数量的异常、违法和违规。惩戒体系越严格，异常和违规行为就越多。建立惩戒体系是为了消除违规、违法和异常，但同时，只要这个体系在运行，就会不断地引起违规、违法和异常。19世纪的资产阶级经济和政治体系从中获得了 * 利益和强化权力的来源。

接下来，我举一个与精神病院很相似的例子，说说妓院。显然，19世纪以前，已经存在由妓女、嫖客和皮条客组成的著名三角结构，已经有妓院和建好的关系网络，利用妓女和皮条客作为告密者，通过性乐趣形成大笔的资金流动。而到了19世纪，所有欧洲国家组织起紧密的关系网络，皮条客们依

112

---

* （录音）：找到。

靠旅店、妓院等一整套不动产，建立起中间人和代理人体系。这些人同时也是告密者，都被招募到某个团体中。去年我就讲过，这个团体的成员都是罪犯[38]。

如此迫切地需要这些罪犯，最终还费尽心思让他们形成"帮派"，正是因为他们是重要代理人的后备军，告密的皮条客不过是其中的例子。这些皮条客，在警察监管之下，构成了妓院体系的主要接力站。而这个有支撑和接力的体系，其严密组织的最终目的是什么？其功能是将从性乐趣中获得的所有利润归入资本，纳入资本主义利润的正常流通。当然，有三个条件。第一，性乐趣要遭到边缘化、贬低和禁止，因为禁止才更加昂贵。第二，要从性乐趣中获得利润，不仅要禁止，还要在实际中容忍。第三，要由特定的权力监控，以皮条客告密的形式，让警察与罪犯相互配合。而性乐趣的利润被纳入资本主义的正常流通，这带来的副作用是强化所有监控程序，构成所谓的基层权力，最终作用于男性最为日常的、个人的和身体的行为，即形成妓院的惩戒体系。和军队、学校、精神病院一样，19世纪建立的妓院仍然是一种具有经济和政治影响的惩戒体系。

首先，基于禁止及容忍程度，使性乐趣产生利润，成为利益的来源。其次，将性乐趣形成的利润引入资本主义的正常流通中。最后，在此基础上进一步锁定最后的影响，国家权力经过接力传递，最终作用于男性的日常乐趣。

而在18世纪，新生产机器的形成要求制定相应的规章，

113

由此建立起惩戒体系，妓院只不过是这类通用机制中的一个例子。会出现更细致的规章与之保持一致，或者对旧的规章进行完善，从而找到新的产生利益和强化权力的可能性。

*

我们现在回到布雷尔·德·布瓦蒙、布朗什等人的疗养院。这到底是关于什么？是最大程度地利用精神病学惩戒的边缘化。但如果明显从整体上看精神病学惩戒的主要目的是把生产机器中一部分不可利用的个体排除在外，那么就能在不同程度上，在更严格的范围内，用完全不同的社会定位，使之成为新的利益来源*。

的确，一旦某些富裕阶层的人基于同一知识被关入精神病院，也被边缘化，就可以从他们身上获得一定的利益。也就是说，可以要求有经济能力的家庭"花钱治病"。所以，整个过程的第一步就是：向病人的家属要好处，提条件。

显然，病人是无法在家里得到治疗的。那么就继续强调隔离原则对病人（利益的来源）的价值："我们不能在你家里给你治病。但如果要你的家人付钱让你住到家以外的地方，我们就能保证返还给他们想要的东西。"也就是说，要按比例把要求的利益部分地返还给家庭。让家属把病人送入精神病院并支

114

---

*　福柯在手稿中补充说："违规的利益将家庭模式引入精神病学实践。"

　　　　　　　　　　　　　　1973年12月5日

付膳宿费，为医务人员争取一定的利益，同时也要让家庭从中得到好处，即继续保持家庭内部的权力体系。医生对家属说："我们会还回来一个真正守规矩、适应并配合你们的权力体系的人。"通过指定精神病人，家庭赋予了从边缘化中受益的人获得利益的可能性，就会改造出回归家庭的人。所以有必要建立完全符合家庭模式的疗养院。

布雷尔·德·布瓦蒙在圣安东尼近郊开设的诊所就是这样一个机构。（这并不新鲜，早在复辟时期[39]，布朗什就给出了第一个完全以家庭为原型、有父亲也有母亲的范例。）父亲是布雷尔·德·布瓦蒙本人，母亲是他的妻子。大家同住在一所房子里，都是兄弟，一起吃饭，彼此之间体验属于家庭的感觉。激发家庭感受，在诊所内实现所有家庭功能，也成为当时治疗病症的手段。

在布雷尔·德·布瓦蒙的医院有一些相关的明确证据，他列举了病人康复之后与他或他的妻子来往的信件。以下是一位前病人写给布雷尔·德·布瓦蒙夫人的信："夫人，与您远隔千里，我常常会追问深刻在心底的记忆，想要再次享受您与有幸在您家里得到接待的人交流中所流露的这满怀深情的宁静。我心中常常会回忆在您家里的时光，家庭如此和睦，每个成员如此亲密，姐姐和蔼可亲又充满智慧。若我能如愿回来，除了自己的家，我首先会去拜访您，因为这是我心里的债"[40]（1847 年 5 月 20 日）。

我觉得这封信很有趣。可以看到，治疗的准则和形式是激发典型的家庭情感，即对父亲和母亲的认可。从中还可以看到，一种经过验证近似乱伦的爱情主题在上演，至少是露出苗头，因为病人算是布雷尔·德·布瓦蒙的儿子，大女儿的兄弟，但却对她产生了感情。激发了家庭情感，那么当他回到巴黎，他会做什么？他首先回去看望他的家人、真正的家人，（也就是会从医疗中获利的家人），然后他就会去布瓦蒙家，这个准家庭扮演了超家庭及亚家庭的角色。这是一个超家庭，因为它是理想的家庭，在纯粹的状态下运行，保持本来的样子，它也是真正的家庭，具有人们赋予的矫正功能。这也是一个亚家庭，作用是避开真正的家庭，通过内部机制激发家庭情感，从而让真正的家庭受益。此时，它不再仅仅是一种简单的支撑，秘密而持久地推动真实家庭的运行。在疗养院中建立的超家庭和亚家庭，其社会和经济定位与一般的精神病院大不相同。

要让资产阶级的付费式疗养院家庭化（按照家庭模式运行），在疗养院之外，家庭也必须发挥作用。绝不是对家属说，你们付钱，我就会还你们一个会在家庭内部守规矩的病人。家庭也有其职责，要确定地指出谁是病人，要在一定程度上扮演惩戒的角色，要说出这就是我们当中精神错乱、不正常和需要治疗的人。也就是说，一方面让疗养院的治疗环境家庭化，另一方面让家庭实施惩戒，并成为判定个人是否异常的机构。

虽然至高无上的家庭并没有提出个人异常的问题，但却提出了出生的等级顺序、继承顺序、相互之间的效忠、服从、优势等关系的问题，为名声操碎了心。于是家庭使用惩戒手段，开始用指认不正常个体及个体异常行为的精神功能替代名声的统治功能。

我关于疗养院的说法既适用于学校，在一定程度上也适用于整个卫生体系和军事部门。我想表明的是，19世纪，家庭继续服从某种统治权模式完全是徒劳。我们可以想一想，从19世纪中叶起，是否存在家庭的内部惩戒，也就是家庭统治权规则内部的形式、惩戒方式和规章所赋予的权力手段的转移。

和家庭模式进入惩戒体系一样，惩戒手段也被引入家庭中。从这一刻起，家庭就像一所小型学校，在保持与统治权的异质性之下运行，出现了一类奇特的学生家长，开始有家庭责任和家庭对学校惩戒的监控。家庭成了一所微型疗养院，监控身体和精神正常或异常，成了小型兵营，也许还成了性（sexualité）传播的场所（这一点后面会再讨论）。

可以说，从建立惩戒体系开始，家庭统治权就被赋予了以下职责："必须为我们找出疯子、傻子、坏蛋和恶棍，你们得自己通过惩戒式的监控手段，在家庭统治权的内部发现他们。一旦你们在家里通过行使惩戒化的统治权发现了疯子、异类、傻子和坏蛋，我们就会让他们经过标准化装备过滤，依据规章让他们复原，保护家庭最大的功能性受益。显然，我们要从中获取利益，但我们还回来的人一定符合你们的需求。"

惩戒权就这样寄生于家庭统治权之上，命令家庭去判定人

是否正常或不正常，要求把精神异常和不正常的人送去家庭，
117 从中获取利益。这种利益纳入常规利益系统，可称之为异常行为的经济利益。以此为代价，家庭会在治疗结束时找回一个自我约束的人，他能够真正服从家庭固有的统治方式。当一名好儿子、好丈夫，这便是学校、医院、教管所等惩戒机构提供的服务。也就是说，多亏这些机构，我们才认为惩戒装置将会塑造能出现在家庭统治权固有形态中的人。

## 注释

1.“狂躁者必须被安置在可靠的地方，而他们能否被拘禁只能依据家人的判断。《民法典》只将验证其状况的任务交给法院”（共和十二年果月三十日 /1804 年 9 月 17 日波塔利斯的通告，出自 G·博洛特，《1789—1838 年 P·塞黎约作品中的精神病人》，《精神病学资讯》，第 44 卷，第 10 期，1968 年，第 916 页）。1804 年的《民法典》在第 489 条（第十一编，第 2 章）中重新提出原有的裁判权：“处于习惯性痴愚、痴呆或狂躁状态的成年人，即使这种状态有清晰的时间间隔，也必须被制止。”参见：(a)《关于制止》，出自《法律与习俗词典》，由德·费里耶尔编订，第二卷，巴黎，布鲁内出版社，1769 年，第 48—50 页。(b) H·勒格朗·杜索勒，《关于制止精神病人及司法建议的法医学研究》，巴黎，德拉哈耶和勒克洛斯尼耶出版社，1881 年。(c) P·塞黎约和 L·里贝尔，《18 世纪法国精神病人的制度》，巴黎，马松出版社，1914 年。(d) P·塞黎约和 M·特雷内尔，《旧制度下通过司法手段（判决禁止）拘禁精神病人》，第 4 系列，第 10 年，1931 年 7—9 月，第 450—486 页。(e) A·兰吉，《旧法中的刑事责任（16—18 世纪）》，第二卷，巴黎，法律与判例综合出版社，1970 年，第 173—204 页。米歇尔·福柯在《疯狂史》(1972 年出版，第 141—142 页）中提到过，并在其为法兰西学院所授的系列课程（1974—1975 年）中再次提及：1975 年 1 月 12 日的课程，主题为“不正常的人”，由 F·埃瓦尔德和 A·冯塔纳主编，V·马尔凯蒂和 A·萨洛莫尼编辑，巴黎，伽利玛出版社 / 门槛出版社（“高等研究”系列丛

书），1999 年，第 131—136 页。

2. 1799 年 8 月 14 日至 24 日的法案将拘禁作为一项治安措施，要求政府机构保持警惕并行使权力，注意防止或补救放任自由的精神失常者或狂躁者所造成的不幸事件。（第十一编，第 3 条），出自《关于精神病人和受助儿童的立法——法律、法令及通告合集》，第一卷，巴黎，内政及宗教事务部，1880 年，第 3 页。另见：米歇尔·福柯，《疯狂史》，1972 年版，第 443 页。

3. F·E·弗德雷，《妄想论》，第二部，第 252 页。

4. P·贝尔蒂埃，《精神医学》，第一篇："隔离"，巴黎，J.-B·巴耶尔出版社，1857 年，第 10 页。

5. 埃斯基罗尔在其《论精神病人的隔离》中所阐述的原则（1852 年 10 月 1 日发表）："隔离精神病人（关押、禁闭）在于移除精神病人的所有习惯，将他与家人、朋友和仆人分开，让陌生人包围他，改变他的整个生活方式"（出自《从医学、卫生学和法医学角度判定的精神疾病》，第二卷，第 745 页）。参见：（a）J.-P·法雷特，《对精神病人的一般治疗》（萨尔佩特里埃收容所的课程，1854 年），出自《精神疾病与精神病院》，巴黎，J.-B·巴耶尔出版社，1864 年，第 677—699 页。（b）J·吉斯兰，《论精神病》，第二版，1835 年，第 409 页。（c）J.-M·杜布伊，《关于精神病的几点思考——参观专为富裕阶层的精神病人建立的安多特堡》，佩里格，杜邦出版社，1848 年，第 7—8 页。

6. 弗朗索瓦·勒列特表示："如果可能的话，要让病人在关于谵妄症的问题上保持沉默，让他忙些别的事情"（《精神病的精神疗法》，第 120 页）。另见其《论精神病治疗中道德方案问题》，出自《皇家医学院论文集（1841 年）》，第 658 页。法雷特准确概括了埃斯基罗尔的概念，并在一份未发表的手稿中进行了最明确的陈述："隔离显然是排在第一位的。可一旦病人摆脱了外界的影响，是否应该对他放任自流，而不去设法打消他一直以来对疾病的担忧？答案是否定的。应该自己与谵妄作斗争，而不是满足于已经远离能够引发谵妄的因素。因此，把某些人的注意力集中在最能吸引他们的事物上，改变他人的固有观念，分散他们的精力，不断地将与谵妄无关的东西摆在他们眼前，引导他们忙于各种事而无暇顾及自己的病情。从经验上看没有比这更有效的方式了"（G·多姆松和 Ph·科奇林，《当代法国的机构精神治疗》，《葡萄牙精神病学年鉴》，第四卷，1952 年，第 4 期，第 274 页）。另见：J.-P·法雷特，《对精神病人的一般治疗》，出自《精神疾病与精神病院》，第 687 页。

7. "精神病的道德原因往往存在于家庭内部，可以从悲伤、家庭纠纷、厄运中找到根源，（……），对理智和智力的第一次冲击通常就发生在精神病人的家里，在他的熟人、父母和朋友当中。"（J·E·D·埃斯基罗尔，《激情，精神疾病的原因、症状和治疗方法》，《巴黎医学理论》，第 574 期；巴黎，迪多·热内出版社，1805 年，第 43 页。）参见：(a) J·富尔奈，《无论是精神上还是道德上，精神病的精神疗法在家庭中有其原则和模式》（1854 年 3 月 4 日在模拟医学会宣读的论文）："在所谓的家庭内部，许多精神病人不仅发现了刺激、加剧和加快疾病的条件，甚至还由此发现了导致疾病产生的条件"（《医学心理学年鉴》，第二卷，第六篇，1854 年 10 月，第 523—524 页）。(b) A·布雷尔·德·布瓦蒙，《家庭生活在治疗精神病尤其是悲伤式精神病中的用处》（1865 年 8 月 21 日向科学院递交的论文），《医学心理学年鉴》，第四卷，第七篇，1866 年 1 月，第 40—68 页；巴黎，马丁内特出版社，1866 年。

8. "精神病人变得害羞和多疑。他惧怕一切靠近他的东西，甚至会怀疑最亲近的人。他坚信每个人都在设法折磨他，污蔑他，（……）最终摧毁他，这一信念将道德堕落推向极致。因此，这种症状性的怀疑常常会无缘无故地扩大。"（埃斯基罗尔，《精神病》1816 年，出自《精神疾病与精神病院》，第一部，第 120 页。）

9. 1848 年，皮埃尔·贝尔蒂埃（1830—1877 年）进入他的叔叔亨利·吉拉尔·德卡约（奥克塞尔精神病院的主任医生和院长）的部门做住院医生。1857 年，贝尔蒂埃在蒙彼利埃完成了博士论文答辩，论文题目是"从病因和治疗看精神疾病的本质"。随后他回到欧塞尔精神病院工作了两年，在布尔镇（安省）被任命为主任医生。1865 年，他成为比塞特精神病院的住院医生。

10. 皮埃尔·贝尔蒂埃，《精神医学》，第一篇，观察报告 C，第 25 页。

11. 同上，观察报告 D，第 25 页。

12. 同上，观察报告 B："M.G. 患有急性忧郁症，达到了最严重的状态。经过几个月的治疗，花费了不小的力气，突然有所改善。尽管主治医生明令禁止，病人还是看到了他的儿子。他打破一块玻璃，朝着破开的洞口冲去，想要和儿子见面。从那一刻起，幻觉变得更加强烈，睡意全无，谵妄加重。病人的情况继续恶化"（第 24—25 页）。

13. 在《疯狂史》中，以"镜像识别"为题对该原则进行探讨。1972 年出版，第 517—519 页。

14. "在底层建筑中，他可以随时悄无声息地接近病人和仆人。"（埃斯基罗尔，《在法国为精神病人专设的机构》，1819 年出版，第 36 页；在《精神疾病与精神病院》中再次提及，第二部，第 426 页。）

15. 菲利普·皮内尔，《医学哲学论——关于精神疾病或躁狂症》，第二篇，第二十二章《引导精神病人的艺术技巧，表面上看起来顺从他们想象中的想法》。实际上，皮内尔说："有三位精神病人，他们都认为自己是君主，每个人都自称是路易十六。有一天，他们因王室的权利争论起来，用一些过激的形式主张自己的权利。监管者走近其中一位，把他拉到一边，严肃地对他说，这些人明显就是疯子，您为什么要和他们争吵？我们难道不知道只有您才是真正的路易十六吗？这位病人受宠若惊，立刻退出了争论，一脸不屑地看着其他人。同样的做法用在第二位病人身上也奏效了。争吵的痕迹很快便消失得无影无踪"（第 93—94 页）。《疯狂史》中也引用了这段文字，且评论稍有不同，1972 年版，第 517—518 页。

16. 埃斯基罗尔"最为强烈地反对在这种为治疗而设的房子里进行隔离"，他反驳说，"与不幸的同伴一起生活可能对精神病人造成的有害影响"被"共同生活"所补偿，"共同生活不是治愈的障碍，而是一种治疗手段，因为它迫使精神病人反思自己的状态，留意周围发生的事，在一定程度上忘记自己，这正是向着健康迈进"（《精神病》1816 年，出自《精神疾病与精神病院》，第一部，第 124 页）。法雷特也表明，精神病院可以"通过将病人所在的环境与以前的圈子做对比来激发他对自身的思考"（《精神病人的一般治疗》1854 年，出自《精神疾病与精神病院》，第 687 页）。

17.《疯狂史》中提出了"关于惩罚的算术式的证据"，1972 年版，第 521 页。

18."无约束"原则来源于英国人 W·图克、J·哈斯拉姆、E·查尔斯沃思，以及爱尔兰人 J·康诺利等进行的改革。一名女性贵格会教徒在约克郡的庇护所去世之后，威廉·图克于 1796 年 5 月 11 日建立了一个机构，专门接收来自"贵格会"的精神病人，名为"避静所"。他的孙子塞缪尔·图克发表了《对避静所（约克郡附近为贵格会精神病人设立的机构）的描述》，约克，W·亚历山大出版社，1813 年。参见：（a）R·塞梅莱涅，《精神病医生与慈善家：皮内尔派和图克派》，巴黎，斯泰因海尔出版社，1912 年。（b）米歇尔·福柯，《疯狂史》，1972 年版，第 484—487 页，第 492—496 页，第 501—511 页。（c）伦敦伯利恒医院的药剂师约翰·哈斯拉姆写了一本书：《对精神病人道德管理的思考》（见上文，1973 年 11 月 7 日的课程，注释 6 及注释 13）。（d）1820 年，伦敦林肯精神病院的顾问医生爱德华·查尔斯沃思（1783—1852 年）开始押击当时颇受瞩目的强制性手段，发表了《论精神病人的治疗和精神病院的管理》，伦敦，里温顿出版社，1825年。(e)"无约束"原则的发起人约翰·康诺利（1794—1866年），从1839年6月1日到达米德尔塞克斯精神病院（位于伦敦附近的汉韦尔）时起，就开始实行这一原则，其观念体现于：(1)《疯人院与精神病院的建设与管理》，伦敦，J·丘吉尔出版社，1847年；(2)《对精神病人进行无机械性约束的治疗》，伦敦，史密斯与埃尔德出版社，1856年。(f) H·拉巴特，《论在对精神病人的管理中约束的使用和滥用》，伦敦，霍奇斯与史密斯出版社，1847年。

19. 里尔女子精神病院的院长写给圣约瑟夫·德·克吕尼女修院院长的信。（圣约瑟夫·德·克吕尼女修院即圣永精神病院，本尼迪克特·奥古斯丁·莫雷尔从1856年5月23日起在这里做主任医生。）在信中，她透露了她设法控制病人躁动的方式："我们开始行动。找一个焦躁不安的女人，让有手段的修女来监视她"（B·A·莫雷尔的论文《无约束原则——精神病治疗中强制手段的废除》，巴黎，马森出版社，1860年，第77页）。

20. 扶手椅靠在风箱上，"稍有风吹草动，精神病人就会左摇右晃，这种动作导致的不适感迫使他站立着，一动不动"（J·吉斯兰，《论精神病》，1835年版，第414页）。

21. 埃斯基罗尔极力推荐用皮革装饰的铁手铐，认为这是"比锁链更温和的多种手段"之一（《精神病院》，1818年，出自《精神疾病与精神病院》，第二部，第533页）。另见：J·吉斯兰，《论精神错乱与精神病人收容所》，第二卷，第十二篇：《精神病院——镇压手段》，第271—272页。

22. "强制手笼"由一块织物构成，可以把手放在当中，置于身前。

·121  23. 1790年，来自比塞特的织毯工人吉尔雷特发明了拘束衣。这是一件结实的帆布衬衫，背面敞开，长袖在前面交叉并在背上系紧，用来固定手臂。参见：(a) J·吉斯兰，《论精神错乱与精神病人收容所》，第二卷，第269—271页。(b) E·鲁耶，《拘束衣或拘束背心》，巴黎，皮耶出版社，1871年。(c) A·瓦赞，《精神病治疗中拘束衣和约束手段的用处》（1860年7月26日在医学心理学会上的交流），《医学心理学年鉴》，第三卷，第六篇，1860年11月，第427—431页。(d) V·马尼昂，《拘束衣》，出自《医学百科词典》，第一卷，第十一篇，巴黎，马森/阿瑟林出版社，1880年，第780—784页。米歇尔·福柯在《疯狂史》中也分析了使用拘束衣的意义，1972年版，第460页。

24. 柳条棺是一种约束工具，与人一样长的笼子，病人被关在里面，直直地躺在垫子上。笼子上装有盖子，顶端有一个缺口，头可以从中穿过。参见：J·吉斯兰，《论精神错乱与精神病人收容所》，第二卷，第263页。

25. 吊刑是指给罪犯捆上绳子吊起来，手和脚绑在绞架的顶部，然后多次将他摔向地面。听证中对真相的检验，见1971—1972年的法兰西学院课程《刑事理论与刑事制度》，第六课；以及《规训与惩罚》，第43—46页。

26. 关于达米安所受的折磨，参见《规训与惩罚》，第9—11页，第36—72页。

27. 戈塞雷医生报告称，已经发现"用铁链固定在墙上的男女病人"（B·A·莫雷尔，《无约束原则》，第14页）。纪尧姆·费鲁斯也说："在一些地方，人们这些不幸的人固定在靠墙的位置，用带子绑住，站立着"（R·塞梅莱涅，《皮内尔前后的法国精神病学先锋》，第一册，巴黎，巴耶尔出版社，1930年，第153—154页）。

28. F·勒列特，《精神病的精神疗法》，第178页。

29. 同上，第179页。

30. J·富尔奈，《精神病的精神疗法》，（见上文，1973年12月5日的课程，注释7），第524页。另见：J·帕里戈，《精神病的自然疗法——盖尔公社的自由环境和家庭生活》，布鲁塞尔，蒂尔谢出版社，1852年，第13页；"我们认为，生病的人最需要这种家庭生活所产生的关照。"

31. J·富尔奈，《精神病的精神疗法》，第526—527页。约瑟夫·达坎（1732年至1815年），出生于尚贝里，1788年任职，负责患有瘤疾的病人，给他们设置条件。参见：《精神病的哲学——关于治疗精神病患者的哲学论文》，尚贝里，戈林出版社，1791年。1804年发表了专为菲利普·皮内尔撰写的修订增补版：《精神病的哲学——证明这种疾病应该通过精神救护而不是身体救护来治疗》，尚贝里，克莱兹出版社，共和12年。另见：J·R·尼弗勒，《约瑟夫·达坎和他的〈精神病的哲学〉》，苏黎世，法学出版社，1961年。

32. J·富尔奈，《精神病的精神疗法》，第527页。关于梅特赖教养院，参见上文，1973年11月28日的课程，注释35。

33. 查尔斯·罗伯特·达尔文，《基于自然选择的物种起源——在生存斗争中维护受青睐的族群》，伦敦，J·默里出版社。1859年/《基于自然选择的物种起源——自然界中的生存斗争》，由E·巴比埃（根据第六版）翻译，巴黎，莱茵瓦尔德出版社，1876年。

34. 儒勒·富尔奈（1811—1885年），主宫医院的主治医生，以下两部 *122*

著作的作者：(1)《精神病的器官与心理学说》，巴黎，马森出版社，1867年；(2)《身体上或精神上的遗传》(1878年在医学心理学大会上的演讲)，巴黎，国家出版社，1880年。

35.1829年，菲利普·皮内尔的侄子让·皮耶尔·卡西米尔·皮内尔(1800—1866年)在夏乐街76号开设了一家专门治疗精神疾病的诊所。1844年，他将诊所迁移到讷伊的圣詹姆斯精神病院的旧址。参见：《治疗精神错乱的一般方法——主要通过持续的温水淋浴和不断往头上喷洒冷水》，巴黎，J.-B·巴耶尔出版社，1853年。

36.亚历山大·布雷尔·德·布瓦蒙(1798—1881年)，1825年在比克布斯街的圣科隆布精神病院执医，1838年管理位于新吉纳维芙街21号的一家精神病院(1859年该医院迁往圣芒代)，1881年12月25日去世。参见：(1)"广告单：布雷尔·德·布瓦蒙医生的精神病院，新吉纳维芙街21号，先贤祠附近"；(2)《对杀人狂的法医学观察》，巴黎，奥热·梅基尼翁夫人出版社，1826年(《医学杂志》摘录，1826年10和11月)；(3)《幻觉——幻象、幻影、梦境的合理故事》，巴黎，J.-B·巴耶尔出版社，1845年。

37.1821年，埃斯普利·西尔维斯特·布兰奇(1796—1852年)接管了一所精神病院(1806年由P·A·普罗斯特在蒙马特创立)。1846年，他在帕西租用了兰巴勒公主旅馆的旧址，并以批评弗朗索瓦·勒列特应用精神疗法而闻名(见下文，1973年12月19日的课程，注释8)。参见：(a)J·勒布雷顿，《布兰奇医生的精神病院——医生和病人》，巴黎，维涅出版社，1937年。(b)R·瓦莱里—拉多，《布兰奇医生的精神病院》，《医学报刊》第10期，1943年3月12日，第131—132页。

38.系列课程之《惩罚的社会》，1973年2月21日的课是关于组织犯罪团体。另见：《规训与惩罚》，第254—260页，第261—299页。

39.在位于圣安东尼郊区的精神病院里，1847年普雷萨特医生将该医院转让给他。

40.亚历山大·布雷尔·德·布瓦蒙，《家庭生活在治疗精神病尤其是悲伤式精神病中的用处》，马丁内特出版社，第8—9页。

# 1973 年 12 月 12 日

子女成为精神病学干预的对象。——一个乌托邦式的家庭精神病院：克莱蒙昂瓦斯精神病院。——精神病医生从原精神病学治疗中现实和真相的"模糊指挥者"到现实的"强化剂"。——精神病学的权力与真理话语。——癔病病人的模拟和反抗问题。——精神分析的诞生问题。

我要对上次的课程做一点延伸，因为这个星期我发现了一个更好的机构，我隐约知道它的存在，但没有意识到它对我而言这么合适。所以，我想和大家聊一聊，我觉得它很好地展现了精神病院的惩戒与家庭模式之间的衔接。

我早已表明，19 世纪的精神病院是在一种与惩戒权相类似的微观权力模式下运行，其本身在功能上与家庭完全不同（与之相反，我自己曾经支持的简单假设是，精神病院的建成是家庭模式的延伸）。另一方面，19 世纪家庭模式进入惩戒体系并与之衔接相对较晚（可以确定为 1860 年至 1880 年），从那时起家庭不仅成为实行精神病学惩戒的模式，最重要的是成为精神病学实践的范围和对象。

与家庭相关的精神病学实践来得太晚。这种现象出现在彼此依存的两个进程的交汇点，一边是从所谓不正常、不规范的行为中获得受益，另一边是家庭内部的惩戒化。关于这两个进程，有若干证据。

一方面是整个 19 世纪这些利益机构的不断扩张，其目的主要是推高诊断和纠正异常行为的花费。大致说的就是为儿童、成年人等设立的疗养院。另一方面是家庭内部以及家庭教育方法中精神病学技术的引入和实施。在我看来，［……*］至少在能够带来异常行为利益的家庭，也就是资产阶级家庭，关注其内部教育方法的进化，就会发现家庭监视，或者说家庭统治权，逐渐采取了惩戒的形式。家庭之眼变成了精神病学、精神病理学和心理学上的注视。对子女的监视形式变成了对正常行为和异常行为的判定，开始监视他的举动、性格和性行为。于是便出现了在家庭内部对子女进行的精神分析。

与此同时，精神病学监控的观念和器具也逐渐引入到家庭当中。从 19 世纪二三十年代起，精神病院里有了限制身体的工具，用来绑住双手，锁住头部，保持直立，这些知名的工具最初是在精神病院的惩戒中作为惩戒工具的，后来渐渐转移到家庭内部。对身体、动作、行为方式的监控，对性行为的监

---

* （录音）：如果我们来看看这些是怎样发生的。

　　　　　　　　　　1973年12月12日

控，防止手淫的工具等，都通过19世纪发生的惩戒化进入到家庭中，其结果是子女的性行为最终在家庭内部人尽皆知。突然之间，子女变成了精神病学干预的核心目标。这当中有两层含义。

一方面，从直接意义上说，与精神病治疗相关的利益机构为了获得利益，会要求家庭提供治疗所需的材料。基本上，他们会说，把精神出问题的孩子送到我这里来吧；或者，再小的孩子也可能精神出问题；又或者，不是只有成年人才会精神出问题。于是19世纪末，这些同时负责监视、检测、管教和幼儿治疗的机构便发展起来。

第二，童年间接成为精神病学干预的核心和目标，精神出问题的成年人往往会被问到童年的境况：找回儿时的记忆吧，那就是你们要接受精神病治疗的原因。这基本就是我上次想讲的。

这一切把我又带回到这个机构，19世纪60年代，它出色地展示了精神病院与家庭的结合，不能说这是首次结合，但肯定是最完美、最合适的，类似于乌托邦的形式。至少在法国，我找不到别的例子能与它同样完美，并且那么早就构成家庭与精神病院结合式的乌托邦，成为家庭统治权和精神病院的惩戒之间的连接点。这个机构就是克莱蒙昂瓦斯（Clemont-en-Oise）精神病院和菲兹—詹姆斯（Fitz-James）疗养院的结合。

18世纪末，在博韦（Beauvais）附近有一所传统意义上的小型精神病院，由方济各会修士管理，收取膳宿费，根据家庭的要求或有国王封印的御旨接收二十余名寄宿者。1790年，随着精神病院的开放，所有人都得到了解脱。但显然，有些家庭中思想涣散、行动无序、精神异常的人太多，于是人们将其送到克莱蒙昂瓦斯的寄宿疗养院。当时，就像大革命时期巴黎的餐馆开在流亡贵族卖掉的旧居上一样，许多寄宿疗养院都建在精神病院的旧址上。在大革命时期、帝国时期和王朝复辟初期，克莱蒙昂瓦斯的一所寄宿疗养院就收留了二十几个人。从大力强化精神病治疗开始，这种寄宿疗养院变得越来越重要。瓦斯省政府和疗养院创始人之间达成协议，该省的贫困精神病人将被送到克莱蒙的精神病院，费用由政府支付。该协议还扩展到塞纳—瓦斯省、塞纳—马恩省、索姆省以及埃纳省。到1850 年[1]，五个省共向该院输送了超过一千人，形成了多省联合的精神病疗养院。

这时，精神病院出现分化，形成了一个所谓"殖民地[2]"形式的分支。此"殖民地"由精神病院中某些自认为有劳动能力*的寄宿者构成，人们以有所作为和劳动利于康复为借口，要求他们服从非常严格的农业劳作制度。

第二个分支是紧挨着农场，为富有的寄宿者建一所疗养院。寄宿者并非来自克莱蒙的精神病院，而是由家人直接送过来并支付高昂的膳宿费。这种寄宿疗养院是完全不同的类型，遵循另一种模式，即家庭模式[3]。

这样就形成了一个三层的机构体系：容纳千余名病人的克

---

\* （录音）：能够劳动。

莱蒙精神病院，由 100 至 150 名男女承担工作的农场 [4]，以及住客单独付费并被分隔开的寄宿疗养院。在寄宿疗养院中，男病人与机构负责人一起住在指挥中心，富有的女病人则住在另一座"小型别墅"式的建筑里，在家庭模式 [5] 下生活。这座疗养院是 1850 至 1860 年间建立的。1861 年，疗养院负责人发表了一份报告，同时也是一份极尽称赞并略带乌托邦意味的广告，细致入微地展示了整个机构的运作情况。

在克莱蒙精神病院、农场和菲兹—詹姆斯疗养院所组成的机构中，存在一定的层级。一方面，经营路线有迹可循，由各省议会根据人数向贫困病人发放补助，从这些病人中抽取所需的足够人数来运营农场，利用农场的盈利创办和维护一个小型别墅，引入一定数量的付费寄宿者，其所支付款项构成整个系统中负责人的收益。由此形成了"集体补贴—劳动—开发—获利"等一套体系。

另一方面，这是一个完美社会的缩影，一种具有一般社会功能的微型乌托邦。精神病院是农场无产阶级的后盾。最终这些人都可以劳动，如果暂时不能去，就等待时机，如果实力不济，就留下来混日子。其次，这是一个以农场为代表的生产性劳动场所，是从劳动和盈利中获得利益者身处的机构。每一个层级对应一个特定的架构：精神病院、农场（实际上是处于奴隶制和殖民化边缘的一种模式），以及指挥中心和小型别墅。

同样也存在两种类型的权力，其中第一种有所分化。精神病院的传统惩戒权在一定程度上是消极的，它让人保持安静但

*127*

并不积极。第二种权力本身也是惩戒性的，但稍有改变，简单来说就是殖民化的权力，即让人劳动。精神病人被分成不同的小组，有人负责和监督，定期把他们送去劳动。然后是针对小型别墅寄宿者的家庭模式的权力。

最终，有三种精神病学干预或操作与这三个层级相对应。第一，简简单单地圈禁在精神病院内，干预度为零；第二，以康复为借口让病人劳动，即劳动疗法；第三，在家庭模式下，为寄宿者进行个体化的和个性化的精神病学治疗。

这当中最重要、最有特点的因素，可能是精神病学的知识和治疗与有劳动能力的寄宿者投入劳动相结合的方式。事实上很奇怪，从埃斯基罗尔开始，当时的精神病学所确定的精神病类别（这一点我后面会说明，它们对治疗本身绝无伤害），显然根本不是依据人的可治愈性和所采取的治疗形式来分类。疾病分类与任何治疗处方无关，而是仅用于确定个人在所分配的劳动中可能的作用。

克莱蒙精神病院和菲兹—詹姆斯农场的负责人意识到，当一个人躁狂、偏执或者精神错乱时，往往擅长田野和工场的劳作，擅长照顾牲畜和使用农具[6]。"傻瓜和白痴负责庭院和牲畜栏的清洁，并提供一切必要的运输"[7]。而对于女性，依据症状用人要细致得多。"在洗衣池或洗衣间工作的女人往往患有吵闹型妄想症，无法忍受工场的安静"。[8] 在洗衣池或洗衣间，她们可以肆意发疯，大声说话和叫喊。"负责晾衣服的女人有忧郁症，这类劳动能带回她们所缺乏的强大活力。傻瓜和白痴负责把衣物从洗衣间运送到烘干间。分拣和折叠工场属于安静偏执的病人，固有思维或幻觉能让她们全神贯注。"[9]

向大家提及这个机构，是因为在我看来，19 世纪 60 年代，它是家庭与惩戒相互配合的首要形式和最佳的执行点，同时也是把精神病学的知识作为惩戒手段的表现。

*

这个例子把我们引到现在要讨论的问题上来：这个对我们而言依然家庭化的惩戒空间，形成于 1820 年至 1830 年间，并将成为精神病机构的重要基石。这一惩戒体系是否有效，能在多大程度上起到治疗作用？别忘了，即使它与学校、兵营、工场等其他惩戒体系结构相同，还是要通过治疗功能来表现和证明。这个惩戒空间要治疗的是什么？当中的医学实践是怎样的？这便是我今天要提出的问题。

我想从一个曾经讨论过的例子开始，也就是所谓的传统治疗。之所以说传统，是因为 17 至 18 世纪，甚至到 19 世纪初，这种疗法仍在流行。我给大家举过不少例子。皮内尔的病人就是这种情况。他自以为遭到革命者起诉，即将被绳之以法，有性命之忧。皮内尔医治的方法是，用假法官为他营造了一个假诉讼，并在审判中宣布他无罪。很幸运，病人恢复了健康[10]。

同样，19 世纪初，梅森·考克斯（Mason Cox）给出了下面的治疗案例。一个 40 岁的男人，"由于过分关注生意

*129*

而损害了健康[11]"。对生意的热情让他认为自己"得了各种疾病[12]"。其中最主要的、让他觉得最受威胁的，是一种在当时被称为"弥散型疥疮"的病。这种疥疮会无限扩散，遍及全身，并表现出一定的症状。治这种病的传统方法就是让疥疮发出来，再对症治疗。

有一段时间，人们试图让病人明白他没有生病："任何推理都无法劝阻病人或者分散他的注意力，于是人们决定召集几位医生进行一次郑重的会诊。医生们认真检查后达成共识，认为有必要深入了解病人的内心想法。他们一致决定，病人的猜测是对的，必须让疥疮发出来。于是他们给病人开了一些使皮肤发红的药，用来让病人身体的不同部位接连长出许多皮疹。这种皮疹只需轻轻一洗就能治愈。但在他们的用药方式中，假装采取了许多预防措施才能避免引起新的反应。这种治疗历时数周，最终大获成功。病人完全康复了，有了理智和健康，还恢复了所有的思维能力[13]。"病人的妄想在一定程度上得到了满足。

皮内尔和梅森·考克斯的治疗步骤以什么为前提？与什么有关？首先假设（这一点众所周知，不再赘述）精神病的核心是一种错误的信念、一种幻觉或者一个错误。然后假设（这一点有些不同）只要减少错误，病症就会消失。因此，治疗步骤就是减少错误，只不过是减少精神病人的错误，而不是任意一个人的错误。

就想法的荒谬性来说，精神病人的错误与正常人的错误区别并不大。毕竟认为一个人患有弥散性疥疮并不是特别荒唐。就像勒列特在他的《精神病的心理碎片》一书中所说，笛卡尔对漩涡论深信不疑，一名来自萨尔佩特里尔医院的病人以为自己的小腹中在召开主教会议[14]，二者之间，更荒谬的并非是病人。是什么让精神病人的错误成为真正的错误？不是荒谬性，不是错误的最终影响，也不是克服和减少错误的方式。精神病人，是无法通过示范减少错误的人，对他而言，示范并未产生真理。所以，精神病其实就是错误，要在不进行示范的情况下，找到另一种减少错误的方法。

也就是说，在示范的过程中，不去抨击错误的判断并指出它与现实并无关联，而是把这个错误的判断当作正确，去改变现实来配合它。而一旦错误的判断在现实中找到某种关联证实它，头脑中的就和现实中的合二为一，错误和异常也就不复存在。

因此，不是通过操控错误的判断，试图纠正它，通过示范来消除它，而是通过篡改和操控现实，在一定程度上让现实去迎合妄想。一旦妄想中错误的判断在现实中真实存在，突然之间，它就变成了正确的判断，精神病不再是精神病，错误也就不再是错误了。让现实变成妄想，这样妄想就不再是妄想；指出妄想的错误，这样它就不会再错下去。总之，就是在妄想的外表伪装之下，让现实进入妄想中，这样一来，妄想便都是现实了。听从妄想的所有主张或主要建议，通过某种转换和伪装

*131*

的游戏，悄悄地带入现实。于是，妄想就得到了证实 *。

在某种意义上，这种治疗实践与关于判断和错误的传统观念是完全一致的，符合波尔罗亚尔修道院（Port-Royal）对命题和判断的理解[15]。然而掌握现实的教导者或示范者与精神病医生之间存在差异。教导者和学者只是掌握真理的人，操控现实让错误变成真实。而在此类操作中，医生是中间人，具有双重性，一方面从现实的角度加以操控，另一方面从真理和错误的角度进行设置，让现实从形式上陷入错误，从而转变为真理。

医生通过伪装来操控现实，让现实戴上面具。总之就是在现实上添加一点不真实，给现实加上"假装""好像"和"伪"字头，通过把现实变为非现实，完成从错误到真理的转变。因此，他是现实的代理人（在这一点上他和学者或导师不一样），把现实变为非现实，从而针对病人做出的错误判断采取行动[16]。

可以这样说，作为精神病医生，要在精神病院的惩戒空间内发挥作用，就不再看重病人所说的真相，而是会决绝地、彻底地转向现实 **。他不再像皮内尔和梅森·考克斯一样在现实和真理之间模糊不清，而是会成为现实的主宰。他绝不会再偷偷

---

* 手稿指出："这就像一个喜剧的、戏剧性的现实，一个假现实，偷偷地进入妄想，赋予现实第二种功效。错误的判断通过对现实的掩盖变得真实，便足以让妄想消逝。"

** 手稿补充说："在精神病院的精神病学中，精神病医生是现实大师，扮演着完全不同的角色。"

把现实放入妄想，不会像皮内尔和梅森·考克斯那样做现实的偷运者。他要赋予现实约束力，通过这种约束力，现实就能掌控精神病，完全穿透它，最终让它消失。他的任务是确保现实具有必要的额外权力进入到精神病中。反之，还必须要剥夺精神病逃避现实的权力。

从 19 世纪开始，精神病医生就是一个强化真实性的要素，是某种真实性强权的代理人，而此前，他在一定程度上是将现实变为非现实的权力代理人。大家会说，如果 19 世纪精神病医生真的完全脱离现实，用赋予自己的惩戒权对待精神病，变成强化真实性权力的代理人，那么说真理问题不是由精神病医生提出的就是假的。我要说的是，尽管大大忽略了治疗中的理论设定，但真理问题确实是在 19 世纪的精神病学中提出的。精神病学没有逃避真理问题，而是把关于精神病的真相问题作为治疗的核心。皮内尔和梅森·考克斯的病例就是如此，在处理与精神病人的关系时，精神病学的权力没有在医生和病人的对抗中让真理问题爆发出来，只是在内部提出问题。作为医学与临床科学，从一开始就提出了真相问题。也就是说，真相问题并不在治疗当中，当精神病治疗有了医学治疗的身份，成为精神病学应用的基础，通过精神病治疗，真相问题已经彻底解决。

因此，今年我要和大家讲这种精神病学的权力，如果要给它下个定义，我建议暂时可以使用"精神病学的权力"。正是通过这种额外的权力，以精神病科学的权力所掌握的真理之名，把现实置入精神病中。根据我暂时提出的定义，大家可以了解 19 世纪精神病学史的若干特点。

首先是精神病治疗与所谓的真理话语之间的罕见关系（可以说是缺失的关系）。一方面早在 19 世纪初，在精神病医生的努力下，精神病学慢慢形成科学的话语。而精神病治疗形成了怎样的科学话语呢？主要有两种。

其一是所谓的临床和疾病分类学话语。大致就是把精神病描述成一种或者说一系列精神疾病，每一种都有其症状、自身变化、诊断和预后等。在此情况下形成的精神病学话语把临床医学习惯性话语作为模式，构成一种对医学真理的模拟。

第二种也很早，甚至是在培尔（Bayle）发现麻痹性痴呆之前，至少是从 1822 年（培尔的发现）起 [17]，整个病理解剖学认知发展起来，提出了精神病的物质基础和器质性关联的疑问，精神病病因学的问题，精神病与神经系统病变之间的关系等，不再构成类医学的话语，而是构成真正的病理解剖学和病理生理学话语，作为精神病治疗的物质性保证 [18]。

然而，如果看 19 世纪精神病治疗如何发展，人们如何有效地掌控精神病院里的病症和疯人，就会发现，一方面，治疗受到这两种话语的影响并在一定程度上得到其保障，一种是病情学上的疾病种类，另一种是病理学上的器质性关联。精神病治疗正是在这两种话语的庇护下发展，但从未使用它们，或者说只用作参考、参照和固定。19 世纪的精神病治疗，无论是在大的精神病分类中还是在病理解剖学研究中，从未有效地运用积累的知识或准知识。实际上，精神病院怎么布局，怎么给病人分类，在医院里怎么给他们分组、定规矩、布置任务，怎么诊断痊愈还是生病，能否康复等，都没有把这两种话语考虑在内。

这两种话语仅仅是精神病治疗中真理的保障，想一次性给出真理，不受质疑。精神病治疗背后，有病情学及病因学、医学分类及病理解剖学的支撑，目的是在进行任何治疗之前，构成关于真理的最终保障，而这个真理在治疗过程中永远不会用到。总体来说，精神病学的权力表示：我与精神病之间永远不会提出真理问题。原因很简单，我，精神病学，就是一门科学。作为科学，如果我有权质疑自己说的话，如果我确实会犯错，那么就该由我自己决定我说的话是否正确，由我自己决定去改正所犯的错误。即使在内容上我并没有掌握真理，也至少掌握了真理的所有标准。因为我掌握着关于检验标准和真理标准的科学知识，所以我可以结合现实和权力，把赋予现实的强权作用到这些精神错乱且焦躁不安的个体身上。我是现实的强权，因为我自己确定地掌握了关于精神病的真理。

*134*

这就是当时的精神病医生所说的"对精神病不受时效约束的理性权利"，这于他而言是精神病学干预的基础[19]。

我认为，真理话语与针对差异的精神病治疗无关，其原因在于现实权力的增强功能，这是精神病学权力的主要功能，要在一定程度上推翻背后既得的真理。这就能够理解，19世纪精神病学史的重要问题不是一个概念问题，不是这种或那种疾病的问题，既不是偏执狂，也不是癔病这种19世纪精神病学中真正的疾病和难题。如果接受在精神病学的权力当中从未提出真理问题，就不难理解，19世纪精神病学中的难题就是模拟问题[20]。

我所说的模拟不是一个正常人怎样假装成精神病人，因为这种方式从未真正质疑过精神病学的权力。一个人不是精神病人却假装成精神病人，不是为了治疗精神病，也不是为了划界、限制或阻碍精神病学的权力，因为这种情况在所有知识层面都有发生，尤其是在医学领域。人们总能欺骗医生，让他相信这样或那样的疾病和症状（关于这一点，服过兵役的人都知道），治疗也没有受到质疑。而我要讲的模拟是19世纪精神病学的历史问题，是对精神病的内在模拟。也就是说，这是精神病对自身进行的模拟，精神病怎样模拟精神病，癔病怎样模拟癔病，真实的症状怎样成为说谎的方式，虚假的症状怎样成为真正生病的方式。这一切构成了19世纪精神病学中难以解决的问题、局限，最终形成阻碍，并由此产生了诸多曲折。

总之，精神病学说，你是病人，我不会提出真理的问题，因为我根据自己的知识和级别掌握真理。如果说我掌握某种对付你（精神病人）的权力，那是因为我掌握了真理。这时精神病人回答说，如果你假装彻底掌握了根据已建构的知识得到的真理，那么我就会撒谎。因此，当你操控我的症状，接触所谓的疾病，你会觉得自己被困住，因为我的症状当中会有谎言存在，通过谎言我会向你提出真理的问题。所以，并不是在你的知识有限时我欺骗你，这纯粹是简单的模拟。相反，如果有一天你真想控制我，就要接受我向你提出的真理和谎言的规则。

关于模拟：从 1821 年在萨尔佩特里尔医院两名装病者突然出现在若尔热医生（当时最伟大的精神病医生之一）面前，到 1880 年代夏尔科医生辉煌一时，可以说模拟问题贯穿整个精神病学史。说起这个问题，我要谈的并不是模拟现象的理论问题，而是精神病人用撒谎来回应拒绝说出真理的精神病学的权力的过程。模拟的谎言，精神病模拟精神病，是精神病人面对精神病学权力的反权力。

由此可见这一问题同模拟及癔病的历史重要性，也可以从中了解模拟现象的集体属性。大约在 1821 年，两名癔病病人的行为中出现了这一属性，他们名叫"佩特罗尼耶"和"布拉盖特"[21]。这两名病人开启了精神病学伟大的历史进程。由于这最终是他们与精神病学权力对抗的工具，他们在法国的精神病院中被普遍效仿。精神病学的巨大危机爆发于 19 世纪末，大约是在 1880 年，人们意识到，在夏尔科的伟大医术面前，他研究的所有症状都是基于对病人的模拟。于是突然之间，精神病人就向精神病学提出了真理问题。

*136*

我坚持讲这个故事有一定的原因。首先，这与症状无关。人们常说癔病已经消失，又或者说它曾是 19 世纪的重大疾病。但事实并非如此。如果使用医学术语，癔病是一种典型的精神病症状，或者一种与精神病院的权力或医疗权力相关的症状。我甚至不想用"症状"一词。这实际上是病人试图摆脱精神病学权力的过程，是对抗现象，而不是病理学现象。我认为，无论如何都应该这样理解。

其次，别忘了从佩特罗尼耶和布拉盖特开始，精神病院内部出现了诸多模拟现象，这不仅是因为病人们在精神病院内共处，还因为他们有意无意、或明或暗地与医院的住院医生、看守、下属等人员合谋。也别忘了，实际上夏尔科从没检查过任何一名癔病病人，他所有的观察都由模拟操纵，都是工作人员从外部带给他的。这些人亲自看管病人，和病人一起，在一定程度上合谋建立模拟的世界，并借此抵抗 1880 年萨尔佩特里尔医院中的精神病学的权力。权力具化为某个人，他不是精神病医生，而是神经科医生，因此可以把最佳的真理话语利用到极致。

于是，人们对具有较高医学知识的人设下了谎言陷阱。必须了解到，19 世纪的一般模拟现象不仅是病人对抗精神病学权力的过程，也是精神病学体系和精神病院体系内部的斗争过程。我认为现在所讲的部分正是本课程的目标。这正是大力利用这些过程的时候，根据精神病院的惩戒体系和精神病学权力的作用方式把真理问题放在皮内尔和梅森·考克斯的案例之后作为补充，并重新提出真理问题。*

当症状中所谓的真理问题又或者症状中真理和谎言的博弈，被强加于精神病学的权力，就可以说，精神分析是精神病

---

\* （录音，反复强调）：着重地。
手稿补充说："任何运动都可以被称为反精神病学，只要真理能通过运动在精神病人和精神病医生的关系中重新发挥作用。"

1973年12月12日

学的第一次重大退步。问题是要知道，对于第一次失败，精神分析是不是并未建立第一道防线。无论如何，不应该把最早的去精神病化归功于弗洛伊德。最早的去精神病化，最早在真理问题上让精神病学权力动摇，应该归功于所有装病者。是他们用谎言骗过精神病学的权力，使其为了成为真理的代理人，假装是掌握真理的人，并拒绝在治疗和实践中提出精神病中的真理问题。

19 世纪，一场大规模的、可称之为模拟反抗的运动席卷了所有精神病院，其中势头最猛的是萨尔佩特里尔女性精神病院。因此，我认为不能把癔病、癔病问题和精神病医生怎样深陷癔病的泥潭当作一类微小的科学错误或某种认识论的限制。如果这样做，显然太过轻松，会让人们按照解读哥白尼、开普勒或爱因斯坦的方式来书写精神病学的历史和精神分析的诞生。也就是科学的限制，无力摆脱"托勒密"的世界或麦克斯韦方程组等诸多领域的限制。人们在这一科学认知中跌跌撞撞，在这种限制的基础上形成认识论的断裂，哥白尼或爱因斯坦这样的人物便出现了。在这当中提出问题，把癔病的历史当作是种种波折，我们就可以把精神分析的历史重新纳入科学史平静的传统之中。但如果按我的想法，不模拟癔病，没有认识论问题或知识的限制，而是让精神病学的权力起作用，如果承认模拟是精神病人向不愿意告诉他们真理的精神病学权力强行提出真理问题的隐蔽方式，那么我们就将创造一个不再以精神病医生及其知识为中心，而是以病人为中心的精神病学史。

1973年12月12日

可以理解为，如果这样重塑精神病学史，会发现制度教育的观点提出了一个问题，即机构中是否真的存在某种暴力可能会抑制某些东西。因此，在我看来，人们以极其狭隘的方式切割了精神病学的历史问题，也就是真实性权力的问题。这一权力由精神病医生强行运用，为询问装病者的谎言所困。

这就是我要为接下来的课程给出的一般背景。下一次课，我会再讲到这个我大胆向大家提出的故事，说说精神病学的权力作为真实性强权如何起作用的问题。

## 注释

1. 1861 年，该院接收了 1227 名病人，其中男性 561 人，女性 666 人，215 人寄宿，1211 人出身贫困。见古斯塔夫·拉比特（该院院长）的著作，《菲兹·詹姆斯疗养院，从行政和医疗组织的角度来是克莱蒙（瓦兹）私人精神病院的分支机构》，巴黎，J.-B·巴耶尔出版社，1861 年，第 15 页。关于克莱蒙精神病院的历史，参见：E.-J·沃列兹，《关于克莱蒙（瓦兹）精神病院的历史、描述和统计》，克莱蒙，达尼库尔出版社，1839 年。

2. 菲兹·詹姆斯疗养院诞生于 1847 年。

3. "我们建立菲兹·詹姆斯疗养院的初衷是希望病人身处与克莱蒙精神病院截然不同的环境中"（古斯塔夫·拉比特，同上，第 13 页）。

4. 1863 年，该农场接纳了 "170 个病人"（同上，第 15 页）。

5. 根据古斯塔夫·拉比特的描述："指挥中心是管理者和寄宿男病人的住所；农场居住着承担一定工作的病人；寄宿的女病人住在小型别墅；负责洗衣的妇女则安置在贝弗尔分部"（同上，第 6 页）。

6. "在农场，精神病人（躁狂症患者、偏执狂、痴呆者）要负责农田和工坊的工作，照料牲畜，管理农作工具等"（同上，第 15 页）。

7. 同上。

8. 同上，第 14 页。

9. 同上。

1973年12月12日

10. 菲利普·皮内尔，《医学哲学论——关于精神疾病或躁狂症》，第六篇，第四章：《尝试治愈由道德原因引起的深度抑郁症》，第233—237页。

11. J·梅森·考克斯，《对痴呆症的观察》，出自观察报告二，第77页。

12. 同上，第78页。

13. 同上，第78—79页。

14. F·勒列特，《精神病的心理碎片》，第二章"谵妄"，巴黎，克罗夏尔出版社，1834年："根据埃斯基罗尔的论述，巴黎某教区的租椅妇人声称自己的小腹中在召开主教会议，笛卡尔认为松果体是一面镜子，外部身体的形象反射在里面。这些说法中有一个比其他的更好证明么？"（第43页）。勒列特提到，笛卡尔在《论人》中分析了松果体在形成"触动感官的客体观念"中的作用（巴黎，克莱瑟利尔出版社，1664年），出自笛卡尔，《作品与通信集》，A·布里杜出版社，第850—853页。

15. 所依据的理念是，"所谓判断，就是肯定我们所设想的事是这样或者不是这样，比如，当我设想了地球是什么、圆是什么，我就断定地球是圆的"（A·阿尔诺和G·尼克，《逻辑或思维艺术，除一般规则外，还包含一些用于形成判断的新观察结果（1662年）》，巴黎，德普雷出版社，第五版，1683年，第36页）。参见：L·马林，《话语批评——关于"波尔罗亚尔修道院的逻辑"和"帕斯卡尔的思想"》，巴黎，午夜出版社（"常识"系列丛书），1975年，第275—299页；福柯的评论见：（1）《词与物》，第一编《表象》，第72—81页；（2）给A·阿尔诺和Cl·兰斯洛特的"介绍"，《一般且合理的语法，包含以明确自然的方式解读说话艺术的原理》（巴黎，勒伯蒂出版社，1660年），保莱出版社再版，巴黎，1969年，第3—27页（出自《言与文》，第一卷，第60篇，第732—752页）。

16. 关于这种戏剧性的创造，参见：米歇尔·福柯，《疯狂史》，1972年版，第350—354页。1970—1971年的法兰西学院课程《知识意志讲稿》第二课将精神病的"戏剧化"称作"神意的考验"，即"看看医生或病人中哪一个能最长久地坚守真相，借助这种戏剧化的场景，医生可以在一定程度上客观地还原病人的谵妄状态，并从伪装的真相出发，接近关于病人的真正真相"（雅克·拉格朗日的个人笔记）。

17. 一直以来，麻痹症被认为是痴呆进化形成的并发性疾病，或者如埃斯基罗尔所说，是疾病的"并发症"（论文《关于痴呆》，出自《医学词典（由医师和外科医生协会编写）》），巴黎，C·L·F·潘库克出版社，第八篇，1814

*140*

年，第283页；论文《精神病》，同上，1816年）。1822年，安托万·洛朗·耶西·培尔（1799—1858年）根据在萨尔佩特里尔医院罗耶—克拉尔的部门收集的六次解剖学检验观察报告，将某个疾病实体个体化，从解剖学的角度，称之为"慢性蛛网膜炎"。这样做是基于以下事实："在疾病的任何时期，麻痹和谵妄之间始终存在关联，因此，不得不承认这两种现象出现在同一疾病即慢性蛛网膜炎的症状下"。这也是他1822年11月21日通过答辩的论文（《精神疾病的研究》，《巴黎医学理论》第147期；巴黎，迪多·热内出版社，1822年）的第一部分《关于导致精神错乱的慢性蛛网膜炎、胃炎、肠胃炎和痛风的研究》，巴黎，加蓬出版社，1822年；百年纪念版，巴黎，马森出版社。第一篇，1922年，第32页。后来，培尔将他的理念扩展到大多数精神疾病："大部分精神错乱是'脑膜'原发性慢性痰症的症状"（《论脑部及脑膜疾病》，巴黎，加蓬出版社，1826年，第24页）。另见其论文《麻痹性精神错乱的器质性病因》（在皇家医学院宣读），《医学心理学年鉴》，第三卷，第一篇，1855年7月，第409—425页。

18. 19世纪20年代，一群年轻医生试图将精神病学临床研究的方向转到病理解剖学上来。(a) 菲利克斯·瓦赞指定了相关计划："根据症状确定疾病的病灶。这就是医学受生理学启发所提出的问题"（《精神疾病以及癔病、慕男狂，求雌狂等其他疾病的道德和身体原因》，巴黎，J.-B·巴耶尔出版社，1826年，第329页）。(b) 1821年，莱昂·罗斯坦（1791—1866年）的两名学生阿希尔·德·福维尔（1799—1878年）和让·巴蒂斯特·德莱耶（1789—1879年）提交的论文：《对精神病的原因和行为方式的论述以及对其本质和特殊病灶的研究》（巴黎，1821年）获得"埃斯基罗尔奖"。(c) 1819年12月31日，让·皮埃尔·法雷特（1794—1870年）进行了博士论文答辩，题为《医学外科的论述和建议》（《巴黎医学理论》第296期；巴黎，迪多出版社，1919年）。接下来，他发表了《对疑症和自杀的原因、病灶、治疗以及阻止其进展和预测其发展的方式的论述》（巴黎，克鲁勒布瓦出版社，1822年）。1823年12月6日，法雷特在医学学校发表演讲，题为"打开精神病人的身体，用于精神疾病的治疗和诊断"（巴黎，医学图书馆，1824年）。

1830年，在埃斯基罗尔的学生艾蒂安·若尔热的博士论文答辩之际，展开了一场关于精神病器质性原因的争论。若尔热于1816年进入萨尔佩特里尔医院，1819年凭借论文《打开精神病人的身体》获得"埃斯基罗尔奖"。1820年2月8日，他的博士论文《精神病的原因》（《巴黎医学理论》，第31期；巴黎，迪多·热内出版社，1820 年）通过答辩。在这篇文章中，他指责皮内尔和埃斯基罗尔只满足于观察精神病的表象，没有设法将精神病与某种创造性的原因联系起来。若尔热在他的著作《精神病——关于这种疾病的论述》中说："我不应该害怕与导师站在对立面（……），论证精神病是一种特发性的脑部疾病"（同上，第 72 页）。

19. 让·皮埃尔·法雷特认为，因为有了隔离，"家庭对人为法保持沉默，战胜了对做出专横行为的恐惧，通过对谵妄使用不受时效约束的理性权利，主张科学教育，以达到治愈精神病人的效果"（《对精神病人法案的意见（1837 年 1 月 6 日由内政部长提交至众议院）》，巴黎，埃弗拉特出版社，1837 年，第 6 页）。

20. 菲利普·皮内尔在 1800 年提出的问题，他在《医学哲学论》中用了一个章节来进行讨论，第六篇，第二十二章《模拟躁狂症，认识该病症的方式》，第 297—302 页。亦参见：(a) A·洛朗，《关于模拟精神病的法医学研究，对使用法医、法官和法学家的临床及实践论述》，巴黎，马森出版社。1866 年。(b) H·贝亚尔，《关于模拟病症的论述》，《公共卫生与法医学年鉴》，第一卷，第三十八篇，1867 年，第 277 页。(c) E·布瓦索，《模拟病症》一文，出自《医学百科词典》，A·德尚布尔等主编，第二卷，第三篇，巴黎，马森／阿瑟林出版社，1876 年，第 266—281 页。(d) G·图尔德，《关于模拟病症》一文，同上，第 681—715 页。夏尔科也多次谈到这个问题：(1) 1888 年 3 月 20 日的临床教学：《异常形式——运动性共济失调》，出自《萨尔佩特里尔医院星期二的课程——1887—1888 年教学诊疗所的临床教学》，MM·布林、夏尔科以及 H·科林的课程笔记，第一卷，巴黎，德拉哈耶和勒克洛斯尼耶出版社（医学发展出版社），1889 年，第 281—284 页。(2)《神经系统疾病课程》，第一卷，由 D·M·布尔纳维尔收集并发表，第九课《癔病性尿闭》，《关于模拟病症》(1873 年)，巴黎，第五版，德拉哈耶和勒克洛斯尼耶出版社，1884 年，第 281—283 页。(3)《神经系统疾病临床讲习班开班课》(1882 年 4 月 23 日)，第七章《关于模拟病症》，出自《神经系统疾病课程》，第三卷，由巴宾斯基、贝尔纳、费雷、吉农以及吉尔·德拉图雷特（1887 年）收集并发表，巴黎，勒克洛斯尼耶和巴贝出版社，1890 年，第 17—22 页。(4) 同上，第二十六课《癔病性缄默症的病例》，《模拟病症》，第 432—433 页。

21. 1821 年，在萨尔佩特里尔医院，艾蒂安·若尔热被儒勒·杜伯特

1820 年 10 月在主宫医院于松的部门所进行的实验所吸引，与莱昂·罗斯坦合作，把两位病人变成梦游体验的对象，一位名叫佩特罗尼耶，另一位名叫玛努里，是布鲁亚尔的遗孀，人称"布拉盖特"（参见：A·德尚布尔，《关于动物磁气的新实验》，《巴黎医学报》，1835 年 9 月 12 日，第 585 页）。若尔热报告了这些实验，但没有透露病人的身份，参见：《神经系统（尤其是大脑）的生理学》，第一册，第 3 章《磁性梦游》，巴黎，J.-B·巴耶尔出版社，1821 年，第 404 页。另见：（a）A·戈蒂埃，《梦游的历史——在所有人中，以恍惚、梦、神谕、幻觉等各种名义存在》，第二篇，巴黎，F·马尔代斯特出版社，1842 年，第 324 页。（b）A·德尚布尔，（1）《关于动物磁气的第二封信函》，《巴黎医学报》，1840 年，第 13—14 页；（2）《动物磁气》一文，出自《医学百科词典》，第二卷，第七篇，马森/阿瑟林出版社，1877 年，第 164—165 页。

1973年12月12日

# 1973 年 12 月 19 日 *

精神病学的权力。——弗朗索瓦·勒列特的治疗方法及战略要素：权力不平衡；语言再利用；需求调整；陈述真理。——疾病的乐趣。——精神病院的装置。

精神病学的权力，其主要功能是成为真实性的操作者，一种面对疯癫时的真实性强化器。基于什么这种权力能被定义为真实性强权？

为了对这个问题稍作整理，我想以 1838—1840 年间的一种精神病疗法为例。看看当时是如何进行精神病治疗的？

最初设立精神病院组织时根本就不进行治疗。痊愈被视为一个过程，即使并非本能，也至少是四大要素相结合的必然反应：在精神病院中与世隔绝；某些身体或生理方面的治疗药物，如阿片制剂[1]、阿片酊[2]；纪律惩戒，遵守规章[3]，限制饮

---

* 手稿中本课的标题为：精神病治疗。

食 [4]，规定睡眠及劳动时间 [5] 等一系列精神病院生活特有的限制；管束身体的用具以及淋浴 [6]、转椅 [7] 等同时具有惩罚和治疗作用的心理物理学治疗设施。这些要素的结合确定了治疗的框架，人们期望在没有给出任何说明或理论依据的情况下恢复健康。*

<sup>144</sup>但我认为，尽管初始表象如此，精神病治疗还是依据一定策略步骤规划发展起来，直到今天，这些能最终确定的策略要素对于精神病学认知的构成都至关重要。

关于治疗，我要举一个例子。事实上据我所知，这是法国精神病学文献中最先进的案例。案例的主角名叫勒列特，是一位声名狼藉的精神病医生，他主张精神疗法，因滥用体罚和责骂等手段长期遭人诟病 [8]。他不仅明确、细致地定义了传统疗法，留下了关于治疗的详尽资料，还发展了治疗方法和策略，并将之推向完美的境界。这样既可以了解同时代的精神病医生所使用的一般机制，也可以根据机制的细微差别，放慢速度，对它们进行详细的研究。

1840 年，《精神病的精神疗法》最后一章中提到了对某位杜佩雷先生的治疗 [9]。这位杜佩雷先生的症状如下："杜佩雷先生五短身材，又矮又胖。他总是独自闲逛，从不与任何人说话，目光游移，神色茫然。他浑身上下不断散发着气味，常

---

\* 手稿补充说："简单来说是一种编码，不是具有协定意义的语言编码，而是一种战术编码，它能够建立某种力量关系并且一劳永逸地将这种关系记录下来。"

　　　　　　　　　　1973年12月19日

常发出令人极度不适的低吼声，为的是借助巫术，摆脱身上的污浊之气。他对别人的关切无动于衷，甚至极力逃避。若有人执意如此，他便会心情不佳，但从不显得粗暴。如果有看守在，他会对看守说：'请把这些折磨我的疯子赶走！'他从不正面看人，若让他从习惯的犹豫不决和胡思乱想中抽离片刻，他会立即退回去……世上有三个族系以贵族身份傲视其他族系，分别是鞑靼王子族系、尼格里迪（Nigritie）族系和刚果族系。其中有一个特殊的种族叫翠鸟族（Alcyons），是鞑靼王子族系中最杰出的种族，该族的首领就是他，杜佩雷，实际在科西嘉岛出生，是戈斯罗（Cosroës）的后裔。他同时是拿破仑（Napoléon）、德拉维涅（Delavigne）、毕加尔（Picard）、奥德里安（Audrient）、德图什（Destouches）、贝尔纳丹·德·圣皮埃尔（Bernardin de Saint-Pierre）。翠鸟族身份的特征是能够持续品味爱的愉悦。在他之下是种族中的退化者，他们不如他幸运，根据爱的能力被称作四分之三、四分之一或五分之一翠鸟族。在做出过激行为后，他陷入了一种慢性病的状态。为了治病，顾问把他送到圣莫尔（Saint Maur）城堡（他称之为卡兰登），接下来去了圣永（Saint-Yon）和比塞特。他所待的比塞特并不在巴黎附近，他看到的城市就在朗格勒市（Langrès），距离收容所有些距离。为了骗过他，还造了一些建筑，与真实巴黎的名胜有几分相似。他是收容所里唯一的男人，其他都是女人，或者说是几个女人的组合，她们脸上戴着精心设计的面罩，上

*145*

面装饰了胡须和颊髯。他把为他治疗的医生当成了伺候他的厨娘。他一离开圣永去往比塞特，他睡过的房子就不翼而飞。他从不读书，无论如何他都不碰任何报纸。拿给他看的报纸都是假的，这些报纸根本就不谈论他（拿破仑），读报的人和办报的人沆瀣一气。金钱一文不值，只剩下假币。他时常听到植物园里的熊和猴子在说话。他记得曾在圣莫尔城堡里住过一阵，甚至还记得他在那里认识的一些人……虚假想法的花样之多不亚于他表述这些想法时的坚定。"[10]

我认为，在接下来分析的长期治疗中，可以区分勒列特未纳入理论的某些设置或手段，对此，他没有给出任何基于精神病病因学或神经系统生理学又或者一般的精神病心理学的说明，只是简单拆解了曾经尝试过的不同操作。我们可以将这些手段分为四至五个大类。

首先是旨在使权力不平衡的手段，也就是从一开始或者尽可能快地把权力转移到一边，即只有医生的一边。勒列特很快做到了这一点。他与杜佩雷先生的第一次接触就是要使权力不平衡："我第一次接触杜佩雷先生为他治疗时，发现他在一个大房间里，里面到处是治不好的疯子。他坐在那里，等着吃饭，看上去傻里傻气，对周围的一切无动于衷，旁边的人和他自己的脏乱对他没有丝毫影响，他似乎只有吃的本能。怎样才能把他从迟钝中拉出来，有合理的感觉，多少能专心一点？亲切的说辞无济于事，严厉些会不会更好？我假装对他的言语和行为不满，指责他懒惰、虚荣和说谎，要求他站在我面前，没

有任何遮挡。" [11]

　　我认为，这种第一次接触意义重大，可称之为精神病院的一般仪式。其实在这一点上，勒列特与同时代的人没有任何不同。当时所有的精神病院中，医生与病人的第一次接触都是这种仪式，这种最初的力量展示，也就是表明病人在精神病院中所处的力场是不平衡的，没有分享、互动和交流，言语交流不自由，相互之间很冷淡。住在精神病院的不同人之间存在的互利性和透明度都应该被排除。从一开始，就应该处于一个有差异的世界，一个医生和病人之间关系破裂和不平衡的世界，一个存在一定坡度的世界，这个坡度永远无法跨越，顶端是医生，底端是病人。

　　正是由于这种完全合乎规定的高度或势能差异在精神病院中永远不会消失，治疗才能进行下去。精神病医生们对不同治疗给出的所有建议，其共同之处就是必须从标记权力开始。这种权力仅仅是单方面的。皮内尔说，他建议在接触病人时使用"某种畏惧装置，某种可以对狂躁病人的幻想做出强烈反应的强力装置，并说服他任何抵抗都是徒劳 [12]"。埃斯基罗尔也说："一个精神病院里，必须有一个头儿，一切都应该由他决定 [13]。"

　　很明显，这也是"外部意志原则"，可称之为法雷特（Falret）原则，用"外部意志"代替病人的意志 [14]。病人必须即刻感受到他在精神病院中将要对付的所有真实性都集中在眼前。所有真实性都集中于某种外部意志，即医生至高无上的意志。我的意思并不是说仅仅为了医生的意志就压制其他的真实性，而是人们会将支撑真实性的要素强加于病人，其任务是控制疾病，真实性的支撑应该是医生的意志，作为外部意志作用于病人的意志，而且是合乎规定的上级意志，因此任何交流、互动、平等关系都无法达到。

这一原则主要有两个目的。首先，建立治疗所必需的服从状态，病人必须接受医生给他开的处方。但这并不是简单地让病人康复的意志服从于医生的知识和权力，而是在建立绝对权力差异的过程中，肯定精神病中存在至高无上的权力。任何精神病，无论其内容如何，都肯定了至高无上的权力，这就是把肯定来自上层的外部意志作为首要规矩的目的。

依据当时的精神病学，精神病中至高无上的权力有两种体现方式。很多时候，在妄想中会以诸如认为自己是国王之类的伟大想法的形式表现出来。在杜佩雷的病例中，他认为自己是拿破仑[15]，在性别上高于所有人[16]，他是唯一的男人，其他都是女人[17]，在妄想中肯定了某种统治权或至高无上权力的存在。但这显然只适用于伟大妄想症。除此之外，没有妄想伟大时，仍然会有对至高无上权力的肯定，但不是在妄想的表达方式上，而是在其运用方式上。

无论妄想的内容是什么，即使是认为自己受到迫害，运用妄想，也就是拒绝一切讨论、推理、证明，本身就是对至高无上权力的肯定。这一点任何精神病都是相通的，而在妄想中表达至高无上的权力，只是在妄想伟大。

通过妄想，在妄想中运用至高无上的权力，是所有精神病

　　　　　　　　　　　1973年12月19日

的特征。

因此，大家可以清楚地看到精神病治疗操作的首要装置和手段如何以及为何合理化，通过展现上层权力所赋予的另一种更强烈的意志去还原精神病中至高无上的权力。若尔热给医生们的建议是："不要（……）拒绝接受精神病人声称拥有国王的身份，向他证明他没有权力，而你们就是可以完全支配他的人。他就会想可能自己是错的[18]。"

所以，与妄想中至高无上的权力相反，医生所掌握的真实性，以及精神病院中合规的不平衡赋予他至高无上的权力，就是我给大家列举的关于杜佩雷先生的病例中的这类接触，属于当时精神病院的实践中一般情况的范畴，当然也存在许多变化形式。围绕这个问题，有对精神病学话语的各种内部讨论。有些医生会认为应当不时以暴力的方式来标记医生的权力，但有时也要以尊重和信任的方式，与病人立定契约的方式，以及妥协的方式来进行。

然而，有一些精神病医生建议在任何情况下都使用恐惧、暴力和威胁。一部分人会认为有整套的监视系统、内部的等级、建筑的布局、支撑并限定权力结构和层级的墙壁，精神病院本身的体系就足以确保基本的权力不平衡。而其他人则会认为，医生自身，他的威望、仪表、好斗性和论战力，这一切都将做出标记。在我看来，这些变化形式与基本规矩相比并不重要。我将展示勒列特如何在治疗过程中建立基本规矩，明确赞成通过直接打击和暴力的形式，来解决精神病院赋予过多权力导致的医疗个体化。

杜佩雷的妄想之一是深信他在性别上至高无上的权力，认为精神病院中围绕在他身边的都是女人。勒列特问杜佩雷是否他周围的人都是女人。"是啊，杜佩雷说。那我也是吗，勒列特问。你当然也是。"这时，勒列特抓住杜佩雷，"用力地摇晃他，问他这是不是女人的胳膊"[19]。杜佩雷不太相信，为了让他更加信服，勒列特在他的晚饭里撒了些"甘汞"。到了夜里，可怜的杜佩雷腹痛难忍。第二天早上，勒列特对杜佩雷说："作为收容所里唯一的男人，他害怕极了，昨天的一幕让他的肚子受了不少罪[20]。"就这样，他通过这种在杜佩雷身上引发恐惧的人为符号来标记男性身体至高无上的权力。

在整个治疗过程中，我们可以列举出一系列类似的要素。勒列特把杜佩雷带去淋浴。杜佩雷挣扎着，又开始胡言乱语："有个女人在侮辱我！——女人？"勒列特一边说，一边粗暴地把水喷到杜佩雷的喉咙深处，直到他苦苦挣扎，承认这的确是男人的行为，并"最终同意这是个男人[21]"。因此，这也就是仪式上的权力不平衡。

第二种手段，可称之为语言再利用。实际上，杜佩雷并没有意识到人们的真实身份，他以为他的医生是厨娘，并且赋予自己一系列连续和同时的身份，认为自己"同时是德图什、拿破仑、德拉维涅、毕加尔、奥德里安、贝尔纳丹·德·圣皮埃尔"[22]。这就是第二种手段的特征，从年代上看几乎紧跟着第一种，而且有一定的交叠。因此，杜佩雷首先应该重新记名字，知道如何给每个人取合适的名字，"由于不断受到骚扰，他变得小心和服从"[23]。让他不断重复这些名字直到都认识："他要记住我的名字，见习生、看守、护士的名字，要给所有人取名。"

勒列特让他阅读书籍，背诵诗文，强迫他说学校里学的拉丁语和入伍时学的意大利语，还让他"讲故事"[24]。

最后，换个时间，把他放到浴缸中，按惯例进行淋浴，完成之后就一反常态地命令他把浴缸清空。杜佩雷并不习惯服从任何命令。强迫他服从这个命令，当他用水桶清空浴缸时，只要他一转身，就重新把浴缸装满。这样一来，勒列特就可以多次重复命令，直到命令与服从机制完全运行为止[25]。

在我看来，这一系列主要与语言相关的操作中，首先要纠正多形命名的妄想，迫使病人恢复使每个人在精神病院的惩戒金字塔体系中具有个体特征的名字。方式很特别，不要求杜佩雷记住病人的名字，而是要他记住医生、见习生、看守和护士的名字，记住名字同时也就记住了等级。取名和体现尊重，名字分类和个人在惩戒空间中的等级划分方式，所有这些不过都是一回事。

*150*

同时，还要求他阅读书籍、背诵诗文等，以此占据思想，改变用于妄想的语言，并重新学会使用这些学习和惩戒的语言形式，使用他在学校学到的知识。这种人造的语言并不是他真正使用的，但学校惩戒和指令体系却通过这种语言强加于他。最后，在浴缸的故事中，把浴缸装满，然后不断地重复命令他清空，这就是指令语言，只不过这次是用来教给病人的特定指令。

总的来说，勒列特是要让病人能够使用强制性的语言，即用于致敬、表达对他人尊重与关注的专用语言。这是对在学校所学语言的回顾，也是命令。这绝不是一种对真理的重新学习（也可以称之为论证），不是用语言向杜佩雷证明他的判断都是错的，也不是去争论像杜佩雷妄想中那样认为所有人都是"翠鸟族"是否正确[26]。这不是在对语言或争论的论证中化虚假为真实，而仅仅是通过发出一组指令或命令，重新将问题与作为必要载体的语言联系起来，语言的强制性使用涉及并有序分布于整个权力体系。这是精神病院特有的语言，所使用的名词明确了精神病院中的等级，是指挥者的语言。整个权力结构正是所学语言背后显露的真实性。病人再度学习的语言，不能用来重获真相。他被迫再度学习的语言，是用来显现强加于他的某项命令、戒律或权力背后的现实。此外，在语言训练结束时，勒列特说："杜佩雷先生变得小心起来（小心翼翼是真实的特性，福柯注），他开始与我接触，我对他采取行动，他服从了我。"[27]"小心翼翼"，这就是与医生（即发号施令掌握权力的人）的关系，这种关系恰恰在于掌握权力的医生以命令的形式采取行动。因此，语言对于权力的真实性而言是透明的。

此外，从某种意义上讲，勒列特比同时代的精神病医生更敏锐，更追求完美。但毕竟，当时所谓的"精神疗法"不太注重语言的运用，这种欺骗性的对话实际上就是命令和服从的

　　　　　　　　　1973年12月19日

游戏。因为大部分精神病医生和勒列特不同，他们更相信精神病机构的内部机制，而不是医生作为掌权者所采取的直接行动[28]。但最终，如果我们注意对当时的精神病医生而言精神病机构本身的功能是什么，在何处寻求精神病院中行动的治疗特性，我们就会认为精神病院是有治疗作用的。因为精神病院迫使人们遵守规章和时间表，强迫他们服从命令，列队，听从一定的动作与习惯形成的规律，甘愿去劳动。所有的命令，既是发出的指令，同时又是制度上的规则与约束。对当时的精神病医生而言，这种命令最终是精神病治疗的主要因素之一。正如1854年法雷特在一篇迟来的文章中所说："正面的规则得到严格遵守，规定一天中所有时间的用途，迫使每位病人服从普遍规则，以抵抗习性中的无规则性。精神病人并未任由自己在反复无常或意志混乱的情况下冲动行事，而是被迫在为所有人而设的强大规则面前让步。他被迫屈服于某种外部意志，并且自身不断努力，以免因违反规则而遭受处罚。"[29]

　　这一命令体系，包括发出的指令与遵守的指令，作为命令的指令与作为规则的指令，埃斯基罗尔也认为这是精神病治疗的重要操作："在一所类似的房子里，每个同住者都逐渐卷入某种运动、活动或漩涡之中。再固执多疑的忧郁症病人都会发现自己不知不觉活得不像自己，随了大流，比如［……］，病人自己，在和谐的气氛以及房子的指令和规则支持下，更能抵抗自身的冲动，减少古怪的活动。"[30] 换句话说，命令就是惩戒形式下的真实。

*152*

精神病院治疗装置中的第三个手段，可称之为需求的调整或安排。精神病学的权力通过调整需求，出现新需求，创造、维持和延长一些需求，来确保真实性的发展和真实性对精神病的控制。

在这一点上，我认为可以从勒列特根据这一原则给出的一个非常巧妙奇特的说法开始。

他的病人，杜佩雷先生，不愿意劳动，因为他不相信钱的价值："金钱毫无价值。除了假币别无其他"，杜佩雷说[31]，唯一有权造币的人，是我拿破仑。因此，人们要给他的钱是假币，根本不用劳动！但问题恰恰在于要设法让杜佩雷理解金钱的必要性。强迫他劳动一天，实际上他并没有劳动。在一天结束时，给他一天工作量相应的报酬。他表示拒绝，并声称"金钱毫无价值"[32]。抓住他，把钱强行塞进他的口袋。但为了惩罚他曾经抗拒过，把他关一天一夜，"不吃不喝"。人们派去一位训练有素的护士，对他说："啊，杜佩雷先生，您不吃饭真是可怜。要不是惧怕勒列特先生的权威和他的惩罚，我就给您带点儿吃的了。您要是给我一点报酬，我愿意冒险。"于是，为了吃饭，杜佩雷先生不得不把前面得到的钱从口袋里掏些出来。

或许对他来说，金钱的意义，至少是它的用途，已经从这种人为制造的需求中浮现出来。给他吃好的，而且还加了"十二粒甘汞在杜佩雷先生吃的蔬菜里，他很快便感觉要去厕所，于是呼叫仆人，祈求为他解开双手。新的金钱协议就产

164　　　　　　　　　　　　　　　1973年12月19日

生了"[33]。第二天，杜佩雷会去劳动并"索要他工作一天的报酬"。勒列特说，这是"我从他那里得到的第一个自愿并经过思考的合理举动"[34]。

显然，可以好好思考勒列特（是以怎样的强制干预形式）建立起的这种金钱与排便之间奇特的关联。所谓关系，并不是金钱与粪便两项之间的象征关系，而是食物、排便、劳动和金钱四项之间的策略关系。第五项是医学权力，贯穿策略矩形的四个点。通过医学权力在这四项之间流动的作用建立关系，得到注定的结果。这是第一次出现这样的关系[35]。

总的来说，我认为在这一点上，勒列特以一种极其巧妙灵活的形式，给出了当时的精神病治疗体系中处理重要事项的方案。这实际上就是为病人设定一个悉心维持的缺失状态：把病人的状态维持在一般生存水平之下。这当中有些策略虽然不如勒列特的巧妙，但在精神病机构中和精神病史上也存在了很长时间。

服装策略。1834年，费鲁斯（Ferrus）在论著《精神病人》中围绕这种有名的精神病院服装建立了一整套理论，他说："精神病人的服装必须特别注意：几乎所有精神病人都是自负和傲慢的，绝大部分人在发病前生活都历尽沧桑。他们曾经拥有财富，但都因精神错乱而化为乌有[36]。"他们有过漂亮的衣服和饰物，就在精神病院里重新穿上这些代表昔日辉煌的服装；必须让病人远离现实的苦难和妄想的状态。然而费鲁斯说，还是不能做得太过分。因为精神病院里，常常只给病人们一些破烂不堪的衣服，这些衣服对他们来说太过羞辱，还会激起他们的妄想和反感，于是病人们就赤裸裸地走来走去。在妄想的饰物和下流的裸露中，必须找到一样东西，那就是"结实的粗布衣服，裁剪成同样的款式，保持干净整洁，能满足精神病人幼稚的虚荣心[37]。"

154

同样也有饮食策略。饮食要有节制、有固定的形式，不能随意分配，要以尽可能略低于平均水平的定量分配。此外，特别是实施了"无约束"原则之后，也就是取消了部分固定装置之后[38]，在精神病院内一般的食物定量配给基础上，增加了拿走餐具、禁食等惩罚性取消饮食的策略。这是精神病院中很大的惩罚。

还有一种劳动策略。劳动在精神病院体系中受到相当的肯定，能确保必要的指令、惩戒、规则和持续的工作。因此，早在19世纪30年代，劳动就属于精神病院中的义务。圣安娜农场最初是比塞特精神病院的扩建部分，后来取而代之[39]。正如在吉拉尔·德卡约在欧塞尔医院当院长时所说，"给蔬菜削皮，让他们承担一些准备工作，通常对治疗非常有益。"[40]这一点很有趣，强迫劳动不仅因为它是指令性、惩戒性、规则性要素，还因为它能将报酬体系纳入其中。精神病院的劳动不是免费劳动，而是有偿劳动。这笔付款不是额外的恩惠，而是进行劳动的核心所在，所得的报酬要足以满足由于精神病院的基本缺失而产生的一些需求，比如食物不足，没有任何奖金（给自己买烟和甜点等）。要有过强烈的愿望，要对此有需求，还

1973年12月19日

要处于这种缺失的状态，与劳动相关的报酬体系才能发挥作用。因此，要满足由于基本缺失而产生的足够低的需求，同时要保持低于所有正常或一般报酬的水平，必须要有足够的报酬。

最后，精神病院的惩戒所调整的重要缺失，其实就是自由的缺失。大家可以看到，19世纪上半叶精神病院中的隔离理论是如何逐渐改变、深入和完善的。我上一节课讲的隔离理论主要是必须在治疗范围与病人家庭（即病情发展的环境）之间形成决裂关系的要求。接下来产生了新的观念，认为隔离还有另一个好处，不仅保护了家庭，还激发了病人新的需求。这种需求他以前并不知道，是对自由的需求。正是在这种人为创造的需求的基础上治疗才得以展开。

*155*

在这一时期，精神病院中精神病学的权力是需求的创造者，是其所设置的缺失的管理者。为什么要管理需求？为什么要强化缺失？有一些显而易见的原因。

首先，通过设定需求，所需要的真实性会得到加强。原本毫无价值的金钱从出现缺失的那一刻变得举足轻重。想填补缺失，就需要金钱。因此，要通过设定缺失来感知所需要的真实性。这是该体系的第一个作用。

第二个作用：外部世界的真实性通过精神病院中的缺失显现出来。到这一步，精神病中至高无上的权力才开始否认，在精神病院的院墙之外无法实现的真实却只在疯癫发作时才能实现。外部世界成为现实有两种方式：成为与精神病院相反的无缺失的世界，呈现符合期待的真实；成为接纳人们通过学习应对自身的缺失和需求的世界："当您明白必须劳动才能吃饭、赚钱甚至排便时，您就能到达外部世界了。"因此，外部世界是真实的，就像是与精神病院相反的无缺失的世界，以及把精神病院的缺失作为前车之鉴的世界。

缺失策略的第三个作用：相对于真实世界、精神病院之外的生活，物质上的地位降低，病人会觉得不满意，认为他的地位下降，无权享有一切，觉得他之所以缺东少西，就是因为生了病。他不再去感知外部世界的真实性，而是通过周围所建立的缺失体系感知自身病情的真实性。换句话说，他必须意识到精神病要付出代价，因为精神病的存在的确让他受到影响，付出的代价就是生存感的缺乏和系统性的缺失。

设置精神病院中的缺失的第四个作用是，病人感受到自己的缺失，知道要掩饰它就不得不劳动、退让、服从惩戒，就会意识到对他的照顾和尽力治疗都不是理所当然的，必须付出从自愿劳动、服从惩戒到有偿生产等一系列的努力才能得到。他要用劳动来回报社会对他的善意。正如贝洛克（Belloc）所说："如果社会给予精神病人所需的帮助，他们就应该量力而为减轻社会的负担。"[41]换句话说，病人明白了真实性的第四个作用，那么作为病人，他就应该通过劳动来满足自身的需求，让社会不必为此付出代价。因此，可以得出结论，一方面精神病要付出代价，另一方面治愈得花钱。精神病院正是通过某些人为创造的需求让精神病有代价，同时也通过一定的惩戒

　　　　　　　　　　　　　1973年12月19日

和效率让治疗有代价。建立某种缺失，精神病院就能创造一种货币用来为治疗付费。在系统地创造的需求基础上，创立精神病道德上的报酬，以及治疗的付费方式，这就是精神病院。可见，与有代价的精神病需求和要付费的治愈需求相关的金钱问题已经植根于精神病治疗手段和精神病院的装置之中。

最后的（第五个）设置是陈述真理。勒列特提出的治疗的最后阶段，倒数第二个场景：必须让病人说出真理。你们会说：如果这个场景在治疗过程中真的非常重要，又怎么能说在传统治疗中并没有提出真理问题？[42] 而接下来，你们会看到是如何提出真理问题的。

来看看勒列特对杜佩雷做了什么。杜佩雷断言巴黎不是巴黎，国王不是国王，他才是拿破仑，巴黎不过是被某些人伪装成巴黎的朗格勒市[43]。勒列特认为，只有一个办法，那就是把他的病人带去游览巴黎。于是他安排病人在一名住院医生的带领下走遍整个巴黎。让他看巴黎不同的古迹并对他说："您不认识了吗？不，不，杜佩雷先生回答说，我们是在朗格勒，他们在这里仿造了不少巴黎的东西吧？"[44] 医生假装不认识路，请求杜佩雷带他去旺多姆广场。杜佩雷自我感觉相当好，于是医生对他说："我们是在巴黎啊，您都知道怎么去旺多姆广场！[45]—不，我认识假装成巴黎的朗格勒。"然后，把杜佩雷带回比塞特精神病院。在那里，病人拒绝承认他游览过巴黎，"他坚持不承认，就把他带到浴室，往头上浇冷水。这样想让他做什么他就做什么"，巴黎就是巴黎。但是一出浴室他又

*157*

"故态复萌。于是再脱掉他的衣服,再浇冷水,他又屈服了",承认巴黎就是巴黎。刚给他穿上衣服,"他再次坚称自己是拿破仑。第三次浇水纠正他,他最终屈服并上床睡觉了"[46]。

但勒列特不会上当,他意识到这样的训练并不足够。于是他继续进行更高级别的训练:"第二天,我把他叫到身边,聊了几句关于前一天旅行的事之后,我开始向他提问。'—您叫什么名字?—我用了另一个名字,我的真名是拿破仑·路易·波拿巴。—您的职业是什么?—中尉,但我要解释一下,中尉是指军队的首领。—您在哪儿出生?—在阿雅克肖,也可以说在巴黎。—根据这张证书,我知道您曾经是卡兰登精神病院的病人。—我不是卡兰登的病人。我只是在自己的圣莫尔城堡里住过九年。'我对他的回答不满意,于是把他带到浴室,在淋浴底下,给他一份报纸,要他大声读出来。他照做了。我询问并确定他明白自己读的内容。接下来,先大声地问淋浴的水箱是否装满,再让人给杜佩雷先生一个笔记本,命令他把我要向他提出的问题的答案写在上面。'您叫什么名字?—杜佩雷。—您的职业是什么?—中尉。—您在哪儿出生?—巴黎。—您在卡兰登住过多久?—九年。—那在圣永呢?—两年零两个月。—您在比塞特的精神病人治疗区待了多久?—三个月,三年来我的精神病一直治不好。—昨天您去哪儿了?—去巴黎了。—熊会说话吗?—不会。'[47]显然,比前一个场景有进步。现在,陈述真理的训练进入第三个阶段,这是关键场景。从他的回答中可以看出,杜佩雷先生在精神病与理性之间变化不定。"[48] 他已经病了十五年！勒列特认为，"是时候要他做出决断，写出他的人生故事了。"[49] 多次淋浴之后，他才老老实实"将这一天剩下的时间和第二天用来详细地写他的故事。一个成年人所记得的小时候的一切，他都知道并且写下来。读过书的寄宿学校和高中的名称，老师和同学的名字，他都娓娓道来。他所有的叙述中，没有任何错误的想法，没有任何不合适的用词"[50]。

这里提出了一个我现阶段无法解决的问题，即了解 1825 年至 1840 年间自传式的叙述如何真正地进入精神病学和犯罪学实践，以及对自己人生的描述怎样在对个人承担责任和惩戒化的整个过程中成为具有多种用途的重要篇章。为什么讲述过去成了惩戒行动中的一个场景？怎样讲述他的过去，儿时的记忆如何能在当中占有一席之地？我真的不知道。无论如何，我想说，对于陈述真理的手段，我认为有很多事情要记住。

首先，真理并不是所感知到的那样。实际上，带杜佩雷先生去看巴黎，并不是为了通过感知让他领悟到巴黎就是那里，他就在巴黎。这并非我们的本意。显然，只要他去感知，就会把巴黎当作是对巴黎的仿造。我们想要的是他承认，只有这样真理的陈述才是可操作的。不是凭感知，而是应该说出来，哪怕是在淋浴的强迫之下说出来。单单陈述真理这一事实本身就具有某种功用。在治疗当中，即使是强迫之下的承认也比正确的或觉得准确的想法更有效。因此，陈述真理在治愈的过程中具有表述行为的特征。

1973年12月19日

其次，应该指出，勒列特所极为重视的真理的关键，当然是巴黎即巴黎，但更是他的病人与自己的故事息息相关。病人应该承认自己的某种身份，这种身份由某些生平场景构成。换句话说，必须首先陈述真理，对真理最有效的说明无关乎事，而是关乎病人本身。

最后要注意，我们所要求的生平真理，要承认它在治疗中相当有效，但并不是他基于亲身经历而说的关于自己的真理，而是以规范形式强加于他的某种真理：询问身份，回忆医生治疗的某些著名场景（承认在某一时刻确实身在卡兰登，承认在某一段时期确实生病了等等[51]）。通过整个家庭、就业、民事、医疗体系从外部构成一定的传记素材。病人最终必须承认这一整套身份素材。只有他承认这一点，治疗中最有成效的一刻才能实现。如果这一刻没有发生，那就只能对疾病不抱希望了。

关于对话之美，我要列举勒列特的另一个病例。这是一个女人的故事，他说永远无法治好她。为什么他认为永远无法治好这个女人？因为她不可能承认这种生平方案承载其身份。以下对话揭示了勒列特所说的不可治愈性。

"您身体好吗，女士？—我本人不是女士，请称呼我小姐。—我不知道您的姓名，请您告诉我。—我自己没有姓名，希望您别写出来。—但是我很想知道您叫什么名字，或者您曾经叫什么名字。—我明白您的意思。我曾经叫卡特琳娜·X，过去的就别再提了。我自己已经失去名字了，她住进萨尔佩特里尔医院的时候就用这个名字。—您多大年龄？—我自己没有年龄。—您刚才说的卡特琳娜·X，她多大年龄？—我不知道……—如果您并不是您刚才说的那个人，那么也许两个人合二为一就是您？—不，我自己不认识那个出生于 1779 年的人。也许您看到的那边那位女士知道……—您做过什么？您成为您自己以后发生了什么事？—她曾在某某疗养院住过……人们一直在她身上做身体和精神实验……一个隐形的女人从天而降，她想把声音和我的声音混在一起。我自己并不想这样，轻轻地把她推开。—您说的那些隐形人长什么样？—他们个头矮小、无法触知、不成形状。—他们穿得怎么样？—穿罩衫。—他们说什么语言？—说法语，如果他们说另一种语言，我自己就听不懂了。—您真的看到他们了？—当然，我自己看到他们了，不过是精神上的、隐形的。永远不会是实际上的，否则他们就不再隐形了。—您有时候会感觉到身体中有隐形人吗？—我自己感觉到了，而且对此生气。他们总会做些失礼的事……—在萨尔佩特里尔医院您觉得怎么样？—我自己觉得在这里非常好。受到了帕里塞先生的善意对待。从不为难值班的女孩……—您如何看待与您同在这间屋子里的女士？—我自己觉得她们都疯了。"[52]

　　在一定意义上，这是现有的对精神病院的存在最精彩的描述。住进萨尔佩特里尔医院后，一旦给了名字，设定了管理上和治疗上的个体特征，就只剩下仅用第三人称说话的"我自己"。就是这样：不可能承认，永远用第三人称来陈述仅仅以他非他的形式表达自己的人——这一切，勒列特看得很清楚，在这种情况下，他围绕陈述真理所进行的任何治疗操作都不再可行。从进萨尔佩特里尔医院时留下名字开始，在精神病院中就只是"我自己"，也就不能再讲述儿时的记忆并承认这种合规的身份，这样一来，就完全适合待在精神病院了。

可以说，精神病院机构的效力实际上归于很多因素：不间断的惩戒管教；内在权力的不对称；需求、金钱及劳动的设定；合规地固定一种管理上的身份，在当中通过某种真理语言认识自己。然而，这种真理并不是名义上说的那种真理，而是关于某种精神病的真理陈述，接受在由精神病院的权力建立的管理上和治疗上的真理中以第一人称认定自己。当病人承认这种身份时，真理操作就完成了。因此，真理操作是组织安排设定个人真实性的话语。真理永远不会在医生和病人之间起作用。首先给出的是关于病人的生平真实性，一旦设定永不改变，如果想痊愈就必须进入其中。

在杜佩雷的病例中，还有一个最后的补充场景。当勒列特得到真实的叙述，确切来说是事先根据传记式规则建立的真实，他做出了令人惊讶的举动：释放杜佩雷，说他还在生病，但此时已无需留在精神病院。对勒列特来说，释放病人关系到什么？从某种意义上说，关系到继续强化精神病院所掌控的真实性。也就是说，在这一点上，会看到勒列特围绕自由状态下的病人调整某些装置，这些装置与我给大家讲过的完全是同一种类型。用各种真理故事使他上当。他一度声称自己会阿拉伯语，那么就把他置于某一个情境，让他不得不承认他不会[53]。对他的语言限制与他在精神病院时一样。勒列特给他的病人找的差事是印刷厂校对员[54]，目的是让他恢复健康，也就是最终完全由他来掌控真实性。如此一来，他才能真正领会在这种强制性语言的指令中，语言作为真理的载体不是用于论证，而是用于命令。他所读到的内容必须符合学校教的合规的拼写规则。

同样，勒列特解释说，带他去歌剧院，让他产生需求，这样一来，他就会开始渴望看演出。所以他必须要赚钱。始终就是通过某种惩戒手段来延续或认同真实性，这种手段是分散的，不像精神病院里那样集中和激烈："我增加了他的乐趣，目的是扩大他的需求，从而得到多种操纵他的办法[55]。"

然而，这里有一个更强大、更巧妙有趣的理由。实际上，勒列特在他的病人身上发现了某种东西，它分为三种形式，即精神病院的乐趣、生病的乐趣、有症状的乐趣[56]。这种三重乐趣是精神病至高无上权力的载体。

回顾治疗的整个过程，我们会发现勒列特从一开始就力图对抗他在病人身上感受到的疾病和症状的乐趣。他从一开始就使用了厉害的冲洗、束缚衣、剥夺食物等手段。这些压制手段具有生理上和精神上的双重理由。精神上的理由本身对应了两个目标：一方面当然是让人感受医生的权力对抗精神病至高无上权力的真实性，而另一方面则是消灭精神病，也就是用治疗的痛苦来消除症状的乐趣。勒列特复制了他那个时代的精神病医生使用的某些技术，这些技术考虑并不周到，也没有形成

*162*

理论。

而勒列特的独特之处在于（在这一点上，他做得更深入），他与杜佩雷先生处在一种特殊的情况下。他的一位病人，在冲洗时，甚至头皮被灼伤时[57]，都几乎不做任何抗议，并且觉得只要这是治疗的一部分，就都可以忍受[58]。这大概就是勒列特比他那个时代的大部分精神病医生更有远见的地方。他们只要求病人一言不发地接受治疗，这标志着面对病人时至高无上的权力。而他的病人接受治疗，这种接受在一定程度上就是疾病的一部分。

勒列特发现，这种接受对他的疗法而言是一个不利的信号：在妄想中继续治疗。当有人触碰他，杜佩雷会说："有个女人在侮辱我！"[59]所以应该设法让治疗脱离妄想，与一直赋予其权力的妄想分离。因此，有必要给治疗设置一个痛点，这样一来，就能通过它让真实性控制疾病。

这种技术中有许多基本的理念：精神病与某种乐趣相关；通过乐趣可以将治疗纳入精神病之中；通过治疗所固有的乐趣机制可以抵消真实性的影响。所以，治疗的进行不仅与真实性有关，还与乐趣有关，不但是病人从精神病中得到的乐趣，更是病人从自身的治疗中得到的乐趣。*

勒列特意识到杜佩雷在精神病院找到了各种乐趣：可以在精神病院中胡言乱语，可以把治疗纳入他的妄想，所有强加于

---

* 手稿补充说："任何症状中都有权力和乐趣。"

他的惩罚都再次用到他的病当中。于是他得出结论，必须让病人离开精神病院，并剥夺他从疾病、医院和治疗中获得的乐趣。因此，他让病人重新进入社会，停止治疗，以一种完全非医学的方式来治病。

就这样，勒列特作为医生的身份彻底消失。他不再扮演他那种攻击性的和专横的角色，而是让一群助手代替他去创建以下类型的场景：尽管杜佩雷先生在做印刷厂校对员的工作，但他还是继续犯一贯的拼写错误，于是他妄想要简化拼写。找人给他寄一封假的聘用信，提供一份会给他带来很多钱的工作。杜佩雷先生回信说他接受这份报酬颇高的工作，但他漏掉了一两个拼写错误。于是勒列特的助手就可以给他写一封信，在信中对他说："要是您没犯难看的拼写错误，我肯定就聘用您了。"[60]

现在，所有与精神病院里所实行的属于同种类型的机制都脱离了纯医学领域。勒列特本人也说，医务人员将会变成一个好人的角色，设法解决问题，做严酷的真实性与病人本人之间的中间人[61]。而病人将不再从他的精神病中获得乐趣，因为病症会引起不良的后果，不再从精神病院中获得乐趣，因为他已经不在那里了，甚至也无法从医生身上获得乐趣，因为本意上的医生消失了。对杜佩雷先生的治疗非常成功。1839年春天，治疗以完全康复而告终。然而，勒列特注意到，在1840年复活节期间，某些不好的迹象表明，一种新的病正在感染"这位病人"[62]。

倘若稍作总结，我们可以说，在那样的疗法下运转的精神病院是一种治愈装置，当中医生的行动与机构、规章和医院完全保持一致。它实际上是一个巨大的单一体，里面的院墙、诊疗室、仪器、护士、看守以及医生是发挥不同功能的要素，但主要功能是发挥整体作用。而且，不同的精神病医生强调的重点不同，关于最大的权力，有的认为在于常规监视系统，有的认为在于医生，还有的认为在于空间隔离本身。

其次，我要强调的是，精神病院是形成多种话语的地方。正是基于这些观察才能构成对疾病的描述和分类，同样也是基于对精神病人尸体的自由处置才能勾勒出精神病的病理解剖图。然而，无论是病情学的话语还是病理解剖学的话语，都没有为精神病治疗提供任何指导。这种治疗尽管有一些相关的临床记录，但实际上是保持沉默的，多年以来除了记录说过的话和做过的事，并没有形成独立的话语。没有建立真正的关于治愈的理论，甚至也没有尝试做出相关的解释。这是一套关于手段、策略、姿态、行动与反应的素材，其传统透过精神病院的生活在医学教育中代代相传，而且这些观察中只有少数显现出来，我只列举了其中最长的一段。策略素材，即战术设定，也可以说就是对待精神病人的方式。

接下来，我认为应该讨论精神病院中的同义反复。从这个意义上来说，精神病院本身为医生提供了一些工具，其功能主

　　　　　　　　　　　1973年12月19日

要是强加真实性，强化真实性，在真实性中增加这种额外的权力，让真实性影响和减轻精神病，从而引导和控制精神病。由精神病院添加到真实性中的权力，包括惩戒不对称，强制使用语言，调整缺失与需求，强加给病人一个必须承认的合规身份。通过这些额外的权力，借助于精神病院和精神病院的运作手段，真实性就能强行控制精神病。然而，（从这个意义上说是同义反复）权力不对称，语言的强制使用等等，所有这些不仅仅是加入真实性中的额外权力，也是真实性本身的真实形式。适应真实情况，[……*]，想要走出发疯的状态，恰恰是要接受一种我们认为不可逾越的权力，放弃精神病至高无上的权力。停止发疯，就是接受服从，要能够谋生，承认他人编造的生平身份，要停止从精神病中获得乐趣。因此，用来减轻精神病的手段，是为了控制精神病而加入真实性中的额外权力，这种手段同时也是治愈的标准，或者说，治愈的标准，就是用来治愈的手段。可以说，这是精神病院中的同义反复，精神病院进一步强化了真实性，它同时也是赤裸裸的权力中的真实性，是从医学角度强化了的真实性，是医疗行动，是医学的权力与知识，除了代理真实性本身，并无其他功能。

这种赋予真实性额外权力的手段，只是在精神病院内部复制真实性，这一点是精神病院中的同义反复。大家可以理解，为什么当时的医生一边说精神病院应该是完全与外部世界隔绝

---

*　（录音）：放下精神病无限的权力。

的场所，精神病院应该是一个专门的环境，完全在一种以纯粹的认知能力为特征的医学权力的掌控之下（把精神病院充公以利于建立医学知识）；另一边，还是这些医生，又说精神病院的一般形式要尽可能还原日常的生活，精神病院应该与殖民地、工场、学校、监狱等相似，也就是说，精神病院的特殊性在于，与通过精神病与非精神病的界限进行区别的东西本质上是一样的。精神病院的惩戒，既是真实性的形式，也是真实性的力量。

我要强调的最后一点，这也是接下来将要讨论的：当我们详细地分析勒列特的治疗方案，（平和一点来说，这算是我们见过的所有治疗方案中最完美的一个，）只列举不同的场景，不在勒列特所说的话中添加任何内容，并且考虑到他完全没有将他想说的话理论化，就会出现这样一些基本概念，如医生的权力、语言、金钱、需求、身份、乐趣、现实、儿时的记忆等。所有这些都属于精神病院的策略，其结果众人皆知。它们还会出现在精神病院以外的话语中，或者说精神病之外的形式中 *。但获得这种实际上或概念上的身份之前，它们在杜佩雷先生漫长的治疗过程中充当策略支点、战略要素、手段、计划以及病人与精神病院结构本身之间关系的纽带。

接下来，我们会看到这些概念如何从中脱离，进入另一种类型的话语中。

<small>166</small>

---

\* 手稿补充说："这一点正是弗洛伊德要去探索的。"

1973年12月19日

## 注释

1. 阿片制剂，以鸦片为原料的制剂，以平息怒气，恢复思维秩序而闻名。让·巴蒂斯特·范·艾尔蒙（1577—1644 年）和托马斯·西德纳姆（1624—1689 年）推荐使用阿片制剂，而不是催泻和放血。18 世纪，使用阿片制剂治疗"躁狂"式或"狂怒"式的精神病发展起来。参见：（a）菲利普·赫凯（1661—1737 年），《对使用鸦片、镇静剂和麻醉剂治愈疾病的反思》，巴黎，G·卡夫利尔出版社，1726 年，第 11 页。（b）约瑟夫·吉斯兰，《论精神错乱与精神病人收容所》，第一卷，第四篇《控制中枢神经系统的手段——鸦片》，第 345—353 页。另见米歇尔·福柯在《疯狂史》中专门谈到该内容的部分，1972 年版，第 316—319 页。

19 世纪，约瑟夫·雅克·莫罗（1804—1884 年）提倡使用阿片制剂治疗躁狂症："我们仍然可以在阿片制剂（鸦片、曼陀罗、颠茄、莨菪、乌头等）中一种极佳的手段来平息躁狂症病人的习惯性躁动以及偏狂症病人的一时怒气"（《关于盖尔精神病疗养院的医学信函》，《医学心理学年鉴》，第五卷，1845 年 3 月，第 271 页）。参见：（a）Cl·米歇亚，（1）《使用阿片制剂治疗精神错乱》（《医学协会》摘要，1849 年 3 月 15 日），巴黎，马尔代斯特出版社，1849 年；（2）《关于使用主要麻醉制剂治疗精神错乱的实验性研究》，巴黎，拉贝出版社，1857 年。（b）H·勒格朗·杜索勒，《关于躁狂症中鸦片给药方式的临床研究》，《医学心理学年鉴》，第三卷，第五篇，1859 年 1 月，第 1—27 页。（c）H·布罗闪，论文《神经症》及《麻醉药品》，出自《医学百科词典》，第二卷，第十二篇，巴黎，马森 / 阿瑟林出版社，1877 年，第 375—376 页。（d）J.-B. 丰萨格里夫，论文《关于鸦片》，同上，第二卷，第十六篇，1881 年，第 146—240 页。

2. 阿片酊，鸦片与其他成分结合的制剂，其中最常用的是西德纳姆的阿片酊，又称"复方鸦片酒"，推荐用于消化系统疾病，也用于神经症和癔病的治疗；参见《健康观察》（1680 年），出自《欧拉全集》，第一篇，伦敦，W. 格林希尔出版社，1844 年，第 113 页。参见《医学百科词典》，第二卷，第二篇，巴黎，马森 / 阿瑟林出版社，1876 年，第 17—25 页。

3. 从皮内尔开始，精神病医生们确定"部门秩序不变极其必要"（《医学哲学论——关于精神疾病或躁狂症》，第五部《精神病院中部门的整体治安和日常秩序》，第 212 页），不断地强调规则的重要性。法雷特也说："我们在如今

*167*

的精神病院里看到什么？看到一项严格遵守的正面规则，它规定一天中所有时间的安排，并迫使每个病人服从于一般规则，对不守规则的倾向做出反应。他必须在不知意图的双手间退让，并不断努力使自己不因违反规则而受到惩罚。（《精神病人的一般治疗》，1854年，出自《精神疾病与精神病院》，第690页。）

4. 饮食限制问题占有特殊的地位，既是精神病院内日常时间安排的组成部分，也是对治疗的协助。因此，弗朗索瓦·弗德雷称："食物是排在第一位的药"（《妄想论》，第二部，第292页）。参见：（a）J·达坎，《精神病的哲学》，再版添加Cl·奎特尔的介绍，巴黎，疯狂出版社（"精神错乱"丛书），1987年，第95—97页。（b）J·吉斯兰，《论精神错乱与精神病人收容所》，第二卷，第十六篇《精神错乱时要注意的饮食限制问题》，第139—152页。

5. 劳动作为精神治疗的重要组成部分具有双重功能，对隔离而言具有治疗作用，对秩序而言具有惩戒作用。参见：（a）菲利普·皮内尔，《医学哲学论》，第五篇，第二十一章《精神病院的基本法则，机械劳动的法则》："用持久的劳动改变精神病人思想的恶性链条，通过锻炼巩固其理解能力，只在病人聚集时维持秩序，免除诸多细致却无用的规则以保持内部的治安"（第225页）。（b）C·布歇，《精神病人从事的劳动》，《医学心理学年鉴》，第十二卷，1848年11月，第301—302页。米歇尔·福柯提到1952年让·卡尔维所进行的一项关于精神病院病人劳动的历史起源的研究。

6. 皮内尔对淋浴疗法极为看重，将其当作治疗和调节的工具，参见：《医学哲学论，关于精神错乱》，第二版修订及增印，巴黎，卡耶及哈维尔出版社，1809年，第205—206页。另见：（a）H·吉拉尔·德卡约，《关于精神疾病治疗的论述》，《医学心理学年鉴》，第四卷，1844年11月，第330—331页。（b）H·雷奇，《淋浴——冷水浇头治疗精神错乱》，同上，第九期，1847年1月，第124—145页。尤其是（c）弗朗索瓦·勒列特在《精神病的精神疗法》中运用过，第三章《淋浴及泼冷水疗法》，第158—162页。（见上文1973年12月19日的课程，以及下文1974年1月9日的课程）杜佩雷先生的病例。米歇尔·福柯对此着墨甚多：（1）《精神疾病与心理学》，巴黎，法国大学出版社（"哲学启蒙"丛书），1962年，第85—86页；（2）《疯狂史》，1972年版，第338页，第520—521页；（3）《水与精神病》，《言与文》，第一卷，第16篇，第268—272页。他在《性与孤独》中也提到过（《伦敦书评》，1981年5月21日至6月日，第3页及第5—6页），《言与文》，第四卷，第295篇，第168—169页。

7. 梅森·考克斯将英国医生伊拉斯姆斯·达尔文设计的"转椅"用于精神病治疗中，并极力称赞其效果："我认为可以在精神上或身体上加以利用，成功地使用它，可以作为缓解手段和惩戒手段，使病人变得柔软和温顺"（《关于痴呆症的论述》，翻译及引用，第58页）。参见：（a）L·阿玛尔，《关于精神病及其治愈方式的分析》，里昂，巴朗什出版社，1807年，第80—93页。（b）J·吉斯兰，（1）《论精神错乱与精神病人收容所》，第一卷，第四篇。(2)《控制大脑神经系统的方式——旋转》，阿姆斯特丹，范德海出版社。1826年，第374—404页。（c）C·伯瓦-波雄，《以前精神病学中的休克疗法及其与现代疗法的关联》，《巴黎医学理论》第1262期；巴黎，弗朗索瓦出版社，1939年。见《疯狂史》，1972年版，第341—342页。

8. 勒列特在一生中不得不面对各种批评为自己辩解，用他自己的话说，这些批评指责他的做法"落后且危险"（《精神病的精神疗法》，第68页）。其主要反对者是E·S·布朗什，体现在他提交给皇家医学院的论文《身体僵硬在精神病治疗中的危险》（巴黎，加尔登斯出版社，1839年），及小册子《法国精神病治疗的现状》（巴黎，加尔等巴斯出版社，1840年）中。勒列特的讣告重复了这些争议：（a）U·特雷拉，《勒列特简介》，《公共卫生与法医学年鉴》，第四十五篇，1851年，第241—262页。（b）A·布雷尔·德·布瓦蒙，《弗朗索瓦·勒列特传》，《医学心理学年鉴》，第二卷，第三篇，1851年7月，第512—527页。

9. 观察报告二十二："想象中的头衔和要职的承担者"（《精神病的精神疗法》，第418—462页）。

10. 同上，第421—424页。

11. 同上，第429页。

12. 菲利普·皮内尔，《医学哲学论》，1800年版，第二篇，第九章《恫吓精神病人，但不允许有任何暴力行为》，第61页。

13. J·E·D·埃斯基罗尔，《精神病》（1816年），出自《精神疾病与精神病院》，第二部，第126页。

14. 见上文，注释3。对J·吉斯兰而言，这是"隔离在精神错乱治疗中"的优势之一："基于让精神病人体验到的依赖感，被迫遵循陌生的意志"（《论精神错乱与精神病人收容所》，第一卷，第409页）。

15. F·勒列特，《精神病的精神疗法》，第422页："杜佩雷是一个传统的名字，一个化名；他真实的名字，我们都很清楚，就是拿破仑。"

16. "翠鸟族品质的独特标志，就是能不断地享受爱情的乐趣"（同上，第423页）。

17. "在收容所里，只有他是男人，其他的都是女人"（同上，第423页）。

18. E·J·若尔热，《精神病——关于这种疾病的论述》，第284页。

19. F·勒列特，《精神病的精神疗法》，第429页。

20. 同上，第430页。

21. 同上，第430页。

22. 同上，第422页。

23. 同上，第431页。

24. 同上，第431页。

25. 同上，第432页。

26. 同上，第422页。

27. 同上，第432页。

28. 勒列特这样定义他的治疗方法："精神病的精神疗法，就是合理使用所有直接作用于精神病人的思想和感情的手段"（同上，第156页）。

29. J.-P·法雷特，见上文，1973年12月19日的课程，注释3。

30. J·E·D·埃斯基罗尔，《精神病》（1816年），出自《精神疾病与精神病院》，第二部，第126页。

31. F·勒列特，《精神病的精神疗法》，第424页。

32. 同上，第434页。

33. 同上，第435页。

34. 见上述引文。

35. 米歇尔·福柯指出，在精神分析文学中，"金钱与粪便"的关系有着光明的研究前景。弗洛伊德在1897年12月22日写给弗里斯的信（出自《精神分析的诞生——给威廉·弗里斯的信（1887—1902年）》，由A·贝尔曼翻译，法国大学出版社，"精神分析丛书"，1956年，第212页）里提到，这种象征性的关系在肛门色情理论中得以发展。参见：C·弗洛伊德，(1)《性格和肛门色情》（1908年），出自《弗洛伊德文集》，第七篇，美茵河畔法兰克福，S·菲舍尔出版社，1941年，第201—209页 / 《性格和肛门色情》，由D·贝尔热、P·布鲁诺、D·盖里诺、F·奥普诺翻译，出自《神经症、精神病和反常现象》，巴黎，法国大学出版社，1973年，第143—148页；(2)《关于冲动的换位，尤其是在肛门色情方面》（1917年），《弗洛伊德文集》，第十篇，

1946 年，第 401—410 页／《关于冲动的换位，尤其是在肛门色情方面》，由 D·贝尔热翻译，出自《性事》，巴黎，法国大学出版社，1969 年，第 106—112 页。另见：E·博纳曼，《对金钱的精神分析——货币精神分析理论的批判性研究》。美茵河畔法兰克福，苏康出版社，1973 年／《对金钱的精神分析——货币精神分析理论的批判性研究》，由 D·盖里诺翻译，巴黎，法国大学出版社，1978 年。

36. G·费鲁斯，《精神病人——关于在法国（非英国）专属住所的状况，必须遵守的卫生和道德制度，法医学和与其公民身份有关的立法的一些问题》，巴黎，于扎尔夫人出版社，1834 年，第 234 页。

37. 见上述引文。

38. 见上文，1973 年 12 月 5 日的课程，注释 18。

39. "圣安娜农场"的历史可以追溯到 1651 年，安娜·奥地利捐资建造了一个机构，专门接收患有传染病的病人。土地经部分修整，仍主要用于耕种。1833 年，比塞特精神病院的主任医生纪尧姆·费鲁斯（1784—1861 年）决定利用这片土地发动来自医院三个分部的正在康复的病人和身体强壮但难以医治的病人参与劳动。1860 年 12 月 27 日，奥斯曼省省长决定设立委员会，"研究在塞纳省的精神病机构进行改进和改革"，这一决定标志着农场的终结。依据吉拉尔·德卡约带领下制定的方案，1863 年底动工建造一座精神病院，1867 年 5 月 1 日落成。参见：Ch·盖斯代尔，《巴黎圣安娜精神病院》，凡尔赛，奥贝尔出版社。1880 年。

40. 亨利·吉拉尔·德卡约（1814—1884 年）从 1840 年 6 月 20 日起担任奥克塞尔精神病院的主任医生和院长。1860 年，他被任命为塞纳省精神病机构总监察长。引用部分来自他的文章《精神病院的建设与管理》，《公共卫生与法医学年鉴》，第一卷，第四十篇，1848 年 7 月，第 30 页。 *170*

41. H·贝洛克，《精神病院转变为农业发展中心——全部或部分免除各省为精神病人所花的费用，提高病人的福利并使之更接近人在社会中的生存条件》，巴黎，贝歇·热内出版社，1862 年，第 15 页。

42. 涉及前面的诸多论述：（a）1973 年 11 月 7 日的课程认为医生的治疗操作不需要"任何真理话语"（见上文，1973 年 11 月 7 日的课程）；（b）11 月 14 日的课程提到，在始于 19 世纪初的精神病学实践中，废除了作为"原精神病学"特征的"真理游戏"（见上文，1973 年 11 月 14 日的课程）；（c）1973 年 12 月 12 日的课程得出结论，即在精神病学的权力中，从未提出过真相的问题（见上文，1973 年 12 月 12 日的课程）。

43. F·勒列特，《精神病的精神疗法》，第 423 页及第 435—436 页。

44. 同上，第 438 页。

45. 同上，第 439 页。

46. 同上，第 440 页。

47. 同上，第 440—442 页。

48. 同上，第 444 页。

49. 见上述引文。

50. 同上，第 444—445 页。

51. 同上，第 441—442 页。

52. F·勒列特，《精神病的心理碎片》，第 121—124 页。

53. F·勒列特，《精神病的精神疗法》，第 449—450 页。

54. 同上，第 449 页。

55. 同上，第 451 页。

56. 同上，第 425 页："他不打算离开收容所，也不害怕别人威胁或让他遭罪的治疗。"

57. 同上，第 426 页："用烧红的铁器在他身上烫，一次在头顶，两次在颈背。"

58. 同上，第 429 页："他问我这是不是对他的治疗；在这种情况下，他就任由我摆布了。"

59. 同上，第 430 页。

60. 同上，第 453 页："他在一封很短的信里犯了十二个拼写错误。对他来说，最好不要再奢望那样的工作……"

61. 同上，第 454 页："我让出了主导权。杜佩雷先生竭力为自己辩护。当他过于急迫时，我站出来帮助他，充当调解人的角色。"

62. 同上，第 461 页。

1973年12月19日

# 1974 年 1 月 9 日

精神病学的权力与"指导"的实践。——精神病院中的"真实"设定。——精神病院，医疗场所与领导力问题：治疗上的或管理上的。——精神病学知识的标志：（a）讯问技巧；（b）治疗与惩罚的设定；（c）临床表述。——精神病院中"权力的微观物理学"。——精神功能与神经病理学的出现。——精神病学权力的三重命运。

前面我已经说明，19 世纪前 30 至 40 年，早期的、基础的精神病学的权力在原精神病学中发挥作用，本质上是作为赋予真实性的一种额外的权力。

也就是说，精神病学的权力首先是某种支配和管理的方式，然后才是一种治疗或治疗措施。它是一种制度，更确切地说，因为它是一种制度，所以人们会期待有一定的治疗效果：隔离体系、规则体系、时间表、经过衡量的缺失系统、劳动义务等。

这是一种制度，但同时（这是我一直坚持的一个观点）也是与 19 世纪所产生的精神病的一种对抗。无论最终对精神病现象做出怎样的病情学分析或描述，这种精神病本质上就是反抗的意志，不受约束的意志。即使是在妄想症中，也是想要相信妄想，肯定妄想，打心底肯定妄想。这便是对抗的目标，在整个对抗过程中，贯穿精神病学体制并使之充满活力。

因此，精神病学的权力是掌握并试图控制。我觉得有一个词最符合精神病学权力的功能，从皮内尔到勒列特[1]，在他们所有的文章中都能找到它。这个词的出现频率最高，在我看来完全体现了这种集制度与掌控、规则与对抗于一体的行为特征。这就是"指导"的概念。由于其来源并不是精神病学，所以有必要回顾一下它的历史。19 世纪时，这个概念就已经产生一系列与宗教实践相关的涵义。在 19 世纪之前的三到四个世纪，"神修指导"明确了技术与对象的大致范围[2]。随着这种指导实践，其中的一些技术和对象被引入了精神病学领域。说来话长，不过有一个线索：精神病医生就是指导医院运作和引导个人的人。

为了强调这种实践的存在以及精神病医生本人对这种实践有清楚的认识，我要引述一段文字。这段文字可以追溯到 1861 年，来自圣永精神病院的院长："在我管理的精神病院中，我每天要进行各种夸奖、奖励、责备、强迫、约束、威胁和惩罚。为什么？难道我自己也精神失常了吗？我所做的一切，我所有的同事无一例外也在做，因为这些都是自然而然的[3]。"

这种"指导"的目的何在？（这一点上节课我讲到过。）我认为主要是赋予真实性某种约束力。这意味着两件事。

首先，在一定程度上将真实性强加于人，成为必然，让真实性作为权力发挥作用，赋予真实性额外的力量使之与精神病相结合，或者赋予真实性额外的间隔使之能接触到那些躲避或疏远它的个人。因此，这是对真实性的补充。

而同时，（这是精神病学权力的另一个方面），确认在精神病院内部行使的权力只是真实性本身的权力。精神病院内的权力，在布置过的空间内发挥作用，会带来什么后果？它用什么证明自己是权力？用真实性本身。于是就有了原则，精神病院必须作为一个封闭的场所运行，与任何家庭压力完全无关。也就是一种绝对的权力。然而，被完全隔断的精神病院必须重现真实性本身。建筑物要尽可能看起来像普通住宅，精神病院内人与人之间的关系要类似于普通市民之间的关系，精神病院内要有普通的劳动义务，还要有活跃的需求和经济体系。也就是在就精神病院内对真实的体系进行复制。

因此，将权力赋予真实性，在真实性的基础上建立权力，是精神病院中的同义反复。

然而，更确切地说，在真实性的名义之下，引进到精神病院内部的是什么？赋予了什么样的权力？把什么作为真实性来发挥作用？赋予了什么样的额外的权力？精神病学的权力建立在哪种类型的真实性之上？这就是问题所在。为了试着弄清楚这个问题，上次课我花了很长时间列举一个治疗的故事，我认为它是精神病治疗发挥作用的一个范例。

1974年1月9日

我认为，可以明确看到真实性的设定进入精神病院内并发挥作用的方式。我想简略地概括一下通常得出的结果。在一般的和特殊的"精神疗法"中，能够明确看到的真实性到底是什么？

首先是另一方的意志。病人必须面对的真实性，其注意力必须脱离反抗的意志转向并屈从的真实性，首先就是作为意志中心和权力来源另一方，始终掌握着比精神病人的权力更高的权力的另一方。更多的权力来自另一边：另一方永远是比精神病人的权力更高的权力的持有者。这就是精神病人所要经受的第一个真实性约束。

其次，精神病人要服从另一种类型的真实或另一种真实性约束，表现为记住名字、经历，必须了解既往病史。记住勒列特的方法，他以八桶水作威胁，迫使病人讲述人生[4]。因此，名字、身份、经历、用第一人称讲述的生平，在类似于招供的仪式下承认，这就是强加于精神病人的真实性。

第三种真实性，是精神病这一真实本身，或者说是精神病含糊、矛盾和令人眩晕的真实。一方面，在精神治疗中，一直对精神病人表示他的疯狂就是精神病，他确实生病了，迫使他放弃一切否认自己得病的行为，对实际病况坚信不疑。同时，向他表明他发疯的根源并不是疾病，而是缺陷、恶意、缺少关注、自以为是。大家一定记得杜佩雷先生的治疗方案。勒列特每时每刻都在强迫他的病人承认曾经在卡兰登精神病院，而不是在圣莫尔城堡[5]，强迫他承认真的病了，他的身份就是病人。病人必须屈从于这样的真实。

然而，在让杜佩雷先生经受冲洗时，勒列特对他说：我这样做不是因为你是病人要照顾你，而是因为你是坏人，你身上有一种无法接受的欲望[6]。大家看勒列特的策略到了什么地步，他把病人带出精神病院，目的是让病人不能在精神病院内享受精神病的乐趣，不能在精神病院的环境中隐瞒他的精神病症状。要剥夺精神病的疾病身份以及由此带来的所有好处，必须驱逐精神病中引发疾病的邪恶欲望。因此，有必要强制规定疾病的真实性，将一种非疾病性欲望下的真实性强加到疾病的意识之上，这种真实性引发了疾病，是疾病的根源。勒列特的策略大致上围绕着疾病的真实性与非真实性，精神病无真实性的真实性，建立了精神疗法中让病人屈从的第三种真实性约束。

最后，第四种形式的真实性，涉及所有与金钱、需求、劳动的必要性，整个交换与效用体系，满足需求的义务相关的技术。

我认为，这四种要素（另一方的意志，绝对属于另一方的强权；身份、名字与生平的约束；精神病非真实的真实性与欲望的真实性，后者构成精神病的真实性并将其作为精神病消除；需求、交换与劳动的真实性），是深入到精神病院之中的真实性脉络，是在精神病院内部形成制度并由此建立对抗策略的依据。精神病院的权力，就是为了将诸多真实性当作单一真实性而行使的权力。

在我看来，真实性的这四种要素的存在，或者说精神病院的权力为了让这四种要素进入而进行的过滤很重要。原因有几点。

第一，这四个要素将在精神病治疗中嵌入许多问题，这些问题会贯穿整个精神病学史。首先是依赖和服从医生，医生是病人无法回避的某种权力的持有者。其次是承认、回顾、叙述、认识自己。再次是精神病院的实践中所用的手段，用来针对精神病提出隐秘且不被接受的欲望问题，让精神病真正地以精神病的形式存在。最后当然是金钱和经济补偿的问题，比如当一个人精神错乱时如何满足他的需求，怎样在精神病当中建立用于资助病人的交换体系。这些都比较明确地出现在原精神病学的所有技术中。

这些要素很重要，不仅是由于在精神病学史、实践素材中提出的这些技术和问题，[更]*是因为通过这些要素确定了用什么来定义被治愈的个人。一个被治愈的人，如果不是已经接受了依赖、忏悔、欲望的不可接受性、金钱这四种约束的人，那又是什么？治愈是精神病院中实施的日常且即时的身体控制过程，作为被治愈的个人将成为四重真实性的载体。这种必须以个人为载体即受体的四重事实，分别是另一方的法则、自我认同、欲望的不可接受性，以及将需求融入经济体系。当接受治疗的个人真正地接受了这四种要素，就可以把他们当作被治

---

* （录音）：这同样很重要。

1974年1月9日

愈的个人。四重调节系统，*通过对自身的作用，进行治疗，使个人得以恢复。

现在，我想谈一谈另一系列后果，这是我想进一步展开的问题，也是接下来要谈论的主题。这种四重控制发生在一个惩戒空间内并从中受益。从这个意义上讲，我能说的关于精神病院的内容与人们所说的关于军营、学校、孤儿院、监狱等的内容并没有太大不同。但是，在我刚刚讲过的机构或团体与精神病院之间还是存在本质上的区别。区别在于，精神病院是一个带有医学标记的空间。

到目前为止，无论是当我谈到精神病院的一般制度时，还是谈到对抗技术，谈到在精神病院内的对抗中赋予真实性更多的权力时，在这一切之中，医学与什么有关？为什么必须有一个医生？医院被医学标记说明了什么？从某一刻开始，确切来说从19世纪初开始，人们安置精神病人的地点不仅是一个惩戒场所，更应该是一个治疗场所，这又说明了什么？换句话说，为什么需要一个医生来执行这种关于真实性的额外权力？

具体来说，直到18世纪末，安置精神病人的地方、用于惩戒精神病人的地方，并不是医疗场所。比塞特[7]、萨尔佩特里尔[8]、圣拉扎尔[9]，甚至连专门治疗精神病人的卡兰登[10]（这一点与其他机构不同），它们当中任何一个都不是真正意义

---

\* 手稿中"屈从"（assujettissement）代替"调节"（ajustement）一词（应为口误）。

上的医疗场所。医生的确是有的，但里面的医生只负责扮演普通医生的角色，也就是说，根据被监禁者的状态和治疗方案本身提供一定的照顾。人们对治疗精神病人的期望，并不是对医生提出的。由宗教人士组成的架构和强加于病人的惩戒措施，不需要医学上的保证来获得治愈。

很明显，直到 18 世纪末的最后几年，这一情况才发生变化。19 世纪，人们一方面普遍肯定病人需要指导和制度，另一方面，一反常态，前所未有地肯定这种指导权必须掌握在医务人员手中。当我们一直讨论的惩戒重新定义时，这种医学化的要求到底是什么？这是否意味着医院今后必须成为医学知识发挥作用的地方？指导精神病人是否应该听从关于精神疾病的知识、对精神疾病的分析、精神疾病病情学以及病因学？

并非如此。我认为一定要坚持 19 世纪得出的事实，一方面是整个精神疾病病情学与病因学的发展，关于精神疾病可能的器质性关联的病理解剖学研究，另一方面是所有这些指导上的策略现象。这种差异、这种医学理论与有效的指导实践之间的失调有多种表现方式。

首先，被监禁在医院中的个人，拥有一定的知识并将其用于病人的医生，他们之间可能存在的关系是一种非常单薄、极其不确定的关系。勒列特开展了长期而艰苦的治疗工作，我列举过一个相关的病例。他说，别忘了在普通的医院里，一名主任医生一年可以在一个病人身上花大概 37 分钟。而在比塞特这样的医院里，主任医生一年最多只可能在一个病人身上花

1974年1月9日

18 分钟 [11]。可见，精神病院的群体与严格意义上的医学技术之间的关系是极其不确定的。

更严肃地说，我们发现这种失调的证据是，如果留意当时精神病院内部如何分配病人，会发现这种分配与理论文献中按照精神疾病的类别划分毫无关系。躁狂症与忧郁症 [12] 的区分，躁狂症与偏执狂 [13] 的区分，各种躁狂症和痴呆症 [14]，所有这些都无迹可寻，也没有对精神病院的实际组织工作产生影响。而医院中实际建立的分配是完全不同的，按照病人可治愈与不可治愈，安静与焦躁，顺从与不顺从，能劳动与不能劳动，受惩罚与不受惩罚，需要持续看管、偶尔看管与不需要看管来进行区分。真正用来划分精神病院内部空间的是这种分配方式，而不是理论文献中建立的疾病分类框架。

关于医学理论与精神病院实践之间的失调还有一个证据。那就是，所有通过医学理论，通过对精神疾病的症状学或病理学分析所确定的可能的治疗措施都很快被再度使用，不再是为了治疗，而是属于一种指导技术。我的意思是，淋浴、烧灼 [15]、艾灸 [16] 之类的方法所用的药物，最初都是根据对精神疾病的病因或其器质性关联的理解而开的，比如需要促进血液循环，减轻身体的局部充血等，而这些方法只要是令病人不舒服的干预方法，就会很快被再度用于指导体系，作为惩罚。这样的情况仍在继续，使用电击方式就是这种类型 [17]。

更确切地说，药物的使用往往是精神病院的惩戒在体表或体内的延伸。给病人淋浴是什么？从某种理论上讲，是确保更好的血液循环。像 19 世纪 40 年代到 60 年代在精神病院中那样经常使用阿片酊、乙醚 [18] 又是什么？表面上是缓和病人的神经系统，实际上就是将精神病院的制度体系、惩戒制度一直延伸到病人的体内，也就是保证精神病院内固有的平静，并使之延伸到病人的体内。现在使用镇静剂也属于同一种类型。因此，在精神病院的实践中很早就有把医学理论确定的可能的药物转换成惩戒制度的要素的做法。我认为不能说医生是基于其精神病学知识在精神病院中发挥作用。所谓的精神病学知识、精神病学理论文献中提出的知识，每时每刻都在随着真实的实践发生变化，可以说这种理论知识从未真正影响精神病院的生活。这一点在原精神病学早期阶段是如此，迄今为止可能在很大程度上对于整个精神病学史来说也是如此。如果医生所建立的范围，做出的描述、根据知识所确定的治疗措施没有实施，甚至不是由他来实施，那么医生怎么工作，又为什么需要有医生？

精神病院权力的医学标记是什么意思？为什么必须由医生来行使这项权力？我认为，精神病院内的医学标记实际上是医生的物理存在，是医生无处不在的身影，是将精神病院的空间等同于精神病医生的身体。精神病院就是精神病医生的身体，它被拉长、扩大、达到建筑物的大小，扩展到可以行使权力的程度，就好像精神病院的每一个部分就是自己身体的一部分，由自己的神经来控制。更确切地说，精神病医生的身体与精神病院场所的同化有不同的表现方式。

179

1974年1月9日

首先，病人必须面对的第一个真实性就是精神病医生本人的身体，其余的真实要素在一定程度上都必须通过它来传递。请记住我最初说过的场景：一切治疗都是从精神病医生本人真正现身开始的。在达到的那一天或是治疗开始的那一天，医生借助于身体的威望，突然出现在病人面前。这个身体必须是无可挑剔的，必须通过自身的形体与重量来树立威望。这个身体必须作为真实性或者用来传递所有其他真实性的真实强加于病人。病人一定要屈从于这个身体。

其次，精神病医生的身影必须无处不在。精神病院的建筑布局（比如1830年至1840年期间埃斯基罗尔[19]、巴尔沙普[20]、吉拉尔·德卡约[21]等人所确定的），始终都经过计算，以确保精神病医生可以实际上无处不在。他必须一眼就能看清一切，一次散步就能监视每一个病人的情况，必须时刻全面审视医院、病人、员工和他自己。他必须洞察一切，任何事都必须向他汇报：看守们都完全听命于他，他自己没有看到的，他们都必须告诉他，这样一来，他便永远在精神病院中无所不在。他的目光、耳朵、动作覆盖了精神病院的整个空间。

此外，精神病医生的身体必须与精神病院的各个管理部门直接联系：看守们实际上是成员、助手，是直接掌握在精神病医生手中的工具。吉拉尔·德卡约是1860年以来在巴黎市郊建立的所有精神病院的主要组织者[22]，他说："主任医生的推动力按照既定的等级传达到各个部门。医生是调度者，他的下属们则是主要成员[23]。"

总而言之，精神病医生的身体就是精神病院本身。精神病院的构成与医生的身体实际上是一回事。埃斯基罗尔在其论著《精神病人》中说："医生从某种意义上说应该是精神病院的生活原则。所有事都必须由他来推动。他指导所有的行动，被称为一切思想的调度者。作为行动中心，所有关系到精神病院中居住者的事情都必须归总到他这里[24]。"

因此，需要给精神病院打上医学的标记，确定精神病院是一个医疗场所，首先意味着（这是我们能够得出的第一层含义），病人必须面对医生无所不在的身体，最终被医生的团体所包围。但你们会问，为什么一定要是医生？为什么不是随便一个人就能扮演这个角色？为什么成为权力并用于传递真实性的个体一定要是医生的身体？

奇怪的是，这个问题一再被提及但从未真正经过激烈地讨论。19 世纪的文献中反复确认了一个方针、一个公认的原则，那就是精神病院必须真正由医生来管理，如果医生无法完全控制这所医院，它就不具备治疗的功能。而且，解释这项原则的困难重重，顾虑颇多，毕竟一个惩戒机构只要有一名好的管理者就够了。实际上，医院负责治疗的医务主任与负责后勤、人事、管理等层面事务的主任长期以来一直存在冲突。皮内尔本人从一开始就担忧不已，他说，我是来照顾病人的，而布桑（Pussin）多年来一直是守门人、门房，是比塞特精神病院的看守，他对这里的了解和我一样多。毕竟，正是依靠他的经验我才能知道我所知道的事[25]。

　　　　　　　　　　　　　　　　　1974年1月9日

整个 19 世纪，这种情况已经上升到另一个层级，问题在于要知道在医院的运作中管理者和医生到底谁占上风。医生们回答说（最终这就是法国采用的解决方案）：无论如何都是医生占上风[26]。医生负主要责任，最终成为指挥者，有人在他身边承担管理和后勤的事务，但必须在他的控制之下，由他来负责。那么，为什么一定是医生呢？答案是：因为他懂。然而他的精神病学知识并不是真正在精神病院的制度中所运用的，也不是医生在指导精神病人时真正使用的，那到底是因为他懂什么呢？我们怎么能说因为医生懂就必须由医生来管理精神病院？这种知识在哪个方面是必需的？我认为，精神病院正常运作所必需的、让精神病院必须打上医学标记的，是额外权力的作用，按照规定，这种权力不是来自某种知识的有效内容，而是来自知识的标记。换句话说，就是通过标记指定当中存在某种知识，不管这种知识的真正内容是什么，只有通过设定标记，医学的权力才能作为医疗所必须的权力在精神病院中发挥作用。

这些知识的标记是什么？如何让它们在 19 世纪早期最初的精神病院中发挥作用，多年以后，它们又将如何发挥作用？我们可以简单地采用一系列方法，让知识的标记在医院的组织和运作中发挥作用。

第一点，皮内尔说："当你询问一个病人，先要对他的情况有所了解，要知道他为什么来，人们对他有什么抱怨，他有过什么样的经历。一定要问过他的家人或者他身边的人，这样一来，我们询问他的时候，总是比他了解得更多，或者至少比他想象得更多，当他说一些我们认为不真实的话，我们就可以进行干预，表明我们知道的比他多，确定他在说谎或者妄想，[……]27"

第二点，如果不从理论上来说，对于确立精神病学的讯问技巧，皮内尔的贡献或许不及埃斯基罗尔和他的继任者28。这根本不是从病人那里获得未知信息的方法。或者说，如果在某种程度上确实要通过讯问病人获得某些未知的信息，那么一定不能让病人意识到我们要靠他来获得这些信息。讯问的方式要让病人不说自己想要什么，而是回答问题29。*因此，强烈建议：永远不要任由病人天马行空，而是要用一些问题来打断他。这些问题是规范性的，始终一致的，而且按照一定的顺序排列，其作用是让病人意识到他的回答给不了医生有用的信息，只是表述他的认知，给他机会发表意见。他必须意识到，在医生的思想中已经完全形成的知识范围内，他的每一个回答都有一定的意义。讯问是一种隐秘的替代方式，用一些能让医生控制病人的表面意义取代从病人那里获取的信息。

第三点，为了构建这些认知的标记，使医生发挥医生的作用，必须持续监视病人，并为他建立一个永久的档案。任何时候，当我们与病人交谈时，必须能够表明我们知道他之前做过什么，说过什么，犯过什么错，受到了什么惩罚。也就是形成

---

\* 手稿还提到一种以"医生的沉默"为形式的讯问，并通过勒列特的观察报告《具有抑郁特征的部分性痴呆，幻听》予以说明（《精神病的心理碎片》，巴黎，克罗夏尔出版社，1834 年，第 153 页）。

　　　　　　　　　　　1974年1月9日

并提供给医生关于精神病院中病人的一整套记录和评价体系[30]。

第四点，要始终采取治疗与指导双管齐下。当病人犯了错，我们想要制止，就必须惩罚他，但是要让他相信之所以惩罚他是因为这样对治疗有益。因此，要能够把惩罚当作治疗手段，而在对他强行采取某种治疗手段时，必须要清楚这样做是为他好，但要让他相信这仅仅是为了惹恼他和惩罚他。这种治疗与惩罚的双重设定，对精神病院的运作至关重要，其建立的前提条件是有人掌握了关于治疗或惩罚的真相。

最后一点，在精神病院中医生用来获得知识标记的最终要素（在精神病学史上相当重要）是进行临床教学。所谓临床教学，就是在某个场景中对病人的表述，当中对病人的讯问有益于指导学生，医生将发挥照顾病人和教授学生的双重作用。这样一来，他在治疗病人的同时掌握教师的话语权，既是医生又是教师。最终，这种临床实践很早就在精神病院实践中建立起来。

早在1817年，埃斯基罗尔就在萨尔佩特里尔医院[31]开始了最初的临床教学。从1830年起，临床教学在比塞特精神病院[32]和萨尔佩特里尔医院[33]已经成为常态。最终，从1830年至1835年，各部门的主要负责人（即使不是教师）都会使用这套病人的临床表述系统，也就是介于医学检查和教师讲授之间的手段。为什么临床教学很重要？

来看看让·皮埃尔·法雷特（他是真正从事临床教学的人之一）关于临床教学的一个很好的理论。为什么必须使用临床教学的方法？

首先，医生要向病人表明，在他周围有很多人（尽可能多的人）做好准备听他说话，医生的话可能会被病人否认，病人可以不在意他的话，但病人无法不看到这些话确实得到了倾听，而且是很多人*带着敬意倾听。听众的存在让医生的话效力倍增："大量忠实听众的存在让他的话更具有权威性[34]。"

其次，临床教学很重要，是因为它不仅能让医生询问病人，还能通过询问病人或评论病人的回答，让医生向病人表明了解他的病症，对病情知之甚多，能够在学生面前谈论病情并进行理论陈述[35]。在病人看来，他与医生对话的地位会发生根本改变。他会意识到医生的话语当中正在形成一种所有人都接受的真理。

然后，临床教学很重要，是因为它不但及时询问病人，而且在学生面前回顾病例的整个病史。因此，我们会当着他们**的面复述病人的整个人生，让病人自己讲述，如果他不愿意说，我们会替他说。我们会继续推进讯问，最终，病人会看到（如果他愿意说就是在他的帮助之下，如果他保持沉默那就不需要他的帮助），自己的人生就展现在眼前。他的人生会存在生病的现实，因为它的确是作为疾病呈现在医学生们面前[36]。

最后，法雷特说，通过扮演这个角色，接受走到舞台的最

---

\* （录音）：尽可能最多的。

\*\* （录音）：学生们。

前面，与医生周旋，陈述自己的病情，回答医生的提问，病人会意识到他在讨好医生，并在一定程度上尽力对医生做出补偿[37]。

我刚才谈到了四大真实性要素：另一方的权力，身份法则，本性和隐秘的欲望中对精神病的承认，以及报酬、交换的设定、由金钱控制经济体系。临床教学当中也存在这些不同的要素。在临床教学中，医生的话似乎比任何人的话都具有更大的权力。在临床教学中，身份法则给病人带来压力，他被迫在关于他的所有叙述和对其人生的所有回忆中承认这一点。通过公开回答医生的询问并最终承认自己有精神病，病人认可并接受这种疯狂欲望的真实性，而这就是他的精神病的根源。最后，从某种意义上说，他深陷于赔罪和补偿之类的系统之中。

因此，关于病人的临床表述，众所周知的仪式是作为精神病学权力的重要载体，更确切地说，作为在精神病院日常生活中形成的精神病学权力的重要放大器。从 19 世纪 30 年代至今，临床教学在精神病医院的日常生活中极具制度上的重要性，其原因在于，医生通过临床教学成为掌握真理的人。有技巧地供认与叙述成为制度上的义务，把发疯视为疾病成了必要的情节，而病人则陷于讨好及向照顾他的医生赔罪的系统之中。

由此可见，在临床教学中被放大的知识标记最终如何发挥作用。正是这些知识的标记，（而不是一门科学的具体内容），让精神病学家在精神病院中扮演医生的角色。正是这些知识的标记让他在精神病院中行使绝对的强权并最终与这个地方融为

1974年1月9日

一体。正是这些知识的标记让他把精神病院建成一个医疗机构，用他的眼睛、耳朵、话语、动作等各个部分来治病。总之，正是这些知识的标记使精神病学的权力真正起到强化真实性的作用。在临床教学的场景中，执行得更多的是知识的标记，而不是知识的内容。通过这些知识的标记可以看到，医生的强权，身份的法则，不可接受的发疯的欲望，金钱的法则等我所谈到的真实性的四个触角正在逐渐显现并发挥作用。

我认为可以这样说：通过将精神病医生的身体等同于精神病院场所，设定知识的标记及由此产生的四种形式的真实性，我们可以发现与当时正在改头换面的外科医生完全相反的一类医生正在形成。在 19 世纪的医学界，差不多是从比夏（Bichat）[38] 开始，随着病理解剖学的发展，显现出以外科学为中心的趋势。根据知识的有效内容，在病人身上找到疾病存在的某种真实性，并用自己的双手和自己的身体去消除不适。

而在该领域的另一端，是以精神病学为中心，其做法完全不同。根据确定医生资质的知识标记（而不是知识内容），使精神病院的空间像身体一样运行，用自身的存在、自身的动作和自身的意志恢复健康，并借此将额外的权力赋予四重形式的真实性。

186　　总而言之，我们得出了关于某个惩戒空间或惩戒装置的特定构成的反论，与其他空间或装置的不同之处在于它具有医学标记。而相比于所有其他的惩戒空间，这种表征精神病院空间的医学标记，完全不是像理论中阐述的精神病学知识那样在精神病院中使用。实际上，这种医学标记是实行介于精神病人屈从的身体与精神病医生制度化的、被扩张到机构大小的身体之间的设定。精神病院必须被视为精神病医生的身体，精神病院的制度只不过是这个身体针对精神病院内精神病人屈从的身体而实行的一整套规定。

*

以此为基础，我们才能确定关于精神病院权力的微观物理学的基本特征之一：介于精神病人的身体与精神病医生的身体之间的设定，精神病医生在病人之上，支配病人，俯视并控制病人。有了此类设定特有的效果，在我看来，这就构成了精神病学权力的微观物理学特征。

由此，我们可以确定三种现象，在接下来的课程中，我将进行更细致的分析。首先是我试图定义的原精神病学的权力。当然从 19 世纪五六十年代起，它会因为许多现象而发生很大的改变，仍然在精神病院内保持忙碌和变化，但也在精神病院之外继续存在。也就是说，19 世纪 40 年代到 60 年代，精神病学权力开始扩散和迁移，传播到多个机构和其他惩戒制度中并在一定程度上取而代之。换句话说，精神病学的权力作为权力物理学中控制身体的策略、强化现实的权力、接受并承担现实的个人组织，已经传播开来。

在所谓的病理、犯罪等精神功能之下也可以看到它。在任何必须要让真实性作为权力发挥作用的场合，都存在精神病学的权力，即强化现实的功能。如果看到心理学家出现在学校、工场、监狱、军队等地方，那是因为他们正好在这些机构都必须让真实性作为权力发挥作用或者将其内部行使的权力作为真实性的时候介入进来。例如，当要把在学校中传播并且不再真正作为真实而提出的知识当作真实的时候，学校就需要心理学家。当学校中行使的权力不再是真正的权力，变成了一种虚幻且脆弱的权力，因而有必要加强其真实性的时候，心理学家就必须介入。在这种双重条件之下，学校心理学是必要的。学校心理学揭示了个人才能上的差异，并以此将个人置于知识领域的某个等级，就好像这是一个真实的领域，是一个本身具有约束力的领域，在学校所确定的知识领域中有了位置，就必须留下来。因此，知识作为权力发挥作用，知识的权力成为现实，个人则置身其中。在学校心理学的操纵下，个人实际上承担着双重的真实性：一方面是他的才能的真实性，另一方面是他能够获得的知识内容的真实性。正是基于学校心理学所确定的两种"真实"的关联，个人才会以个人的身份出现。对于监狱、工场等场所，也可以进行同一类型的分析。

从历史的角度看，心理学的功能完全来自四处传播的精神病学的权力，这种心理学的功能的主要作用是强化作为权力的真实性，通过把权力作为真实性来强化权力。这就是我认为必须强调的第一点。

然而，这种传播是如何进行的？精神病学的权力看起来与精神病院的空间紧密相连，怎么可能偏离方向？中间阶段是什么样？我认为很容易发现的中间阶段，主要是对异常儿童进行精神病治疗，准确来说是对白痴病人进行精神病治疗。从在精神病院中把精神病人与白痴病人分开的那一刻起，就确立了一种机构，我刚才描述过的早期的精神病学的权力已经在当中发挥作用[39]。这种早期的形式多年来一直保持着最初的状态，差不多有一个世纪。正是从介于精神病学与教育学之间的混合形式开始，从对异常、低能和不健全的人进行精神病治疗开始，形成了整个传播体系，使心理学成为一切机构运行永久复制的手段。因此，下一次我想和大家谈谈对白痴病人进行精神病治疗的组织与准备。

接下来，我还想指出依据原精神病学得出的其他现象。另一类现象是这样的：在对白痴病人进行精神病治疗中，我所描述过的精神病学的权力继续发挥作用，几乎没有动摇，而在精神病院内部，发生了一些根本和关键的事情，一个双重进程，当中（就像在战斗中一样）很难知道是谁开始，谁主动，最终谁占上风。这两个极为相似的进程是什么样的？

首先是医学史上的重要事件，即神经病学的出现，准确来说是神经病理学的出现。也就是说，从开始把一些能确定神经系统病灶和神经病理学病因的病症与精神病区分开的那一刻起，我们就可以从身体状况上分辨真正生病的人。对于他们，根本无法从器质性病变的层面确定病因[40]。这就提出了精神病的严肃性与确实性的问题，开始引起人们的怀疑，毕竟是与解剖学无关的精神病症，真的有必要严肃对待吗？

面对这种情况（与怀疑神经病学开始让所有人得精神病相关），整个过程中一些病人不断地用真理和谎言来回应精神病学的权力。精神病学的权力说，我不过是一种权力，应该只在标记层面上接受我的知识，不考虑内容的影响。对此，病人们用模拟的手段来回应。当医生最终带来了新的知识内容，即神经病理学的知识，他们则用另一种类型的模拟来回应，大致就是由癔病病人多次模拟癫痫、麻痹等神经病症。病人之间无止境的追逐，假借真理之名，在谎言中不断地捕捉医学知识。医生不断地尝试通过捕捉关于病理征候的神经病学知识（即严肃的医学知识）来掌控病人。所有这些，就像是医生和病人之间一场真正的对抗，贯穿了 19 世纪精神病学的整个历史。

最后一点是了解在精神病学权力内部形成并作为其支撑点的主要要素如何在精神病院机构之外发挥作用。也就是另一方权力的法则，医生话语的威望，身份的法则，了解病史的义务，试图驱逐造成精神病现实的疯狂欲望，金钱问题等等这些真实性的要素。这些要素如何在自称是非精神病学的实践中发挥作用。这种实践就是精神分析治疗，可当我们从中提取不同要素时，就会发现真实性的要素铭刻在精神病学的权力之中，而且正是精神病院惩戒中所设定的精神病学的权力使之隔离并得以产生 41。

由此可知，精神病学的权力有三重命运。19 世纪 40 至60 年代以后，早期的精神病学的权力长期存在于关于精神幼稚症的教育学之中。在精神病院里，通过神经病学和模拟的设定，精神病学的权力在自身内部发挥作用。第三种命运则是，精神病学的权力继续存在于某种非精神病学的实践之中。

### 注释

1. 除在《医学哲学论，关于精神错乱或躁狂症》(1800 年版，第 45 页，第 46 页、第 50 页、第 52 页、第 194 页、第 195 页、第 200 页) 一书中多次出现"引导"一词外，皮内尔还专门用了两段来分析对精神病人的引导；第二篇，第六章《指导精神病人的艺术对辅助药物效果的好处》，第 57—58 页；第二十二篇《精神病人指导艺术中的技巧——表现出赞同他们想象中的想法》，第 92—95 页。埃斯基罗尔则将精神疗法定义为"指导精神病人的智慧和情感的艺术"(《精神病》1816 年，出自《精神疾病与精神病院》，第一部，第 134 页)。勒列特称"必须引导精神病人的智慧，激发能使其摆脱谵妄的情感"(《精神病的精神疗法》，第 185 页)。

*190*

2. 从查尔斯·博罗梅的传教士守则(《来自牧羊人的指示，宣讲有用的宗派服务及圣体圣事》，安特卫普，C·普兰蒂尼出版社，1586 年) 开始，建立起与天主教的改革和"避静"的发展相关的"指引"或"引导"实践。在制定相关规则的人中，值得一提的有：(a) 依纳爵·罗耀拉，《心灵修炼》，罗马，A·布拉杜姆出版社，1548 年 /《心灵修炼》，由 F·洛雷尔翻译并注释，巴黎，戴克雷·德布劳出版社("基督"丛书)，1963 年。参见：(α) P·杜东，《依纳爵·罗耀拉》，巴黎，博谢纳出版社，1934 年；(β) P·唐科尔，《依纳爵与灵魂指引》，《精神生活》，巴黎，第 48 篇，1936 年，第 48—54 页；(γ) M·奥尔夫—加利亚德，《精神指引》，第三篇《现代时期》，出自《苦行与神秘灵修词典——教义与历史》，第三卷，巴黎，博谢纳出版社，1957 年，第 1115—1117 页。(b) 圣方济各·沙雷氏，《虔诚生活入门》，其中第 4 章成为指导者的必读内容：《指导者进入和推进虔诚状态的必要性》，出自《作品集》，第三卷，安纳西，尼耶拉特出版社，1893 年，第 22—25 页。参见：F·文森特，《圣方济各·沙雷氏，灵魂导师，意志的教育》，巴黎，博谢纳出版社。1923 年。(c) 让—雅克·奥里耶(1608—1657)，圣绪尔比斯神学院的创始人，《灵魂导师的精神》，出自《全集》，巴黎，J.-P·米涅出版社，1856 年，第 1183—1240 页。

关于"指导"，参见以下作品：(a) E·M·卡罗，《17世纪的灵魂指导》，出自《关于当下的新研究》，巴黎，阿歇特出版社，1869年，第145—203页。(b) H·于维林，《17世纪的灵魂导师：圣方济各·沙雷氏，M·奥里耶，圣文森特·德保罗，兰塞修道院院长》，巴黎，加巴尔达出版社，1911年。米歇尔·福柯在法兰西学院系列课程中也提到了"指导"的概念：(1)《不正常的人》，1975年2月19日，第170—171页，以及1975年2月26日，第187—189页；(2) 1977—1978年，《安全、领土和人口》，1978年2月28日；(3) 1981—1982年：《主体解释学》(由F·埃瓦尔德与A·冯塔纳指导，F·格罗编辑，巴黎，伽利玛出版社/门槛出版社，"高等研究"系列丛书，2001年)，1982年3月2日及10日，第315—393页；以及1979年10月10日在斯坦福大学的课程，《言与文》，第四卷，第291篇，第146—147页。

3. H·贝洛克，《精神病人的道德责任》，《医学心理学年鉴》，第三卷，第三篇，1861年7月，第422页。

4. F·勒列特，《精神病的精神疗法》，第444—446页，见上文，1973年12月19日的课程。

5. F·勒列特，《精神病的精神疗法》，第441页，第443—445页。

6. 同上，第431页；"我往他的脸上和身上喷水，当他似乎准备接受一切治疗手段时，我小心地告诉他，这不是为他治疗，而是干扰他和惩罚他"(文中有所强调)。

7. 比塞特城堡建于1634年，最初作为可怜贵族和受伤士兵的庇护所，后被并入根据1656年4月27日法令创建的综合性医院，要求"贫苦的乞丐，无论健康或残废，无论男女，都被关进医院，根据能力受雇从事劳动、制造或其他工作"。圣佩里"病人专区"创立于1160年，主要用来接收精神病人。从1793年9月11日到1795年4月19日，皮涅尔在这里担任"医务室医生"一职。参见：(a) P·布鲁，《比塞特(收容所、监狱或精神病院)的历史——以历史文献为依据》，巴黎，医学发展出版社，1890年。(b) F·芬克-布伦塔诺和G·马林达兹，《比塞特综合性医院》，里昂，汽巴实验室("法国旧式医院"系列丛书)，1938年。(c) J·M·绪尔祖尔，《比塞特收容院，法国大革命前的历史与社会功能》，《巴黎医学理论》，1969年第943期，巴黎，1969年。

8. 萨尔佩特里尔医院的名字源于路易十三时期曾经建立在其原址上的火药厂。1656年4月27日的法令将其并入综合性医院，用于把巴黎城市和郊区的"贫穷女乞丐、无可救药的女孩以及某些疯女人"关起来。1793年，监狱功能被废除后，该院更名为"全国妇女之家"，并一直持续到 1823 年。让—安托万·查普塔尔（1756—1832 年）于 1801 年创立塞纳省医院及收容所总理事会。1802 年 3 月 27 日，该理事会下令将在主宫医院住院的疯女人转移到萨尔佩特里尔医院。参见：（a）C·布歇，《萨尔佩特里尔医院——1656—1790 年的历史，18 世纪的起源和作用》，巴黎，医学发展出版社，1883 年。（b）G·吉兰和 P·马修，《萨尔佩特里尔医院》，巴黎，马森出版社，1925 年。（c）L·拉吉耶，《萨尔佩特里尔医院》，里昂，汽巴实验室，1939 年。（d）J·古多，《萨尔佩特里尔医院的历史》，《法国医院回顾》，第 9 篇，1944 年，第 106—127 页及第 215—242 页。——此后的研究便有据可依了：N·西蒙和 J·弗兰西，《萨尔佩特里尔医院》，圣邦瓦拉福雷，影像树出版社，1986 年。

9. 圣拉扎尔医院始建于 9 世纪，是圣拉扎尔的修士为救治麻风病人而创立的医院。1632 年 1 月 7 日，圣文森特·德保罗对其进行改造，用以接收"陛下令拘押的人"和"可怜的疯子"。到 1794 年，这里变成一个拘禁妓女的监狱。参见：（a）E·波代特，《圣拉扎尔医院的历史（从 1122—1912 年）》，巴黎，法国印刷及图书公司，1912 年。（b）J·维耶，《17 及 18 世纪圣拉扎尔医院的精神病人与管教员》，巴黎，F·阿尔坎出版社，1930 年。米歇尔·福柯在《疯狂史》中亦有提及，1972 年版，第 62 页和第 136 页。

10. 卡兰登精神病院，1641 年 9 月御用大律师塞巴斯蒂安·勒布朗的基金会所建立，1644 年 2 月被移交给圣让·德迪厄的医院骑士团。1537 年，葡萄牙人让·辛达为服务穷人和病人创建了这一团体。参见：（a）J·蒙瓦尔，《法国圣让·德迪厄医院骑士团的修士》，巴黎，贝尔纳·格拉塞出版社（"各大修道会和宗教机构"系列丛书第 22 册），1936 年。（b）A·查尼，《法国圣让·德迪厄医院骑士团》，里昂，莱斯库耶父子出版社，1953 年，第 2 卷。另见：P·塞维斯特，《卡兰登精神病院，从创立到重建：1641—1838 年》，《医学史》，第 25 篇，1991 年，第 61—71。收容所于 1795 年 7 月关闭，1797 年 6 月 15 日重新开放，并由督政府收归国有，以取代主宫医院的精神病人专区。其管理委托普利孟特瑞修会的前修士弗朗索瓦·德·库尔米耶进行管理，任命约瑟夫·加斯塔迪为主任医生。参见：（a）C·F·S·吉罗迪，《论专属治疗精神病人的卡兰登国家精神病院》，巴黎，医学会出版社，1804 年。（b）J·E·D·埃斯基罗尔，《从历史学和统计学角度论述卡兰登皇家精神病院》（1835 年），出自《从医学、卫生学和法医学角度判定精神疾病》，第二篇，1838 年，第 539—736 页。（c）Ch·斯特劳斯，《卡兰登国家精神病

*192*

院》，巴黎，国家出版社，1900年。

11. F·勒列特，《精神病的精神疗法》，第185页："我所说的精神病院里，病人的数量如此之多，以至于在一年的时间里，主任医生只能给每个病人三十七分钟。而在另一个医院里，病人的数量更加可观，在一年的时间里，每个病人只能占用主任医生十八分钟。"

12. 米歇尔·福柯提到了埃斯基罗尔所建立的精神病的范围，后者将精神病定义为"一种普通的慢性脑部疾病，不发热，特点是感觉、智力及意志的混乱。"（《精神病》，1816年，出自《精神疾病与精神病院》，第一部，第5页）。在对心理功能进行三方划分所划定的范围内，存在着不同的临床类型，它们在影响能力的混乱的本质、混乱的扩展程度、导致混乱的情绪的属性等方面彼此不同。因此，躁狂症的特点在于"感觉、智力及意志的紊乱和兴奋"（《关于躁狂症》，1818年，同上，第二部，第132页），而在忧郁症（1815年埃斯基罗尔根据希腊语的词根所创造的新词）中，"感觉是痛苦的冲动或伤害，悲伤、压抑的情感改变智力和意志"（《关于偏执狂》，1814年，同上，第二部，第133页）。

13. 区分躁狂症和偏执狂的标准是混乱的扩展程度是整体的还是局部的，即定位于某种能力（智力偏执狂、本能等）、某个对象（色情狂）或某个主题（宗教偏执狂、杀人）。因此，躁狂症的特点在于"谵妄是整体上的，所有理解能力都受到强化和颠覆"，而在偏执狂中，"无论悲伤还是快乐，克制还是外露，谵妄都是局部的，并且局限于少数想法和感情"（《关于躁狂症》，1818年，同上，第二部，第133页）。

14. 与以"能力强化"为特征的躁狂症相反，痴呆类病症（无论是"急性""慢性"还是"老年性"）的特点在于消极方面："痴呆症是一种脑部疾病，通常不发热且表现为慢性，以感觉、智力和意志的衰退为特征"（《关于痴呆》，1814年，同上，第219页）。

15. 烧灼或"烧灼术"就是把用火烧红或沸水煮热的铁放在头顶上或颈背上。参见：L·瓦伦丁，《论多种疾病中在头部运用烧灼术的良好效果》，南希，1815年。埃斯基罗尔提倡"在复杂的躁狂症中把烧红的铁用在颈背上"（《精神病》，1816年，同上，第一部，第154页，以及《关于躁狂症》，1818年，同上，第二部，第191页和第217页）。参见：J·吉斯兰，《论精神错乱与精神病人收容所》，第二卷，第六章《艾灸与烧灼术》，第52—55页。

16."艾"是由某种材料做成的圆柱体，这种材料可以渐进式燃烧，它所引起的疼痛感能够刺激神经系统并具有唤醒感官的功能。参见：

1974年1月9日

(a) A·E·M·贝尔纳丹，《论艾灸的好处》，巴黎，勒费弗尔出版社，1803年。(b) E·J·若尔热，《精神病——对该疾病的论述》，第247页；他建议在包含木僵和麻木的精神错乱形式中使用它。(c) J·吉斯兰，《论精神病》，第四章《这种强刺激物通过疼痛和破坏机体作用于身体感觉，同时也通过引发恐惧作用于精神》(1835年版，第458页)。

17. 由于对米兰的精神病医生拉斯洛·冯·梅杜纳自1935年以来一直使用卡地阿唑导致休克表示不满，乌戈·切莱蒂和卢西奥·比尼一起开创了电击疗法。1938年4月15日，一名精神分裂症病人首次接受了这种治疗方法。参见：U·切莱蒂，(1)《电击疗法》，《精神分裂症实验杂志》，雷吉欧·艾米利亚，第十八期，1940年，第209—310页；(2)《电击疗法》，出自A·M·萨克勒等，《精神病学中著名的生理动力学疗法：历史价值评估》，纽约，哈珀出版社，1956年，第92—94页。

18. 从19世纪下半叶开始，乙醚在精神病学领域中的运用发展起来，既用于治疗——特别是平息"焦虑不安的状态"(W·格里辛格，《精神疾病的病理学和治疗》，斯图加特，A·克拉贝出版社，1845年，第544页)，也用于诊断。参见：(a) H·贝亚尔，《乙醚的使用和精神疾病的诊断》，《公共及医疗卫生年鉴》，第42篇，第83期，1849年7月，第201—214页。(b) B·A·莫雷尔，《从诊断和法医学的角度看精神病中的乙醚麻醉法》，《医学档案》，第五部，第三卷，第一篇，1854年2月："在某些特定的情况下，乙醚麻醉法是一种有价值的手段，可以改变疾病状态并启发医生了解该病真正的神经症特征"(第135页)。(c) H·布罗闪，论文《神经症》及《麻醉药品：乙醚和氯仿》，出自《医学百科词典》，第二卷，第十二篇，1887年，第376—377页。

19. 埃斯基罗尔从法国、意大利和比利时旅行归来后，开始讨论建造精神病院的事情。首先出现在其1819年发表的论文《在法国专为精神病人设立的机构》中(在《精神疾病与精神病院》中再度提及，第二部，第339—431页)；后出现在其文章《精神病院》中，出自《医学词典》，第三十篇，巴黎，C·L·F·潘库克出版社，1818年，第47—95页(在《精神疾病与精神病院》中再度提及，第二部，第432—538页)。

20. 1848年，让一巴蒂斯特·巴尔沙普(1800—1866年)被任命为精神病院机构总监察长，他制定了计划，要建立一所能够允许区分病人的种分类并实施治疗方案的精神病院。参见《精神病院的创立和建设中应遵循的规则》，巴黎，马森出版社，1853年。另见J·G·H·马特尔，《巴尔沙普作品的意义和在精神病援助发展中的地位》，《巴黎医学理论》，1965年第108期；巴黎，R·富隆出版公司，1965年。

21.1840年6月20日，亨利·吉拉尔·德卡约（1814—1884年）被任命为奥克塞尔精神病院的主任医生和院长。他提议建造一所精神病院，按照精神治疗的原则，对精神病人进行隔离、分类，并让他们参与劳动。他的观念主要体现在：(1)《精神病院机构的组织和管理》，《医学心理学年鉴》，第二卷，1843年9月，第230—260页；(2)《精神病院的建设、组织和管理》，《公共卫生与法医学年鉴》，第二部，第40篇，1848年7月，第5页及第241页。

22.1860年，奥斯曼省长任命吉拉尔·德卡约为塞纳省精神病院机构的总监察长，负责重组针对精神病人的援助部门。1861年，德卡约提出了一个精神病院建造计划，要按照他被任命为院长后所改造的奥克塞尔精神病院的模式，在巴黎郊区建造十几所精神病院（见前文注释）。1867年5月，圣安娜精神病院成立，随后，维尔埃弗拉尔精神病院（1868年），佩雷·沃克吕兹精神病院（1869年），以及维勒瑞夫精神病院（1884年）也相继成立。参见：(a) G·多姆松，《自19世纪初以来塞纳省精神病人救助机构的批判史论述》，《精神病学信息》，第一篇，1969年，第5期，第6—9页。(b) G·布兰多努和G·勒高菲，《巴黎奥克塞尔精神病院的诞生》，《年鉴》杂志，1975年，第1期，第93—126页。

23.亨利·吉拉尔·德卡约，《精神病院的建设、组织和管理》，第272页。

24.J·E·D·埃斯基罗尔，《精神病院》(1818年)，出自《精神疾病与精神病院》，第二部，第227—528页。这是承诺美好前景的隐喻。1946年，圣·阿尔班医院前院长和机构精神病学运动的发起人保罗·巴尔维表示："精神病院与作为其负责人的精神病医生是同质的。负责人不是行政级别，而是与所指挥的身体之间的某种有机关系。他做指挥就像大脑指挥神经。因此，精神病院可以被视为精神病医生的身体"(《精神病学专业的自主权》，出自《精神病学信息》，第二篇《在精神病人收容所和精神病医院之外》，巴黎，戴克雷·德布劳出版社，1946年，第14—15页)。

25.1745年9月28日，让·巴蒂斯特·布桑在隆斯勒索涅出生。1780年，他担任比塞特精神病院分支部门的负责人，管理"被监禁的男孩"。随后，他被提升为第七"专区"即圣佩里病人专区的负责人，管理"激动不安的精神病人所住的小屋"。1793年8月6日，皮内尔被任命为比塞特精神病院的医生。1793年9月11日，他在上任时认识了布桑。1795年5月13日，皮内尔被任命为萨尔佩特里尔医院的主任医生。1802年5月19日，皮内尔成功地将布桑调职，并和他一起在女精神病人部门工作，直到1811年4月7日去世。在《关于精神病人精神治疗的研究与论述》(相关论文见上文，1973年11月7日的课程，注释13)一文中，皮内尔赞赏布桑的认知，并承认他是"精神疗法初期发展"的主导者(第120页)。在1809年出版的《医学哲学论》中，皮内尔表示，"我对内部治安负责人的公正和灵活充满信心，让他可以自由行使他所掌握的权力"(第226页)。关于布桑，参见：(a) R·塞梅莱涅，《布桑》，出自《精神病医生与慈善家：皮内尔派和图克派》附录，第501—504页。(b) E·比克斯勒，《精神病护理的先驱：让·巴蒂斯特·布桑》，《医学史年鉴》，1936年，第8期，第518—519页。另见：M·凯尔，《皮内尔之前的布桑》，《精神病学信息》，1993年，第6期，第529—538页；J·朱切特，《1793年让·巴蒂斯特·布桑和菲利普·皮内尔在比塞特精神病院：遇见、默契和债务》，出自J·加拉贝，《菲利普·皮内尔》，巴黎，思想阻碍者出版社，1994年，第55—70页；J·加拉贝和J·博斯代尔，《监管者让·巴蒂斯特·布桑》，《医学史》，第30篇，第2期，1996年，第189—198页。

26. 1838年6月30日的法案引发了一场关于精神病院中支配性权力的性质的辩论。1860年12月27日，塞纳省省长奥斯曼男爵成立了一个旨在"对精神病院机构进行完善和改革"的委员会。从1861年2月至6月，该委员会讨论了是否应该除主任医生外再任命一名行政主任，或者是否应该按照1839年12月18日法案适用条例第13条的规定，将医疗和行政的权力集中在主任医生的手上。1861年11月25日，委员会报告得出结论，"最重要的是，权威是唯一的，所有行政人员或医疗人员应齐心协力共同努力，以实现我们所提出的效果"(《塞纳省精神病机构改革与发展委员会的报告》，巴黎，1861年)。

27. 菲利普·皮内尔，《临床医学因分析的运用而更加精准——萨尔佩特里尔医院急性病例观察结果与汇编》(1802年)，第二版，巴黎，布罗森与加蓬出版社，1804年，第5—6页。

28. 例如，法雷特将讯问放在临床检查的首位，关于原则，他提出"如果您想知道作为一切症状源头的倾向、思想方向和情感意图，不要将您作为观察者的责任缩减成病人的秘书、话语速记员或行为讲述者等被动的角色。首先要遵循的原则是将被动观察病人言行的角色转变为主动角色，设法挑起并挫败那些永远不会自发出现的症状"(《开幕词：从要确定的方向到对精神病人的观察》，出自《萨尔佩特里尔医院的精神医学临床课程》，巴黎，J.-B·巴耶尔出版社，1854 年，第 19—20 页）。

29. J.-P·法雷特，（1）同上，第八课，第 221—222 页："有时候，我们需要巧妙地将谈话引向某些与生病的想法或感受有关的话题。这些经过精心计算的交谈就像是试金石，能发现有关疾病的忧虑。对某些精神病人进行恰当的观察和讯问往往需要丰富的经验和相当的技巧。"（2）《精神疾病的临床教学》，巴黎，马丁内特出版社，1850 年，第 68—71 页。

30. 许多言论都坚持要在回顾病人病史的"登记簿"中收集对他们的观察结果。（a）菲利普·皮内尔建议"准确记录每日进展及精神错乱从侵袭到结束的整个过程的不同形式"（《医学哲学论》，1800 年版，第六篇，第十二章，第 256 页）。（b）C·F·S·吉罗迪在其论文《论卡兰登国家精神病院》中也坚持这一点，第 17—22 页。（c）J·J·莫罗说："将得到的与病人相关的信息写进登记簿，当中还必须包含病情进展的必要细节。此登记簿是一份真实的观察记录，每年年底都会对其进行统计分析，是珍贵的资料来源"[《关于盖尔精神病疗养院的医学信函》（见上文，1973 年 12 月 19 日的课程，注释 1），第 267 页]。这种关于惩戒的书写形式，参见米歇尔·福柯，《规训与惩罚》，第 191—193 页。

31. 1817 年，埃斯基罗尔在萨尔佩特里尔医院开设了一门精神病临床课程。他坚持上这门课，直到 1826 年他被任命为卡兰登精神病院的主任医生。参见：（a）R·塞梅莱涅，《伟大的法国精神病医生》，巴黎，G·施泰因海尔出版社，1894 年，第 128 页。（b）C·布歇，《关于埃斯基罗尔话》，南特，C·梅利内出版社，1841 年，第 1 页。

32. 1826 年初，纪尧姆·费鲁斯被任命为比塞特精神病院的主任医生。从 1833 年到 1839 年，他讲授了"关于精神疾病的临床课程"，转载于《巴黎医学报》，第一卷，第 65 期，1833 年；第二卷，第 39 期，1834 年，第 48 页；第四卷，第 25 期，1836 年，第 28 页、第 44 页及第 45 页；转载于《医院报》，1838 年，第 307 页、第 314 页、第 326 页、第 345 页、第 352 页、第 369 页、第 384 页、第 399 页、第 471 页、第 536 页、第 552 页、第 576 页、第 599 页、第 612 页；1839 年，第 5 页、第 17 页、第 33 页、第 58 页、第 69 页、第 82 页、第 434 页、第 441 页。费鲁斯离开后，勒列特从 1840 年起开设临床课程，并一直持续到 1847 年，这些课程部分发表于《医院报》，第二卷，1840 年，第 233 页、第 254 页、第 269 页、第 295 页。

33. 1841 年，儒勒·巴亚尔热（1809—1890 年）在萨尔佩特里尔医院恢复临床教学。让—皮埃尔·法雷特被任命为精神科医生后，于 1843 年开始进行临床教学，其部分课程发表于《医学心理学年鉴》，第九卷，1847 年 9月，第 232—264 页；第十二卷，1849 年 10 月，第 524—579 页。这些课程（同名）转载于《精神疾病的临床教学》。参见：W·威里奥特，《1794—1848年期间巴黎医院的临床教学》，《巴黎医学理论》，1970 年，第 334 期，万塞讷，硕美出版社，1970 年。

34. 让—皮埃尔·法雷特，《精神疾病的临床教学》，第 126 页。

35. 同上，第 127 页："对医生而言，精神病人公开讲述病情是一种更宝贵的辅助。而在全新的临床教学条件下，医生必须更加强大，即在病人眼中，教授面对在场的诸多听众，必须对病人的状况感同身受。"

36. 同上，第 119 页："如果病人接受的话，他就按照确定的原则来记录他们的病史，只讲述对他们来说完全确实的情况。中途他多次停下来，询问病人他是否真实地表述了病人之前亲口告诉他的事。"

37. 同上，第 125 页："医生将病情的始末娓娓道来，往往会给精神病人留下深刻的印象。病人们对能亲自证明真相显然很满意，并乐于深入细节来对叙述进行补充。有人对他们关怀备至，想了解他们所有的故事，他们颇为惊讶，却又觉得十分荣耀。"

38. 玛丽·弗朗索瓦·泽维尔·比夏（1771—1802 年）最初在里昂学习外科，一直在马克·安托万·佩蒂特（1762—1840 年）的部门工作。1794年，他成为主宫医院外科医生皮埃尔·约瑟夫·德尔索（1744—1795 年）的学生。1800 年，他在获得任命之后，致力于从事病理解剖学研究，试图在组织改变和临床症状之间建立明确的关系。参见：(1)《论普通膜和各种特殊膜》，巴黎，加蓬出版社，1810。(2)《应用于生理学和医学的普通解剖学》，巴黎，布罗森与加蓬出版社，1801 年，第 4 卷。

但真正努力将临床医学和病理解剖学合并为一门学科的是加斯帕尔·洛朗·培尔（1774—1816 年）和勒内·泰奥菲勒·拉埃内克（1781—1826年）。(a) G·L·培尔是最早制定临床解剖学派方法论的人之一，他在共和十年风月 4 日/1802 年 2 月 24 日通过答辩的论文中进行了阐述：(1)《病理学、观察医学和实用医学的论述，以及用于坏疽性脓疱病史的观察报告》，《巴黎医学理论》，第 70 期；巴黎，博瓦斯特出版社，1802 年。(2)《肺结核研究》，巴黎，加蓬出版社，1810 年。(3)《关于病理解剖学能够为医学提供帮助的综合论述》，出自《医学词典》，第二篇，巴黎，C·L·F·潘库克出版

*197*

社，1812 年，第 61—78 页。(b) R·T·拉埃内克更新了肺部病理学，详见(1)《间接听诊——论基于这种新的探查手段对心肺病人进行诊断》(1819 年，第二卷)，以力求"在诊断上将内部的器质性病变与外科疾病置于同一水平"为原则(第二版修订及增印，第一篇，巴黎，布罗森与肖德出版社。1826 年，第 25 页)，以及其遗作；(2)《未发表的病理解剖学论文——阐述人体在疾病状态下所经受的可见变化》，巴黎，阿尔坎出版社，1884 年。

关于比夏，参见《临床医学的诞生——一种医学角度的考古学》第八章"打开尸体"中米歇尔·福柯所写的内容(巴黎，法国大学出版社，《盖伦文集》，1963 年，第 125—148 页)。参见：(a) J·E·罗查尔，《19 世纪法国外科史》，巴黎，J.-B·巴耶尔出版社，1875 年。(b) O·特姆金，《手术在现代医学思想兴起中的作用》，《医学史简报》，巴尔的摩(马里兰州)，第 25 卷，第 3 期，1951 年，第 248—259 页。(c) E·H·阿克内西，(1)《巴黎外科记录(1794—1850 年)》，《金盏花杂志》，第 17 篇，1960 年，第 137—144 页；(2)《巴黎医院医学(1784—1848 年)》，巴尔的摩，约翰斯·霍普金斯出版社，1967 年 /《巴黎医院医学(1794—1848 年)》，由 F·布拉托翻译，巴黎，帕约出版社，1986 年，第 181—189 页。(d)由 P·瓦尔和 M·格默克编辑，《科学、医学、药学，从大革命到第一帝国(1789—1815 年)》，巴黎，达科斯塔出版社，1970 年，第 140—145 页。(e) M.-J·安博—瓦尔特，《巴黎实用解剖学派(从 1750—1882 年)，实用医学与观察医学理念对 18 世纪外科医学教育的影响》，文学博士论文，巴黎一大，1973 年；里尔三大，1975 年。(f) P·瓦尔，《大革命期间外科医学教育与职业的概念与现实》，《科学家报》，1973 年 4—6 月，第 126—150 页。

关于培尔：M.-J·安博—瓦尔特，《培尔，拉埃内克和病理学方法》，《法国科学教育中心博物馆期刊》，特刊，1981 年 8 月 22 日，第 79—89 页。还有 J·杜凡 (1)《加斯帕尔·洛朗·培尔和他的科学遗产：超越病理解剖学》，《加拿大医学史简报》，温尼伯，第 31 篇，1986 年，第 167—184 页。

关于拉埃内克；P·瓦尔，《18 世纪法国的外科医生和外科精神》，"克里奥医学丛书"，第 15 卷，第 3—4 期，1981 年。还有 J·杜凡，《拉埃内克的医学哲学(1781—1826 年)》，《生命科学的历史和哲学》，第 8 卷，1986 年，第 195—219 页；(2)《临床解剖学：现代医学的诞生与构成》，《瑞士法语区医学杂志》，第 109 期，1989 年，第 1005—1012 页。

39. 19 世纪 30 年代开始出现以声明原则和初步建立机构的形式分离

精神病人和白痴儿童。纪尧姆·费鲁斯 1826 年在比塞特精神病院获得任命，1834 年请求创立"集所有治疗技术于一身的特殊机构"（《精神病人》，见上文，1973 年 12 月 19 日的课程，注释36），第 190 页）。1839 年，在一份以巴黎医院医学委员会的名义发表的报告中，费鲁斯再次强调"在比塞特精神病院创建一个儿童专区的用处"（引自 D·M·布尔纳维尔，《对白痴和痴呆儿童的援助、治疗和教育——公共救济事业局全国大会上的报告（1894 年 6 月，里昂）》，巴黎，医学进步出版社，"特殊教育丛书"第四册，1895 年，第 142 页）。最早建立的机构之一是让—皮埃尔·法雷特在萨尔佩特里尔医院完成的。1831 年 3 月 30 日获得任命后，他决定将 80 名白痴和痴愚病人聚集到一个公共区域。但进展太过缓慢，以至于到 1853 年，J.-B·巴尔沙普依然写道，"当没有特定区域时，精神病院中年幼白痴的存在会带来各种不便。我认为在精神病院中建立一个儿童专区是必不可少的"（《精神病院的创立和建设中应遵循的原则》，巴黎，马森出版社，1851 年，第 89 页）。关于这一点，D·M·布尔纳维尔的年代叙述中也有提及，第一章"关于援助和治疗白痴及痴呆儿童的历史概述"，第 1—7 页，参见上文，1874 年 1 月 6 日的课程。

*198*

40. 直到 19 世纪 80 年代神经性疾病的疾病分类学最终完成，神经症研究领域才卸下了大量器质性症状（麻痹、感觉缺失、感觉障碍、疼痛等）的重担。这些症状会由新的神经病理学临床研究来处理，后者将致力于研究脊髓神经和脑特殊结构的可定位性病变。从 1885—1890 年，该领域剩余的研究则会围绕四大临床组来进行：（a）舞蹈病神经症（癔病性舞蹈病、圣盖舞蹈病）；（b）神经衰弱；（c）癔病；（d）强迫症与恐怖症。

41. 米歇尔·福柯的分析受到了 R·卡斯特尔的《精神分析学》（巴黎，马斯佩罗出版社，"支持文本"丛书，1973 年）的启发，他在 1973 年 11 月 7 日的课程手稿中写道："这是一本激进的书，精神分析首次只在精神病学的实践和权力范围得到详细解读。"

# 1974 年 1 月 16 日

精神病学权力的普及化模式与儿童的精神病治疗。——Ⅰ.对
白痴的理论规定。进展标准。关于白痴与智力低下的精神病理学的
出现。爱德华·塞甘：天性与异常。——Ⅱ.通过精神病学的权力对
白痴群体进行归并。对白痴病人的"精神疗法"：塞甘。拘禁白痴
病人并为其打上危险性烙印的过程。退化概念的使用。

我想尝试确定精神病学权力普及化的要点和形式，在我的
印象中这种普及化早已发生。我并不认为精神病学权力的普及
化是一个当代事件或精神分析实践的结果之一。在我看来，精
神病学权力的传播早已有之，这种传播从日期上看是早期的，
其作用当然是传递一种本身也属于早期的精神病学的权力。

在我看来，精神病学权力的传播是从童年开始的，也就是
始于童年的精神病治疗。当然，这种普及化在一些并非是儿童
的人身上已有所体现（例如，从建立精神病学司法鉴定和偏执
狂的概念起，很早就发现这些人是罪犯），但在整个 19 世纪，

儿童才是精神病学权力传播的载体，儿童比成人要多得多。

换句话说，（反正我想在大家面前检验这个假设，）必
须从医院与学校、卫生机构（教育机构和卫生模式）与学
习体系相结合方面寻求精神病学权力传播的原则。康吉莱姆
（Ganguilhem）喜欢一些简洁而亮眼的句子，我想强调其中
的一句。他这样写道：“正常是 19 世纪用来确定学校教育模型
和器官健康状况的术语。[1]”最终，随着“正常”概念的确立，
精神病学权力的传播也得以实现。

我们会自然而然地想到，对儿童进行精神病治疗有两种似
乎早有安排的途径：一种是发现疯癫儿童，另一种是把童年作
为精神病的基础和来源。[*]

然而，我并没有这样的印象。实际上，发现疯癫儿童的
做法是很晚期的事情，而且与其来源相比，这是对儿童进行精
神病治疗极为次要的影响。疯癫的儿童出现于 19 世纪后期[2]，
大约是 19 世纪 80 年代，在夏尔科周围，表现出癔病的症状。
疯癫的儿童进入精神病学领域并不是通过精神病院的王室关
系，而是通过私人咨询。最早一批出现在精神病学史档案中
的儿童是私人客户的子女。与夏尔科相关的，是俄罗斯大公
蠢笨的孙子们或者来自拉丁美洲的有点歇斯底里的孙女们[3]。
19 世纪 80 年代，父母双方押着他们，三位一体地出现在夏
尔科的诊疗室。这完全不是加强家庭惩戒，也不是建立学校惩

---

[*] 手稿指出：“通过了解既往病史，讯问病人及其家人，记述他们的生活等手段。”

戒。在 19 世纪，学校惩戒是允许对疯癫的儿童做记号的。

另一方面，整个 19 世纪，精神病学的权力迫使病人回顾病史、讲述生平。奇怪的是，这些回顾并未妨碍在童年与精神病之间建立某种基本的、特殊的、初始的关系。要求病人讲述他的人生，绝不是为了试图从他童年时发生的事情中觉察到他有精神病，而是要确定他在童年时已经有精神病。毕竟，发病的预兆和迹象已经让童年留下伤痕，人们甚至还从中找到遗传的印记。而且，回顾病史所询问的也不是童年经历中发疯的内容。因此，作为精神病医生的治疗对象，疯癫儿童出现得较晚。在与精神病的基本关系中，没有过早地问及童年。

因此我想说（这就是我想做的假设），尽管不合常理，但对儿童进行精神病治疗并不是通过疯癫儿童或童年时的精神病，而是通过精神病与童年之间所构成的关系。在我看来，对儿童进行精神病治疗是通过完全不同的一类人：痴愚儿童、白痴儿童（后来称其为智障儿童），也就是说从一开始就得到照顾的儿童 *，从 19 世纪的前三十年开始就明确指出他不是疯子 4。正是借助于非疯癫儿童才能对儿童进行精神病治疗，并由此实现精神病学权力的扩大化。

什么是借助于非疯癫儿童对儿童进行精神病治疗？

我认为可以确定两个过程。至少从表面上看，这两个过程是完全不同的。一个纯粹是理论上的，可以根据医学文献、病

*（录音）：声称。

　　　　　　　　　　　1974 年 1 月 16 日

历、病情学论著对其进行分析。这一过程是从理论上把痴愚或白痴的概念设定为完全不同于精神病的现象。

概括地说，直到 18 世纪末，所谓的痴愚、愚笨、白痴与一般的精神病相比没有任何的独特之处。这只是精神病的一种，当然有别于其他种类，但仍属于精神病的一般范畴。例如，"暴怒[5]"式的精神病，也就是暴躁，一时的烦躁不安，或者说"过多"式的精神病，与"过少"式的精神病，也就是沮丧、迟钝、有气无力[6]，所谓的痴呆[7]、愚笨[8]、痴愚等等，两者之间存在巨大的反差。人们甚至把痴愚、愚笨定性为躁狂、忧郁、痴呆[9]这一类症状中的一种特殊形式。有多种迹象表明[*]，白痴是一种更容易在儿童身上发现的病，相反，痴呆是一种内容上极其相似的病，但要到一定的年龄才会发生[10]。

202

无论痴愚或白痴在疾病分类表中排在什么位置——是与烦躁不安和暴怒截然相反的概念，还是一个精确的概念——，人们会惊奇地发现，在精神病主要以妄想，也就是谬论、错误的信念、肆意的想象以及与真实性无关的肯定[11]为特征的时代，痴愚仍然列入到精神病之中。如果的确主要是以妄想为中心来定义精神病，是不是可以认为白痴、痴愚也属于妄想一族？实际上，痴愚（还有痴呆）本质上类似于一种妄想，在痴呆的状态中延迟达到顶点，也就是在就要消失、被推向愤怒和暴躁的极致之时，跌落，崩塌，停止，而在白痴的状态中，发生的时

---

[*]（录音）：发现。

间则要早得多。痴愚——在 18 世纪的病情学中——是妄想中的谬误，但它太过普遍、太过全面，领会不到一丝真理，也形成不了一丝观念。从某种意义上说，就是谬误变得模糊，妄想堕入黑夜。关于白痴，后来在 1816 年，与皮内尔同时代的一位精神病医生雅克林·杜比森（Jacquelin Dubuisson）是这样说的："白痴是一种木僵或者丧失智力和情感功能的状态，导致彻底变得迟钝，这当中往往还有生命机能的变化。这些类型的精神病人，丧失了辨别有思想的社会人的卓越能力，沦为一个纯粹无意识的存在，这令他们的处境下作又可悲。这些原因与痴呆的原因几乎是一样的，白痴的不同之处只是在功能损伤上变化更密集、更深入 [12]。"

*203*　　因此，白痴绝不是其他更强烈或更激烈的病理状态以此发展的基础，而是绝对的、完全的精神病形式。精神病的眩晕，如此迅速地作用于自身，以至于不再能觉察任何妄想的因素或信念。通过色彩自身的旋转达到无色的状态。白痴表现出一切思想，甚至一切感觉都很模糊的效果，尽管它没有症状，但在当时仍被当作是一种妄想 [13]。这便是 18 世纪末仓促重建的理论情境。

19 世纪的前四十年，也就是从埃斯基罗尔到塞甘（Seguin），一直到 1843 年，白痴、智力低下、痴愚的新概念是如何形成的？在这一点上，我只简单引证了一些文献和理论阐述，并未提及机构和真实的实践。

在 19 世纪初的精神病学理论文献中，我认为可以确定形

成白痴概念 * 的两个重要时刻，其表现一个是埃斯基罗尔和他在 1817 年、1818 年和 1820 年所写的文章 [14]，另一个是贝洛姆（Belhomme）1824 年的著作 [15]。当时出现了一种全新的关于白痴的概念，这种概念在 18 世纪从未有过。埃斯基罗尔是这样定义的："白痴不是一种病，而是一种智力从未表现出来或者没有得到充分发展的状态。[16]" 1824 年，贝洛姆几乎一字不差地使用了同样的定义，他说"白痴是一种智力功能从未得到发展的基本状态……[17]"。

这一定义引入了发展的概念，因此十分重要。它把发展或者缺少发展作为精神病与白痴之间的（特殊）标准。白痴的定义与真理或谬误无关，与是否有自我控制的能力无关，也与妄想的程度无关，而是与发展有关。然而，在这些定义和随之而来的描述中，埃斯基罗尔和贝洛姆把发展当作一种双重的用途。对于埃斯基罗尔和贝洛姆来说，发展就是有或者没有，从中受益或者没有受益。有意愿或者有智慧就发展，缺乏智慧或缺乏意愿就不发展。这种发展概念的使用相当简单化。

尽管过于简单化，但使用有或没有、是否从中受益作为发展的标准能够实现一些对于理论范围分区很重要的设定。

首先，时间顺序上有明显的差别。如果白痴是一种发展缺失，那么从一开始就出现精神病症状就是必要和正常的。这与

---

\* 此处手稿中说："关于白痴的规定，相比于痴呆（也就是与之最相近的精神疾病的形式和阶段），分两个时期实行。"

其他形式的思维、智力或知觉的衰退（例如与躁狂、偏执、忧郁等精神疾病类似的痴呆）相反，最早也要从某个时刻（主要是青春期 [18]）开始才会出现。这个时候，就有了时间顺序上的差别。

其次，在变化类型上存在差异。如果白痴是一种不发展的症状，那它就是稳定的、绝对后天性的，病人不会发生变化。而痴呆，同样也是思维衰弱，却和白痴不同，它是一种会发生变化的精神疾病，会逐年加重，也可能会在一定时间内趋于稳定，最终甚至可能会痊愈 [19]。

第三种差异是，白痴始终与体质的先天缺陷有关 [20]。因此，它属于残疾 [21] 的范畴，或者说属于畸形 [22] 的范围。而痴呆却和其他疾病一样，会伴随着某一刻突然发生的偶然性病变 [23]。

最后，在症状上存在差异。痴呆是一种基于一定的过程（即器质性病变）而形成的迟缓症，所以总会有一段过往。也就是说，在痴呆症中总会有一些残留，智力的残留，甚至是妄想的残留，过往的东西会留下痕迹。而白痴则是一个没有过去的人，一个一无所有的人，他的存在没有也永远不会在记忆中留下一丝痕迹。如此便得出了重复一个多世纪的埃斯基罗尔的标准表述："得了痴呆症的人被剥夺了曾经的甘之如饴，是变成了穷人的富人，而白痴却是一直处于不幸与苦难之中 [24]。"

可见，这种发展的概念，尽管只当作粗略的双重用途，还是能够形成一定的区别，在两种特征之间，即用来定义疾病的特征与属于残疾、畸形和非疾病范畴的特征之间设置一条区

205

1974年1月16日

分线。

第二个阶段是几年以后，即 19 世纪 40 年代。针对儿童的有效收容和精神病治疗，塞甘在《白痴的精神疗法》一书中提出一些主要概念，整个 19 世纪，关于智力落后的心理学和精神病理学都是在此基础上发展起来的[25]。

塞甘对单纯意义上的白痴和智障儿童进行了区分："我首先要指出它们之间有极大的差别……从表面上看，白痴在生理和心理上停止发展[26]。"因此并不是缺失，而是停止发展。至于智障儿童，塞甘则认为（在这一点上有别于白痴）并不是停止发展的人，而是没有停止发展，只是"比同龄的儿童发展更缓慢，他在整个发展进程中处于落后，这种落后日益扩大，最终在他们之间形成了巨大的差距和无法逾越的距离[27]。"

\*

白痴停止发展，智障不断发展但速度缓慢，这两个相关联的定义从理论上说至关重要。它们带来了不少在儿童的精神病治疗实践中颇具分量的概念。

首先，塞甘在《白痴的精神疗法》一书中所设想的发展不再是埃斯基罗尔所认为的像智力、意志那样被赋予或被剥夺的东西。发展是一个影响身体活力和心理活力的过程，是一个维度，神经或精神组织、功能、行为、习得都沿着这个维度分布。它是一个时间维度，不再是一种被赋予的能力或品质。

206

其次，这个时间维度从某种意义上说是共同的。没有人能逃脱，但可以顺着这个维度停止。从这一点来说，发展对每个人来说都是共同的，但其共同性更像是一种最佳状态，更像是一个时间上的连续规则，具有完美的终点。因此，发展是用来自我定位的一种标准，而不仅仅是自身所拥有的潜在力。

再次，这一发展标准有两个变量。从这个意义上说，可以沿着这个维度，在发展的范围内停止于这个或那个阶段（白痴就是很早止于某一阶段的人）。或者另一个变量，不再是停止的阶段，而是越过这个维度的速度。（确切来说，智障并没有停滞于某个阶段，而是减慢了速度。）由此得出"停滞于最后阶段"和"缓慢迟钝"两种相互补充的病理，其中一种是另一种的最终效果。

第四个重点，出现了双重标准。一方面，如果白痴是停止于某个阶段的人，白痴的程度就将根据某种成人的标准来衡量：成人将成为真实且理想的发展终结点，起到标准的作用。另一方面，塞甘的文章说得很清楚，缓慢迟钝的变量是由其他儿童定义的：智障是比其他人发展得更慢的人。一定的童年平均水平或特定多数的儿童将构成确定智障的另一个标准。因此，精神幼稚症的所有现象（确切地说就是白痴或者智障）都与两种标准有关：成人作为最终阶段，儿童定义平均发展速度。

最后——也是最后一个重点——，白痴和智力低下都不能被定义为疾病。埃斯基罗尔认为白痴的疾病或非疾病的身份还有

207

　　　　　　　　1974年1月16日

些含糊不清。毕竟对他而言，白痴就是缺乏某些东西，因此可以将其视为疾病。而塞甘则认为，白痴和智障并不是病人，不可以说他们缺失了某些阶段，没有达到或到得太晚。对他而言，白痴或智障是最终并没有脱离常态的人，或者说他稍低于儿童发展的标准。白痴是孩子，不是病人，是在一定程度上深陷于正常童年的人。这是一种童年阶段，或者说，童年是一种快速度过白痴、先天不足或智力低下阶段方式。因此，白痴和智力低下即使最终是由某种疾病、某种残疾或器质性病变所引起的，也不能完全被视为病态的偏斜。这是在儿童的标准发展中时间的变化、阶段的变化。白痴属于童年，就像以前白痴属于疾病一样。

由此产生了一系列的后果，其中最主要的是，如果白痴或智障的确深陷于某个阶段，不是在疾病的范围之内，而是在童年的时间性之内，那么给予他的照顾本质上与对任何其他孩子的照顾并无不同。也就是说，治愈白痴或智障的唯一方式就是强迫他们接受教育，当然或许会有一些变化或方式规范，但除了将教育方案强加于他们之外，别无其他。对白痴的治疗，就是教育法，一种更激进的教育法，它会探索得更远，追溯得更久，但终究还是一种教育法。

我要强调的第六个也是最后一个重点是，塞甘认为发展过程中的停止、落后和迟钝并不属于疾病的范畴[28]。但很明显，它们因某些未出现的现象、未出现的组织以及儿童无法获得的能力而受到惩罚，这就是智力低下消极的一面。然而也存在

*208*

些积极的现象，就是突出，显现，放任一些正常发展必须要掌控、排斥或归并的要素，并在发展停止或极度迟缓的情况下爆发出来。这就是塞甘所说"天性"。天性是从童年起就具有的，在白痴或智力低下时会表现为无法融入和野蛮的状态。塞甘说，"白痴是一种神经系统的残疾，根本作用是使儿童的所有或部分器官和能力脱离其意志下的常规行为，引导儿童回归天性，使其与道德世界隔绝[29]。"

总之，通过对精神幼稚症的分析，产生了童年的一系列组织、状态和行为的规范，它们不是病态的，而是有悖于两种标准，即其他儿童的标准和成人的标准。准确来说，这就是异常：白痴儿童或智障儿童并不是患病的儿童，而是异常的儿童。

其次，除了偏移和偏离标准之外，这种异常的正面现象，或者说这种异常所解放的，到底是什么？是天性。也就是说，它们不是症状，而是一些自然而然且杂乱无章的要素。总之，症状之于疾病，即天性之于异常。异常所具有的症状要大大少于天性，天性在一定程度上是它的自然要素*。在塞甘对智障和白痴的分析中，天性是异常的实际内容。从话语和理论的层面来讲，就是构建与疾病截然不同的全新类型的异常。确切地说，这种新的类型的异常被纳入医学之中，对其进行精神病治

---

* 手稿说："疾病以症状为特征，表现为机能障碍或缺陷，而异常行为，与其说症状上不如说本质上就具有本能。"

　　　　　　　　　　　　1974年1月16日

疗是精神病学权力传播的原则。

在理论领域——我已经快速回顾过——正当建立之时，当
发生的情况不是后退，不是结果，而是设定的有效可能性条件
时，会出现一个完全不同的过程，这一过程表面上看是矛盾
的。从皮内尔或者杜比森，到埃斯基罗尔，再到塞甘，可以看
到用来详细说明白痴区别于精神病的一系列步骤。人们把白痴
和精神疾病区分开来，从理论上讲，就医学地位而言，白痴不
再是一种疾病。而与此同时，还有一个相反的过程，即白痴症
由此形成，它不是理论上的，而是属于强化的范畴，这是一个
十分奇怪的现象。

如果回看 18 世纪末——与皮内尔在同一时代——的情况，
会发现当时在精神病院的底层依然有人被归入"痴愚"的类
型。这些人大多是成人，其中至少有一部分后来被称作"痴
呆"，也有一些十几岁的儿童[30]。而当我们真正开始提出痴愚
的问题，并且是从医学角度提出这个问题时，首先要做的就
是把他们单独隔离，送到并归入聋哑学校，而不是待在人员
混杂的精神病院——也就是送到真正的教育机构，在那里可以
掩饰一定的错误、不足和缺陷。因此，最早对白痴的治疗实
践是 18 世纪末在一些聋哑学校进行的，准确地说是在伊塔尔
（Itard）的学校，塞甘最初也是从那里培养出来的[31]。

此后，他们渐渐都被带回到精神病院。1834 年，瓦赞——
当时极具声望的精神病医生之一——在伊西（Issy）开设了一
家"低能儿教育"学校，为有智力缺陷的贫困儿童提供一个治

疗场所。但这仍是一所介于聋哑人特殊学校和精神病院之间的机构[32]。接下来几年，也就是 1835 年至 1845 年塞甘将白痴定义成非精神疾病的时期，在刚刚修建或重建的大型精神病院中，为所有低能和白痴（主要是癔病和癫痫）儿童设立了专门的区域。1831 年至 1841 年[33]，让—皮埃尔·法雷特在萨尔佩特里尔医院设立了此区域。1833 年，费鲁斯在比塞特精神病院为白痴儿童开设了一个区域[34]，1842 年，塞甘成了该区域的负责人[35]。

整个 19 世纪下半叶，白痴儿童的确都被安置在精神病院中。1873 年，人们就在佩雷—沃克吕兹为他们开设了一个场所[36]，而 19 世纪末[37]，比塞特、萨尔佩特里尔[38]、维勒瑞夫[39] 等医院都有低能儿童专属的精神病治疗区。此外，除了通过在精神病院中开设专区的方式实行安置*，1840 年内政部长还明确表示，关于拘禁精神病人的 1838 年法案对白痴也同样有效。这项简单的部长级决议，以白痴仍然是一类精神病人的原则为依据[40]。

因此，当理论上精神错乱与白痴之间存在如此明确的分割时，就会出现一系列的机构和行政措施将区分的过程同化。这种与理论区分同时存在的机构归并说明了什么？

可能有人认为，这种理论上的区分仅仅是当时建立初级教育的效果。1833 年，基佐（Guizot）法案开始实施[41]。初等

----

\* （录音）：进行。

教育遍地开花，过滤出智力低下和精神幼稚症，被识别出来的白痴成为学校中的麻烦，渐渐被推向精神病院。这是事实，但对我所讲的时代而言却并非如此。实际上，19世纪末，普及化的初等教育成为过滤器，对精神幼稚症的大调查在学校范围内展开，也就是要求学校提供调查的详细信息[42]。调查在教师中进行，问题与原始状态和受教育的可能性相关。例如，1892年至1893年间，雷伊（Rey）在罗纳河口地区进行了一项关于精神幼稚症的调查。为了识别白痴、痴愚、低能，他求助于教师，询问有哪些孩子没有正常上学，哪些孩子好动爱闹显得突出，哪些孩子甚至无法上学[43]？各种类型也由此汇聚到一起。初级教育确实对心智迟缓现象起到了过滤和参考的作用。

然而，在我所讲的时代，也就是19世纪30—40年代，这并不起作用。换句话说，不是为了让儿童入学或者因为无法让他们入学，才提出要在哪里安置他们的问题。提出在哪里安置他们的问题，并不是依据他们的入学能力、接受教育的能力，而是要看他们父母的工作。也就是说，当父母在工作，怎么做才能让白痴儿童得到他所需要的照顾而不成为一种负担？

这种做法完全符合政府在制定关于初等教育的法案时的关切。18世纪30年代，人们建立"庇护所"，也就是托儿所和幼儿园，让孩子上学，不是为了使孩子有能力从事将来的职业，而是为了让父母能够自由工作，不必再照顾孩子[44]。这样做是为了让他们卸下照顾孩子的重担，进入劳动力市场。当时建立这些教育机构就是这个目的。

在那个时期，也是同样的关切推动人们为白痴设立专门的机构。瓦赞在塞夫尔街开设"低能儿教育"学校，根本不是为能够付得起钱的富人，而是为了穷人。关于这一点，我要引用费尔纳德（Fernald）的一篇文章，它虽然来得较晚，但准确地反映了这种关切。文章说："在家里照顾一个白痴儿童要耗费一个人的时间和精力，而精神病院中所需的人员比例为五个白痴儿童只要一个人。在家里照顾一个白痴，尤其是身患残疾的白痴，会消耗家里所有人的收入和能力，使整个家庭陷入悲惨的境地。人道与良政要求家庭摆脱这些不幸者的负担。"[45]

因此，基于关切，人们决定对被拘禁者（贫困的白痴儿童）实行拘禁和救助法案。对白痴和疯子进行机构同化正是出于这种关切，其目的是解放父母，让他们去从事可能的工作。最终得出以下结论，即 1853 年巴尔沙普（Parchappe）在《创建精神病院应遵循的原则》一书中所说："精神错乱不仅包括一切形式和一切程度的精神病，还包括先天缺陷导致的白痴和后天疾病造成的痴愚。因此，必须建立精神病院接收所有精神病人，即疯子、白痴和傻瓜。"[46]

如今，在精神病与白痴之间存在明确区分的几年之后，精神错乱的概念在一定程度上出现倒退，变成一种普遍类别，包含了所有形式的精神病以及白痴和痴愚症状。"精神错乱"成为一种实用的概念，在此基础上，人们可以采用相同的机制，在相同的救助场所，满足拘禁精神病人和低能者的需求。在实际中取消白痴与精神病之间的区分，就认可了"精神错乱"涵盖一切，是一个极为奇特和抽象的概念。

而一旦白痴儿童被安置在精神病院中，作用在他们身上的权力就是纯粹的精神病学权力，并且没有任何设计，在现实中保持原状。在精神病院中，会有一系列过程极大地发展精神病学的权力，而这一权力开始作用于对白痴的拘禁，并且保持数年。塞甘在《白痴的精神疗法》一书中明确定义了精神病与白痴之间的差异，如果留意他在比塞特精神病院中治疗白痴和低能者的方式 *，会发现他完全运用了精神病学权力的方案，只不过在一定程度上加上了放大和提炼的效果。在为确定对白痴的教育方式所进行的绝对规范的实践中，再次发现了精神病学权力的机制。对白痴和疯子的教育，就是纯粹的精神病学的权力。

1842 年至 1843 年间在比塞特精神病院时，塞甘在做什么？首先，他参考并使用勒列特的说法，把对白痴的教育（也称之为"精神疗法"）设想为两种意志的对抗："两种意志的对立可以是长久的也可以是短暂的，最终有利于老师一方或者有利于学生一方 47。"大家还记得，在精神病的"精神疗法"中，医生与病人对抗的方式是两种意志为权力而斗争。塞甘的表述和做法完全一样。可以想一想，涉及成人与智力低下或白痴的儿童，塞甘如何能谈论两种意志的对抗。塞甘说，确实应

---

* （录音）：要是你们看到他怎样在比塞特医院治疗。

该谈论两种意志以及老师与白痴之间的对抗。因为白痴似乎没有意志，而实际上没有意志就是他的意志，这正是天性的特征。到底什么是"天性"？

这是一种混乱的意志形式，从不屈从于他人的意志。这种意志拒绝建立在个人君主制的意志模式之上，因此拒绝任何命令和任何体系的归并。天性，是一种"想要不想[48]"的意志，固执地坚持不被构建为成人的意志。——在塞甘看来，成人意志的特征是能够服从。天性，是一系列微小的拒绝，反对他人的任何意志。

这当中依然存在与精神病的对立。白痴会固执地说"不"，而疯子会对他所有的疯狂想法自负地说"是"，疯子的意志一旦激发，甚至会对虚假的事情说"是"。塞甘认为，白痴会混乱且固执地对一切事情说"不"，所以在白痴面前，老师的作用是掌控"不"，并把它变为接受的"是"。*面对白痴"劲头十足地说不，不，不，不断地重复，双臂交叉或垂下，握紧拳头"[49]，必须有一种力量来反抗，"把他弄得疲惫不堪，不停地对他说：走！走！老师对他说这些话时要足够大声，足够坚定，时间要足够早，足够长，这样他才能像正常人那样行走和攀爬[50]。"

这种对抗，与精神病学权力中的对抗属于同一类型，像在精神病学的权力中一样，体现为老师一方的强权，一旦形成便永不改变。而且，与根据精神病医生的身体状况进行精神病治

214

---

* 手稿补充说："特殊教育，就是对抗这种'不'。"

　　　　　　　　　　1974年1月16日

疗一样，也必须根据老师的身体状况进行特殊教育。塞甘强调并使用老师的身体中至高无上的权力。

首先，阻挡来自家庭的一切权力，老师成为儿童的唯一支配者。"一旦儿童被托付给老师，"塞甘的说法不乏深意，"父母有权表达痛苦，而老师的权利是树立威望。教师是方法运用的导师、儿童的老师、儿童关系中的家长。所谓*教师*，是三重意义上的支配者，或者什么都不是。"拉丁语掌握得不太好的塞甘如是说[51]。教师是自己身体的支配者。和精神病医生一样，他必须拥有无可挑剔的体格。"举止与动作笨拙、平庸，眼神疏离、涣散、呆滞，目光毫无生气和表情，嘴巴肿胀，双唇厚软，发音怪异、拖沓，说话时喉音与鼻音浓重，含糊不清"，想要成为白痴的支配者，这都是绝对禁止的[52]。在白痴面前，他必须拥有完美的体魄，强大而又神秘："作为教师，一定要举止坦荡，动作干脆，言语清晰，立场明确，令人瞩目，能让白痴立刻听到、看到和辨认出来[53]。"

教育白痴必须与完美而强大的身体联系在一起。这是一种身体的联系，教育内容的真实性必须通过教师的身体来传递。关于白痴儿童与教师至高无上的权力之间的身体对抗，塞甘建立了相关的理论和实践。例如，他讲述了如何驯服一名爱闹的儿童："A.H. 性格乖戾，难以驯服，像猫一样上蹿下跳，像老鼠一样东躲西藏，让他一动不动待上三秒钟都是妄想。我把他固定在一把椅子上，坐在他的对面，夹住他的脚和膝盖，一只手把他的双手按在膝盖上，另一只手不断地把他晃动着的脸摆正。除了吃饭和睡觉，我们就这样一起待了五个星期。"[54] 因此，要实现对身体的控制与征服，就要完全掌控身体。

眼神也是一样。怎样才能教会白痴注视？首先，不教他注视东西，而是教他注视老师。了解世界的真实性，关注不同事物的差异，都始于对老师的感知。当白痴儿童的眼神躲闪或迷失时，"你靠近他，他会挣扎；你追逐眼神，他会避开；你继续追，他仍然躲避；好不容易对上，他干脆闭上眼睛。你小心翼翼，打算出其不意，等他再度抬起眼皮，用你的眼神看透他。即使你历尽艰难，他却在第一次看到你的那天把你推开，即使为了让人忘记他最初的状态，他的家庭在世人面前歪曲你对他的照顾，你还是会耗尽精力，不再是为了某种爱，而是因为只有依然保持神秘和勇气才能获得成功。整整四个月，我就这样在真空中追随一个儿童难以捉摸的眼神。当他和他的眼神第一次接触时，他大声尖叫，逃走了……"[55]。这当中精神病学权力的特征相当明显，即根据并围绕精神病医生的身体来形成一切权力。

第三，在针对白痴儿童的精神疗法中，建成了精神病院这样的惩戒空间。学习诸如排队、占位、操练等，日程安排十分充实。正如布尔纳维尔（Bourneville）后来所说："孩子们必须要从早上起床一直忙到晚上睡觉。他们有各种各样的事情要忙。醒来以后，洗漱、穿衣服、刷衣服、擦鞋、铺床，然后时刻保持警醒——学校、工场、做操、唱歌、休闲、散步、游戏等等——，直到上床睡觉时，还必须教他们把衣物有序地放

在椅子上 [56]。"时间安排得满满当当。

1893 年，比塞特精神病院中大约有两百名儿童，一部分人早上 8 点至 11 点劳动，其他人下午 1 点至 5 点劳动，干些制刷子、修鞋、编筐的活儿 [57]。效果之好出乎意料，以极低的价格（中心商店里的价格而不是集市上的价格）卖掉他们的劳动成果，最终实现了"七千法郎的盈利 [58]"。支付了教师的薪水和运行的费用，偿还了建造房屋的借款，还有七千法郎。布尔纳维尔认为，这笔钱将让白痴意识到他们对社会是有用的 [59]。

最后，必须要强调，对白痴行使的权力（如精神病学的权力）是同义反复性的，由此可以得出精神病院的所有机制。即在精神病院中，完全由教师的身体引导的精神病学的权力应该为白痴带来或传播什么？除了外界，并无其他，最终就是学校本身，一些儿童无法适应学校，因而可能被当作白痴。也就是说，精神病学的权力在此发挥作用，使学校权力成为一种绝对的真实，与之相比较，就能确定白痴的特征。并且，在使学校权力成为真实之后，还会赋予它额外的权力，使学校的真实性产生影响，成为精神病院中治疗白痴的一般规则。如果不是在多样化的惩戒形式下重复教育的内容，对白痴的精神病治疗做的是什么？

看看 19 世纪末佩雷—沃克吕兹（Perray-Vaucluse）的设计是怎样的。1895 年，人们将白痴分成了四种类别。第四类是最差和最低的，简单地使用木制工具，通过眼睛来教学。布尔纳维尔说，这就是学前班的水平。第二类的程度稍高一些:"有一些课程,进行阅读、背诵、计算和写作方面的训练",相当于一年级的水平。第二类,学习语法、历史和稍复杂些的计算,属于中等班的水平。至于第一类,则可以争取获得学业证书 60。

相比于学校教育,这就是精神病学权力中的同义反复。一方面,学校权力就是真实性,而精神病学的权力把真实性当作认定和明确智力迟钝者的依据。另一方面,它使真实性受到额外权力的影响,在精神病院中发挥作用。

*

因此,有两个过程,即对白痴的理论规定和通过精神病学权力所进行的实际归并。这两个方向相反的过程如何能导致医疗化 *?

对于这两个方向相反的过程的结合,有一个简单的经济原因——即使说得很谦虚——,比起治疗精神幼稚症,它更是精神病学权力扩大化的起源。实际上,1838 年法案规定了拘禁方式以及对被拘禁穷人的援助条件,所以也适用于白痴。而根据此项法案,被拘禁者在精神病院中的膳宿费由他所属的省和地方政府支付。也就是说,地方政府在经济上对被拘禁者负责 61。对于把低能者关进精神病院,人们犹豫了很多年,甚至在

---

\* 手稿指出:"精神病学的"。

1840 年通过决议后仍然犹豫不决，导致这种情况的原因是地方政府的财政负担过重 [62]。关于这一点，有非常清晰的文字。要让省议会、省政府或市政府接受和支持对白痴的拘禁，医生在有些问题上必须向权力机关保证，说白痴是白痴不够，说白痴无法满足自身的需求不够，甚至说家庭无法满足他的需求也不够。还必须得说他很危险，也就是他有能力犯下放火、杀人、强奸等罪行，只有在这样的状况下，地方政府或当局才会同意给予他援助。在这一点上，19 世纪 40 至 80 年代的医生们都说得很清楚。他们说，我们不得不做虚假的报告，把形势说得一团漆黑，将白痴或低能者说成危险人物，以便他能获得援助 *。

换句话说，危险的概念成了将援助行动转变为保护现象所必须的概念，而且在当时，这也是为了让负责援助工作的人接受。危险是能够启动拘禁及援助程序的第三方要素，医生也确实因此提交了证明书。奇怪的是，这类小状况只提出了治疗异常行为的费用问题——这在精神病学史上总能遇到——，却会产生巨大的影响。1840 年至 1850 年间，医生们抱怨不得不控诉白痴很危险。从医生们的抱怨开始，逐渐发展成一整套医学文献，这些文献越来越自以为是，大肆污蔑低能者并把他们当作危险人物 [63]。结果五十年后，到了 1894 年，在布尔纳维尔所写的报告《白痴和痴呆儿童的援助、治疗与教育》中，白

*218*

---

* （录音）：帮助。

痴儿童真的成了危险人物[64]。人们经常举出一堆例子来证明白痴是危险的：他们是危险人物，因为他们当众自慰、实施性犯罪，他们还是纵火犯。1895 年 *，认真严肃如布尔纳维尔，为了证明白痴十分危险，也讲了这样一个故事：在厄尔省，有人强奸了一名痴呆的年轻卖淫女，她证明了白痴"在她受害的那一刻"[65]所表现出的危险。此类事例，不一而足。1895 年，布尔纳维尔说："犯罪人类学研究表明，有很大比例的罪犯、酒鬼、妓女都是天生的傻瓜，人们从未设法对他们实施改良或惩戒[66]。"

如此一来，所有可能对社会构成威胁的人形成了一个大的类别。早在 1830 年，瓦赞（Voisin）就已经打算把他们关起来，并表示必须好好照顾那些"性格古怪，深藏不露，自尊心过强，极度傲慢，情感炽热，有可怕倾向"[67]的儿童。把他们都拘禁起来，打上白痴的烙印，这是进行救助所必需的。于是，儿童异常且危险的真实性便显现出来，布尔纳维尔在 1895 年所写的文章中描述其乱象时说，有白痴的存在，通过他们，在他们身边，人们最终要与白痴症和一系列天性的反常打交道。天性的概念在塞甘的理论和精神病治疗中根深蒂固。有些儿童必须得关起来，"他们智力低下，天性反常，偷盗、欺骗、手淫、鸡奸、纵火、破坏、杀人、下毒等等"[68]。

正是这种围绕着白痴重建出来的家庭，构建了不正常的

---

\* 1894 年；1895 年是出版时间。

童年。暂时搁置生理学和病理解剖学的问题，按照精神病学的发展顺序，19世纪的异常范畴根本不影响成人，只影响儿童。换言之，可以概括为：在19世纪，发疯的都是成人，直到最后几年人们才意识到儿童真的有可能发疯，而且只有通过发疯的成人对儿童的回顾性投射，才能最终发现发疯的儿童，即夏尔科和弗洛伊德所说的疯癫儿童。从根本上说，在19世纪，发疯的是成人，不正常的却是儿童。儿童是有异常症状的人，围绕着白痴以及排斥白痴所带来的实际问题，从欺骗到下毒，从鸡奸到杀人，从手淫到纵火，形成了一个群体，即异常症状的一般范围，其核心就是智障、低能和白痴的儿童。通过白痴儿童提出的实际问题，精神病学不再是控制和纠正精神病的权力，而是更加普遍、更加危险，变成掌控异常症状的权力，确定什么是异常，并对其进行控制和纠正。

精神病学具有双重功能，即掌控精神病的权力和掌控异常症状的权力，这与关于疯癫儿童的实践与关于异常儿童的实践之间的差距相对应。在我看来，疯癫儿童与异常儿童之间相互分离是19世纪行使精神病学权力的最基本特征之一。由此，人们可以很容易得出主要的结论。

第一个结论：精神病学能够与其周围存在的惩戒制度联系起来，这是基于精神病学是关于精神异常的科学与权力的原则。任何对于家庭、军营及学校惩戒而言的不正常，所有的偏差和异常，精神病学都能够自行承担。正是通过划分异常儿童的方式，精神病学的权力才得以在我们的社会中普及、传播和

220

扩散。

第二个结论：精神病学作为掌控精神病的权力和掌控异常症状的权力，出现在某种内在的职责之中——不是传播的外在结果，而是内在结果——，用于定义异常的儿童与疯癫的成人之间可能存在的关系。正因为如此，在19世纪下半叶形成了两个关键的概念，即天性的概念和退化的概念。

确切来说，天性是一种天然存在的要素，但同时也是一种无序运行的异常要素，一旦不被掌控和抑制就会变得异常。这种天然且异常的天性是基本要素，是本性与异常的统一，精神病学会逐步尝试重建它从童年到成年，从本性到异常，从异常到患病的命运[69]。天性的命运，从儿童到成人，精神病学希望从中建立异常的儿童和疯癫的成人之间的关联。

另一方面，与"天性"相对的另一大概念是"退化"，即不幸的衰退概念，但天性的概念延续了更长的有效期。退化也是一个颇为有趣的概念，原因在于它并不是通常所说的生物进化论在精神病学上的投射。生物进化论参与到精神病学中，将再度使用这一概念，随后赋予其一定的涵义[70]。

莫雷尔（Morel）所定义的退化出现在达尔文的进化论之前[71]。在莫雷尔的时代，退化是什么？直到20世纪初被抛弃，它会从根本上保留什么？[72] 父母或祖先残留的精神病对孩子产生影响，形成痕迹或标记，人们称为"退化"。退化在一定程度上是父母对孩子产生的异常影响。同时，退化儿童是不正常的儿童，其异常之处在于，在某些特定的情况下以及经历了某些事故后，有可能会发疯。因此，退化是异常的诱因，使儿童发生成人的精神病成为可能，也是祖辈的精神病在儿童身上留下的异常标记。

可见，这种退化的概念会勾划出家庭、祖辈和儿童，将他们当作整体且没有严格的定义，还会把家庭作为异常和疯癫双重现象的一种集体支撑。异常导致疯癫，疯癫产生异常，正是因为我们已经处于家庭的集体支撑之中。[73]

第三个也是最后一个结论：通过研究精神病学普及的起点和作用，出现了退化和天性这两个概念。也就是说，所谓的精神分析领域正在出现，即天性的家庭遭遇。天性在家庭中变成了什么？在祖辈与子孙、子女与父母之间产生了怎样的质疑天性的交换体系？采用这两个概念，使之共同发挥作用，只有这样，精神分析才能产生效果，发出声音。

因此，精神病学的普及化原则是站在儿童的角度而不是成人的角度，不是精神疾病概念的普遍运用而是异常领域的实际划分。正是基于对儿童和异常症状而不是成人和疾病的普及化，才形成了精神分析的对象。

\*

**注释**

1. G·康吉莱姆，《正常与反常》(1943 年)，巴黎，法国大学出版社(《盖伦文集》)，1972 年，第 175 页。

1974年1月16日

2．1856 年，C·S·勒保罗米耶提出了一项专门针对发疯儿童的研究：《儿童的精神疾病，尤其是躁狂症》，《巴黎医学理论》，第 162 期；巴黎，里尼奥出版社，1856 年。保罗·莫罗（1844—1908 年）发表了公认的第一部儿童精神病学论著：《儿童的精神病》，巴黎，J.-B·巴耶尔出版社，1888 年。

3．自从 1881 年前往俄罗斯照顾莫斯科前市长的女儿和圣彼得堡大公的女儿以后，夏尔科不得不在其位于圣日耳曼大街酒店的私人诊所接待许多属于俄罗斯富裕阶层的、患有精神疾病的孩子。正如一位巴黎的记者所说："在巴黎，他的俄罗斯客户数量惊人。"（《时报》，1881 年 3 月 18 日，第 3 页）这些病例以及来自拉丁美洲的儿童病例都没有公布于众，除了在一次课上提到一名13 岁的年轻"俄罗斯裔犹太人"的病例：《年轻男孩所患的癫病》，《医学进步杂志》，第十篇，第 50 期，1882 年 12 月 16—23 日，第 985—987 页，和第51 期，1882 年 12 月 31 日，第 1003—1004 页；以及来自莫斯科的 15 岁的A 小姐和 17 岁的 S 小姐的病例：《精神系统疾病课程》，第三篇，第六课，第92—96 页。参见：A·卢比莫夫，《夏尔科教授》，由 L·A·罗斯托普金，圣彼得堡，苏沃里那出版社，1894 年。

4．在探讨白痴是不是精神疾病的问题时，埃斯基罗尔明确远离了任何将白痴病人同化为精神病人的行为，提出"白痴不能与痴呆混为一谈，也不能由于是智力上和精神上的损伤就归于精神错乱之类"。（《白痴》一文，出自《医学词典》，第二十三篇，巴黎，C·L·F·潘库克出版社，1818 年，第 509页）同样，雅克·艾蒂安·贝洛姆（1800—1880 年）在萨尔特佩利尔医院埃斯基罗尔的部门中负责白痴病人专区，他认为"这种疾病是儿童专属的，任何青春期后出现与此类似现象的精神疾病都必须仔细区分"（《1824 年 7 月 1 日在巴黎医学院提交和答辩的就职论文》，巴黎，杰尔默—巴耶尔出版社，1843年，第 52 页）。

5．"暴怒是由错误的感知、回忆的再现或错误的想法所激发的一种神经和肌肉的兴奋状态，其特征是愤怒，对在场或不在场的人或事、事件的原因或证据表现出极大的怒气。爆怒发作是真正意义上谵妄到达顶点的状态，其持续时间和复发频率各不相同。"（E·J·若尔热，《精神病——对该疾病的论述》，第 106—107 页）

6．约瑟夫·达坎描绘出"放肆的疯子"和"愚蠢的疯子"之间的对比："放肆的疯子动来动去，身体一刻不停，即不惧怕危险，也不害怕威胁。而在愚蠢的疯子身上，智力器官似乎完全是摆设，其行为受他人推动，毫无辨识力"（《精神病的哲学》，1791年版，第22页；1987年版，第50页）。

7. 威廉·库伦谈到"先天性痴呆"，将其定义为"头脑愚钝，没有判断力，无法感知或记住事物之间的关联"（《疾病分类工具或学生在疾病分类学讨论中的使用》，第五部，《精神病》，爱丁堡，W·克里奇出版社，1769年）。根据德西雷·马格卢瓦尔·布尔纳维尔（1840—1909年）的说法（《关于白痴的论文集、注解和观察报告》，第一篇《白痴》，巴黎，勒克洛斯尼耶和巴贝出版社，1891年，第4页），让—米歇尔·萨加尔（1702—1778年）在其著作《依照纲、目、属、种的顺序对疾病的症状进行分类》（维也纳，克劳斯出版社，1776年）中用了一页半的篇幅来介绍他称之为"智力缺陷"的痴愚形式。弗朗索瓦·弗德雷也表示，"先天性痴呆和白痴在我看来是一样的"，并将其定义为"情感能力完全或部分阻塞，完全体现不出先天的或后天的智力"（《妄想论》，第一部，第419—420页）。

8.（a）托马斯·威利斯以在其作品的第十三章中以"愚蠢还是愚笨"的名义将一类精神疾病分离出来。《关于动物性灵魂的论述，关于人的生命和情感》，伦敦，R·戴维斯出版社，1672年/《关于兽性灵魂的两种论述，即人的生命和情感的论述》，由S·博塔吉编辑，伦敦，哈珀与利出版社，1683年。第十三章《愚蠢还是愚笨》被转载，出自P·克兰菲尔德，《17世纪对精神缺陷和精神分裂症的一种观点：托马斯·威利斯论"愚蠢还是愚笨"》，《医学史简报》，第35卷，第4期，1961年，第291—316页；参见第293页；"愚蠢还是愚笨，尽管它主要与理性的灵魂有关，意味着智力和判断力的缺陷，但它并没有被错误地算作头部或大脑的疾病，因为'这种更高等级的灵魂衰退来源于对想象力和记忆力的损害'"。米歇尔·福柯在《疯狂史》中也有所参考，1972年版，第270—271页，第278—280页。参见：J·文雄和J·维耶，《17世纪的神经精神病学大师：托马斯·威利斯（1662—1675年）》，《医学心理学年鉴》，第十二卷，第二篇，1928年7月，第109—144页。（b）弗朗索瓦·博瓦西埃·德索瓦吉（1706—1767年），《有序的疾病分类学——以西德纳姆的思想和植物学家的顺序为依据，按照纲、目、属、种系统地对疾病进行分类》，第二篇，阿姆斯特丹，德图尔内出版社，1763年/《有序的疾病分类学——以西德纳姆的思想和植物学家的顺序为依据，按照纲、目、属、种系统地对疾病进行分类》，第二篇，由古维翁翻译，里昂，布伊塞出版社，1771年；关于"智力缺陷"的章节区分了第八种症状"痴愚或愚蠢"；"痴愚、呆滞、愚笨、愚蠢，是一种想象力或判断能力的衰弱、迟钝或丧失，不伴有谵妄症状"(第 340 页)。参见：L·S·金，《博瓦西埃·德索瓦吉与 18 世纪的疾病分类学》，《医学史简报》，第 40 卷，第 1 期，1966 年，第 43—51 页。(c) 让—巴蒂斯特·泰奥菲勒·雅克林·杜比森(1770—1836 年)将"白痴"定义为"智力和情感功能僵化或丧失的状态，由此产生完全的感觉迟钝"(《精神病或精神疾病》，巴黎，梅基尼翁出版社，1816 年，第 281 页)。(d) 若尔热对皮内尔所定义的精神错乱的类型进行了补充，即"思想表现的偶发性缺失，要么是病人没有想法，要么是他无法表达"(《精神病》，第 115 页)。参见：A·里蒂，《木僵和愚蠢》，出自《医学百科词典》，第三卷，第十二篇，巴黎，马森 / 阿瑟林出版社，1883 年，第 454—469 页。

9. 博瓦西埃·德索瓦吉把"先天性痴愚"列入其关于"智力缺陷"的疾病分类的第十八种类别(《疾病分类学》，第二篇，第 334—342 页)。约瑟夫·达坎则认为，"关于痴呆和痴愚的词基本上都是同义词，痴呆和痴愚的区别在于：前者是完全丧失理性，而后者仅仅是理性的衰退"(《精神病的哲学》，1791 年版，第 51 页)。

10. J·E·贝洛姆说："白痴和痴呆很容易区分开来。白痴是与生俱来的，或者是在智力完全发育之前的年龄就有的，而痴呆发生在青春期以后。白痴是儿童特有的，而痴呆主要是老年病"(《论白痴——根据智力程度对白痴进行教育的建议》，巴黎，迪多·热内出版社，1824 年，第 32—33 页)。关于白痴概念的发展历程，参见：(a) E·塞甘，《白痴和其他发育迟缓或发育迟钝儿童的精神治疗、卫生和教育》，巴黎，J.-B·巴耶尔出版社，1846 年，第 23—32 页。(b) D·M·布尔纳维尔，《对白痴和痴呆儿童的援助、治疗和教育》，第一章《关于援助和治疗白痴及痴呆儿童的历史概述》，第 1—7 页。(c) L·坎纳，《对智力发育迟缓人士的护理与研究史》，斯普林菲尔德，C·C·托马斯出版社，1964 年。(d) G·内特辛，《19 世纪的白痴、傻瓜与智者》，(见上文，1973 年 11 月 21 日的课程，注释 14)，第 70—107 页。(e) R·米尔沃尔德，《论智力低下，从皮内尔到比奈—西蒙》，《巴黎医学理论》，1973 年第 67 期(无出版地址或日期)。

11. 参见：(a) J·E·D·埃斯基罗尔，《谵妄》，出自《医学词典》，第八篇，巴黎，C·L·F·潘库克出版社，1814 年，第 255 页："无热性谵妄是精神病的特征性症状。"(b) E·J·若尔热，《精神病》，第 75 页："这种疾病的主要症状是思想混乱，人们称之为谵妄。没有谵妄就没有精神病。"米歇尔·福柯表示，对 18 世纪的医学而言，"任何精神的变化中都存在一种隐含的谵妄"(《疯狂史》,1972年版,第254页)。

12.J.-B·让·雅克林·杜比森,《精神病》,第281页。

13.菲利普·皮内尔将"白痴"归属于精神错乱的"种类":《医学哲学论,关于精神错乱或躁狂症》,1800年版,第四篇,第166—176页:"将精神错乱划分为不同的种类。第五种类型的精神错乱:白痴,或智力和情感能力的丧失"。

14.J·E·D·埃斯基罗尔,(1)《幻觉》一文,出自《医学词典》,第二十篇,巴黎,C·L·F·潘库克出版社,1817年,第64—71页;(2)《白痴》一文,同上,第二十三篇,1818年,第507—524页;(3)《白痴》(1820年),出自《从医学、卫生学及法医学角度判定的精神疾病》,第二篇,第286—397页。

15.出自雅克·艾蒂安·贝洛姆1824年7月1日答辩的论文:《论白痴——根据智力程度对白痴进行教育的建议》,《巴黎医学理论》,第125期;巴黎,迪多·热内出版社,1824年;经修订后转载:巴黎,杰尔默—巴耶尔出版社,1843年。

16.J·E·D·埃斯基罗尔,《白痴》(1820年),第284页。

17.J·E·贝洛姆,《论白痴》,1843年版,第51页。

18.J·E·D·埃斯基罗尔,见上文,注释16:"白痴是与生俱来的,或者是在智力完全发育之前的年龄就有的。而白痴同躁狂症和偏执狂一样,到了青春期才会发生。"另见J·E·贝洛姆,上文注释10。

19.J·E·D·埃斯基罗尔,《白痴》,第284—285页:"白痴是他们一生的整个过程中必有的状态,我们不可能改变这种状态",而"痴呆有一个相对快速的增长期。慢性痴呆和老年痴呆会逐年加重。我们能够治愈痴呆,想延缓痴呆的并发症也是可能的"。路易·弗洛伦丁·卡尔梅尔、阿希尔·德·福维尔、艾蒂安·若尔热、路易·弗朗索瓦·雷鲁特(1804—1877年)、弗朗索瓦·勒列特(1797—1851年)等精神病医生都认为白痴是无法医治的,所以他们主张在精神病院建立隔离区。

20.(a)J·E·D·埃斯基罗尔,同上,第284页:"一切都显示出身体发育不完善或不可改变。当头盖骨被打开时,几乎总能发现畸形。"(b)J·E·贝洛姆,同上,1824年版,第33页:"白痴表现出身体构造不完整的痕迹。在尸体解剖时,白痴呈现出构造和组织方面的缺陷。"(c)E·J·若尔热,《精神病》,第105页:"白痴和痴愚不仅智力器官是畸形的，而且整个身体都与这种病态的状况有关。总之，他们发育不良，要么有佝偻病，要么有淋巴结核，要么麻痹瘫痪，要么得了癫痫，有时甚至是集这几种病于一身。在这种情况下，与其他器官组织相比，大脑组织也好不到哪儿去。"

21. 1852 年 11 月 1 日，公共事业救济局的局长亨利·让·巴蒂斯特·达韦纳向塞纳省省长提交了一份报告，其中第四章是关于白痴和痴愚儿童的教育问题。他表示："白痴只不过是一个可怜的残疾人，医生永远给不了他老天爷拒绝给他的东西"（《公共事业救济局局长对塞纳省省长所作的关于塞纳省精神病院机构的报告》，巴黎，公共事业救济局出版社，1852 年）。

22. 艾蒂安·若尔热认为，白痴的特点是"发育上的缺陷，所以他们应该被归类为怪物。从智力方面看这些都是真实的存在（《精神病》，第 102 页）。关于这种说法在当时的内涵，参见 C·达文的《怪物》一文，出自《医学百科词典》，第六十一篇，巴黎，阿瑟林出版社，1874 年，第 201—264 页。

23. J·E·D·埃斯基罗尔，《白痴》（1820 年），第二篇，第 285 页："当身体被打开，有时会发现器质性病变，但这些病变是偶发性的，因为头盖骨变厚，骨板分开，只是与痴呆同时发生，并不是先天性畸形的特征。"

24. 同上。

25. 爱德华·塞甘（1812—1880 年）曾任国家聋哑机构的医生让·伊塔尔的助教。1831 年，伊塔尔和埃斯基罗尔委托他教育一名白痴儿童。塞甘在以下文字中详述了这段经历：(1)《关于教育儿童》，巴黎，波特曼出版社，1839 年。1840 年，他在圣马丁区瘰疾病患收容所将他的方法付诸实践，发表了 (2)《教育智障儿童和白痴儿童的实践理论——针对圣马丁区瘰疾病患收容所的白痴儿童的课程》，巴黎，杰尔默—巴耶尔出版社，1842 年。1842 年 10 月，收容所总理事会决定将比塞特精神病院的儿童转移到菲利克斯·瓦赞医生的部门。1843 年，塞甘因意见不合而离开。1850 年移居美国之前，他在 (3)《白痴和其他发育迟缓或发育迟钝儿童的精神治疗、卫生和教育》一书中总结了自己的经验，并定义了生理教育的原则。除了 I·圣-伊夫的论文《医学教育工作的历史概述：伊塔尔和布尔纳维尔》（《里昂医学理论》，第 103 期，1913—1914 年；巴黎，P·莱蒂耶勒出版社，1914 年）和 H·博谢纳的文章《比塞特精神病院白痴病人的教师塞甘——第一个医学教学团队》（《精神病学观点》，第 30 卷，1970 年，第 11—14 页），这段时期在法国没有任何出版物谈论到塞甘。另见：Y·佩利西耶和 G·蒂利埃，(1)《关于法国白痴儿童教育的一段历史（1830—1914 年）》，《历史杂志》，第 261 卷，第 1 期，1979 年 1

月，第 99—130 页；(2)《爱德华·塞甘（1812—1880 年）——白痴病人的教师》，巴黎，经济出版社，1980。以及：A·布劳纳主编，《国际会议论文集：爱德华·塞甘之后的一百年》，圣芒代，儿童实践研究小组，1981 年；J·G·G·马丁，《智障儿童的第一位治疗师奥内西姆—爱德华·塞甘的法国传记（1812 年 1 月 20 日至 1880 年 10 月 28 日），以其作品和史料为依据》，《巴黎医学理论》，圣安托万，1981 年，第 134 期。

26. 爱德华·塞甘，《白痴和其他发育迟缓或发育迟钝儿童的精神治疗、卫生和教育》。

27. 同上，第 72 页："人们喜欢说我把白痴儿童和单纯的智力障碍或智力迟钝儿童混为一谈；他们之所以这么说，正是因为我首先指出了它们之间存在的极大差异。"

28. 接上文："智力迟钝的儿童并不会停止发育，他只是比同龄的孩子发育得更慢……"

29. 同上，第 26 页："不，白痴不是一种疾病。"

30. 同上，第 107 页。19 世纪初，精神病院往往是混杂的，同时接收成人和患有"白痴""痴愚""癫痫"的儿童群体，直到 1840 年甚至之后，医学上都难以区别。1852 年，比塞特精神病院精神病人专区第三病区有患癫痫的成人和儿童，也有白痴。参见：D·M·布尔纳维尔，《对白痴和痴呆儿童的援助、治疗与教育》，第 4 页。关于具体情况，参见 H·J·B·达韦纳，《关于塞纳省精神病院机构的报告》。

31. 让·马克·加斯帕·伊塔尔（1774—1838 年）是一名训练有素的外科医生。1800 年 12 月 31 日，他被任命为西卡尔院长管理的国家聋哑学校的住院医生。在家庭教师盖兰夫人的帮助下，他对 1799 年末在拉科姆森林（阿韦龙省）抓住的一个十几岁的孩子进行了四年多的"精神治疗"。参见：(1)《一个野人的教育——阿韦龙少年野人最初的体力和智力发育》，巴黎，古戎出版社，1801 年；(2)《向内政部长所作的关于阿韦龙野人的发育与现状的报告》(1806 年)，巴黎，帝国印刷局，1807 年。由 D·M·布尔纳维尔重新出版，名为《关于阿韦龙野人、白痴和聋哑症的报告及论文》，第二篇，巴黎，阿勒冈出版社（"特殊教育文库"），1814 年；经 L·马尔森修改，《野孩子，神话与现实》，随后是 J·伊塔尔，《德阿韦龙·维克多的论文和报告》，巴黎，出版联盟（"10/18"丛书），1964 年。

32. 非利克斯·瓦赞（1794—1872 年）是埃斯基罗尔的学生。1822

年 7 月，由于被治疗白痴儿童的问题吸引，他和让—皮埃尔·法雷特一起创办了一家精神病院。1833 年，他受到收容所总理事会的委托，在位于塞夫勒街的瘤疾病患收容所组建一个专门针对白痴和癫痫病人的部门。1834 年，他在伊西莱穆利诺的沃吉拉尔大街 14 号为白痴儿童创建了一个"低能儿教育机构"。1836 年，该机构和瘤疾病患收容所的寄宿人员被转移到比塞特精神病院。1840 年，瓦赞也到了那里。关于这个机构，唯一的文献来自查尔斯·克雷蒂安·亨利·马克（1771—1840 年），《向国务委员和警察局长所作的关于菲利克斯·瓦赞先生的低能儿教育机构的报告》，《箴言报》，1834 年 10 月 24 日；包含在《关于儿童的痴愚》的附录中，第 87—91 页。参见 F·瓦赞（1）《脑生理学在特殊教育儿童研究中的应用》，巴黎，埃弗拉特出版社，1830 年；（2）《关于儿童的痴愚，以及其他需要对其道德责任进行教导和特殊教育的智力或性格特点》，巴黎，J.-B·巴耶尔出版社，1843 年。另见：A·瓦赞，《教导和教育白痴与智障的规则概述》，巴黎，杜安出版社，1882 年。

33. 1831 年 3 月 30 日，让—皮埃尔·法雷特被任命为萨尔佩特里尔医院白痴女病患专区的医生。他把"八十名白痴和智障女病人集中到同一所学校"进行管理。到 1841 年，他开始负责成年精神病人专区。

34. 在 1826 年被任命为比塞特精神病院主任医生的两年后，纪尧姆·费鲁斯于 1828 年为白痴儿童组建了"一所学校"。参见：F·瓦赞，《白痴》（1843 年 1 月 24 日在国家医学院宣读的论文；由 D·M·布尔纳维尔重新出版，出自《关于白痴的论文集、注解和观察报告》，第一篇，第 268 页）。1833 年，他在那里开始了临床教学：《白痴或先天痴呆（关于精神疾病的课程）》，《国民或军队医院公报》，第十二篇，1838 年，第 327—397 页。

35. 1842 年 11 月，在收容所总理事会检察长费鲁斯的促成之下，爱德华·塞甘受命管理白痴和癫痫儿童治疗中心。这些儿童是从瘤疾病患收容所转移到菲利克斯·瓦赞的部门来的。见上文，注释 25。

36. 1873 年 11 月 27 日，塞纳省议会决定将沃克吕兹精神病院的农场用作建立一所白痴儿童训练营，后者于 1876 年 8 月 5 日开放。参见：D·M·布尔纳维尔，《关于白痴的论文集、注解和观察报告》，第四章《巴黎及塞纳省对白痴和癫痫儿童的援助：沃克吕兹训练营》，第 62—65 页。

37. 比塞特精神病院的白痴及癫痫儿童专区始建于 1882 年末，直到 1892 年才正式开放。参见 D·M·布尔纳维尔，（1）《关于白痴的论文集、注解和观察报告》，第四章《比塞特精神病院的白痴和癫痫儿童专区》，第 69—

1974年1月16日

78 页；（2）《比塞特精神病院儿童专区的历史（1879—1899 年）》，巴黎，勒克洛斯尼耶和巴贝出版社，1889 年。

38.1894 年，在萨尔佩特里尔医院住院的儿童有 135 人，其中有 38 人是白痴，71 人是患有癫痫的白痴。参见 D·M·布尔纳维尔，《关于白痴的论文集、注解和观察报告》，第 67—69 页。

39.1888 年，维勒瑞夫精神病院妇女部的一个区被分配用于来自圣安娜萨尔佩特里尔医院的智障、白痴或癫痫女孩的住院和治疗，负责人是布里昂医生。1894 年，有 75 名白痴和癫痫女患者在这里住院。

40.1840 年 8 月 14 日的通报宣布"内政部长决定，1838 年法案适用于白痴和痴愚儿童，孩子们不可以再住在精神病院以外的任何机构。因此收容所总理事会把其他机构的病人都转移到了比塞特精神病院"（H·J·B·达韦纳，《关于塞纳省精神病院机构的报告》，第 62 页）。

41.1833 年 6 月 28 日关于基础教育的法案。参见：M·贡塔尔，《从大革命到基佐法案时期法国的初等教育——从君主旧制的小学校到资产阶级君主制的小学》，文学博士论文，里昂，1955 年；里昂，奥丁出版社，1959 年。

42.1891 年，为给智障儿童开设特殊班级，布尔纳维尔要求巴黎第五区的小学督导团对智障儿童的数量进行统计。1894 年，在第五区和第六区的公立学校展开了第一次普查。参见：（1）《塞纳省精神病院监督委员会的记录》，1896 年 5 月 2 日；（2）《智障儿童特殊班级的开设》，巴黎，阿勒冈出版社，1898 年。

43. 菲利普·雷伊是马赛圣皮埃尔精神病院的主任医生及沃克吕兹医院的总顾问。1892 年，为了创立一所"专门接收和治疗智障或异常儿童的省际精神病院"，他使用向罗讷河口各省以及沃克吕兹省的小学教师发送调查问卷的方式进行人数统计。参见 D·M·布尔纳维尔，《对白痴和痴呆儿童的援助、治疗和教育》，第 45 页及第 197—198 页。

44.1828 年，让·德尼·玛丽·科尚与帕斯托雷侯爵夫人共同创建了"庇护室"。正如他所说："庇护室的作用是免费或以很少的费用为民众的福祉提供巨大的便利，因为无论从工作自由方面，还是在减少照看儿童的人数上，它们都降低了每个家庭的开支，增加了户主的收入"［《幼儿学校（俗称"庇护室"）创办人和校长工作手册》（1833 年），第 4 版，附奥古斯丁·科尚的出版说明，巴黎，阿歇特出版社，1853 年，第 32 页］。庇护室已获得 1831 年 3 月 28 日法令的认可。依照 1833 年 6 月 28 日关于初等教育的法案的规定，

1837 年 12 月 22 日的一项法令在第一条中定义了其地位："庇护室或幼儿学校是慈善机构，男女儿童均可在此接受其年龄所需的育婴监护和早期教育方面的照顾"（同上，第 231 页）。参见：（a）洛朗·塞里斯（1807—1869 年），《庇护室的医生——儿童卫生及身体训练手册》，巴黎，阿歇特出版社，1836 年。（b）A·科尚，《关于让·德尼·玛丽·科尚的生平以及庇护室的由来与进展的说明》，巴黎，杜维尔热出版社，1852 年。（c）H·J·B·达韦纳，《法国公共救济的组织和制度》（见上文，1973 年 11 月 28 日的课程，注释 33），第一篇，第 76—82 页。

45.W·费尔纳德，《弱智治疗史》，波士顿，群众出版社，1893 年，由 D·M·布尔纳维尔引用，《对白痴和痴呆儿童的援助、治疗和教育》中引用，第 143 页。

46.J-B·巴尔沙普，《精神病院的创立和建设中应遵循的原则》，巴黎，马森出版社，1853 年，第 6 页。

47.E·塞甘，《白痴和其他发育迟缓或发育迟钝儿童的精神治疗、卫生和教育》，第 665 页。参见 I·克拉夫特，《爱德华·塞甘与 19 世纪对白痴的精神治疗》，《医学史简报》，第 35 卷，第 5 期，1961 年，第 393—418 页。

48.E·塞甘，同上。

49.同上，第 664 页。

50.同上，第 666 页。

51.同上，第 662 页。

52.同上，第 656 页。

53.同上，第 659 页。

54.同上，第 366 页。

55.同上，第三十九章《神经系统与感觉器的锻炼与训练》，第五节《视觉》，第 418—419 页。

56.D·M·布尔纳维尔，《关于对白痴的医学及教育治疗的简要论述》，出自《对白痴和痴呆儿童的援助、治疗和教育》，第 242 页。

57.同上，第 237 页："1893 年末，两百名儿童受雇于工场，具体工作分配如下：14 名制刷工，52 名修鞋匠，13 名印刷工，19 名细木工，14 名锁匠，57 名成衣工，23 名篾匠，8 名藤椅匠。"

58.同上，第 238 页。

*229*   59."孩子们乐于看到，他们的劳动带来收益，转化为实际成果，他们所

做的一切都有助于自己的幸福、教育和部门的维护"(《比塞特精神病院白痴、癫痫和智障儿童部门的报告》,巴黎,医学进步出版社,第二十篇,1900 年,第 35 页)。

60. 1873 年 11 月 27 日,塞纳省议会决定把沃克吕兹(塞纳—瓦兹省)精神病院的农场建筑用作建立一座白痴儿童训练营。1876 年 8 月 5 日,佩雷—沃克吕兹训练营开放,课程分为四个级别:"第四级:教会用眼睛识别、认识物品,记忆训练,印制的字母表和数字,木制的字母(比塞特精神病院的模式)。第三级:针对已经掌握最基本知识的孩子,认识物品、阅读、背诵、计算和写作等训练。第二级:针对会读、会写、会数数的孩子,语法、计算、法国历史和地理等概念。第一级:准备获取学习文凭,对他们而言,教学内容与一般小学差别不大"(D·M·布尔纳维尔,《对白痴和痴呆儿童的援助、治疗和教育》,第 63—64 页)。

61. 1838 年 6 月 30 日法案第三章对精神病院部门的开支作出了明确规定。第 28 条规定,当不具备第 27 条所述资源时,"将在不影响精神病人住所地协助的情况下,根据议会提出的原则,经省长提议并由政府批准,从财政法所拨的款项中提供其所属省的日常开支"[R·卡斯特尔引述,《精神病学的秩序》(见上文,1973 年 11 月 14 日的课程,注释 9),第 321 页]。

62. 在 1894 年 6 月的报告中,D·M·布尔纳维尔强调,各省市行政部门一心想要节省预算,出于财政原因的抵制导致精神病院延迟接收白痴儿童,最终让这些孩子成为危险人物。参见《对白痴和痴呆儿童的援助、治疗和教育》,第 84 页。

63. G·费鲁斯认为,如果白痴和痴愚儿童属于 1838 年法案的管辖范围,那么他们就与精神病人一样,会被认为是危险的:"一次状况就足以激发他们暴力的天性,并导致他们做出极度有损安全和公共秩序的行为"(引自 H·J·B·达韦纳,《关于塞纳省精神病院机构的报告》,附录,第 130 页)。儒勒·法雷特(1824—1902 年)也强调"白痴和傻子会像精神病人一样对自己或社会带来各种危险"(《危险的精神病人》,第 10 章《白痴和傻子》,1868 年 7 月 27 日在医学心理学会所作的报告,出自《精神病人与精神病院——援助、立法和法医学》,巴黎,J.-B·巴耶尔出版社,1890 年,第 241 页)。

64. 布尔纳维尔说:"没有几个星期报纸不向我们报道白痴、傻瓜或智障犯下的罪行或不法行为"(《对白痴和痴呆儿童的援助、治疗和教育》,第 147 页)。

65. "在厄尔河谷(1891 年),一个名叫马尼的男人,对一个卖淫的白痴女孩实施了暴力猥亵"（在上述引文中）。

66. 同上，第 148 页。

67. F·瓦赞，《关于儿童的痴愚》，第 83 页。

68. D·M·布尔纳维尔，《对白痴和痴呆儿童的援助、治疗和教育》，第 145 页。

69. 19 世纪下半叶，精神病学家对本能的研究从两个方面开展：先天的一面是脑生理学，后天的一面是社交性与道德之间的关系。参见 G·布沙尔多，《19 世纪精神病学临床研究中关于本能的概念》，《精神病学的演变》，第 44 篇，第 3 期，1979 年 7—9 月，第 617—632 页。

详见：（a）瓦伦丁·马里昂（1835—1916 年）通过分类将不同的反常现象与相应脑脊髓结构的兴奋或抑制过程联系起来，建立了退化者的本能性反常和神经中枢系统的解剖生理学障碍之间的关联。参见《精神病人冲动和行为的临床研究》（1861 年），出自《神经中枢研究》，第二篇，巴黎，马森出版社，1893 年，第 353—369 页。另见（b）保罗·塞黎约（1864—1947 年），《性本能异常的临床研究》，《巴黎医学理论》，第 50 期，1888 年；巴黎，勒克洛斯尼耶和巴贝出版社，1888—1889 年。（c）查尔斯·费雷（1852—1907 年），《性本能——进化与分解》，巴黎，阿勒冈出版社，1889 年。米歇尔·福柯在其课程《不正常的人》中也谈到了这一点，1975 年 2 月 5 日、2 月 12 日及 3 月 21 日的课程，第 120—125 页，第 127—135 页，第 260—271 页。

70. 详见：（a）1886 年，约瑟夫·儒勒·德杰林（1849—1917 年）在《神经系统疾病的遗传》中对达尔文的成果给予了非常积极的评价，巴黎，阿瑟林与乌佐出版社，1886 年。（b）瓦伦丁·马里昂修正了莫雷尔的理论，引入了对进化概念和退化过程中神经定位的参考，参见（1）《精神病临床课程》，巴黎，巴塔伊出版社，1893 年；（2）V·马里昂和 P·勒格兰，《退化者（精神状态与间歇性综合征）》，巴黎，吕夫出版社，1895 年。（c）A·扎洛兹克，《法国精神病学中退化理论的历史要素》，《斯特拉斯堡医学理论》，1975 年 7 月。

71. 在 C·R·达尔文的著作《基于自然选择的物种起源——在生存斗争中维护受青睐的族群》（伦敦，J·默里出版社，1859 年）出版前两年，B·A·莫雷尔发表了《论人类身体、智力和精神的退化以及疾病变化的原因》，巴黎，J.-B·巴耶尔出版社，1857 年。关于退化，他是这样定义的："对于人类的退化，我们所能形成的最清楚的想法是把它想象成原始类型的病态偏差。这种偏差如此简单，以至于人们猜想它最初便是如此。然而，它含有天生的遗传性因素，携带这种病源的人越来越无能，无法完成人类身上的功能，他本人的智力发展已经受到限制，后代的智力发展仍会受到威胁"(第5页)。莫雷尔的精神病学赞同进化论的代价是，不再认为"完美"最符合"原始"类型，而是将"完美"视为与"原始"类型最大可能的偏差。

72. 参见：I·R·道比金，《遗传性精神病——19世纪法国的专业化与精神病学知识》，伯克利，加州大学出版社，1991年／由G·勒高弗雷翻译，《遗传性精神病——19世纪下半叶法国精神病学如何形成认知和权力的体系》，G·兰特里—劳拉作序，巴黎，艾贝尔出版社，1993年。

73. 退化论在90年代达到顶峰后开始走下坡路。早在1894年弗洛伊德就对退化论进行了批判，见其文章《防御性精神神经症》，《神经病学文摘》，第13卷，1894年，第10期，第362—364页，第11期，第402—409页；231转载于《弗洛伊德文集》，第一篇，1952年，第57—74页／《防御性精神神经症》，由J·拉普朗什翻译，出自弗洛伊德，《神经症、精神病与反常》，巴黎，法国大学出版社（"精神分析丛书"），1973年，第1—14页。以及《性学三论》，维也纳，德蒂克出版社，1905年；《弗洛伊德文集》，第五篇，1942年，第27—145页／《性学三论》，由B·雷维尔雄—儒弗翻译，巴黎，伽利玛出版社（"思想文库"），1923年。1903年，吉尔伯特·巴莱在他指导下出版的《精神病理学专论》中写道，把"退化"一词纳入20世纪的精神病学词汇中毫无益处（第273—275页）。参见G·杰尼尔—佩兰，《精神医学中退化观念的起源与演变史》，巴黎，A·勒克莱尔出版社，1913年。

# 1974 年 1 月 23 日

精神病学的权力与真理问题：讯问与招认；磁疗与催眠；麻醉剂。——构成一个真理历史的要素：Ⅰ.真理事件及其形式：审判、炼金术、医疗。——Ⅱ.转向真理论证的技术。其要素包括：(a) 调查程序；(b) 知识主体的设立；(c) 在医学与精神病学中对病情发作的排除及其支撑：精神病院的惩戒空间；病理解剖学手段；精神病与犯罪的关系。——精神病学的权力，对癔病的抵抗力。

前面我已经分析过精神病学的权力作为一种权力所呈现的水平，真理并没有在这种权力当中或借助这种权力发挥作用。在我看来，至少在惩戒功能的水平上，精神病学知识的功能绝不是依据真理形成治疗方法，而是做标记，给精神病医生的权力增加一个额外的标识。换句话说，精神病医生的知识是惩戒装置围绕精神病形成真实性强权的要素之一。

然而，这种做法搁置了某些自原精神病学历史时期就已经存在的要素，它们从 19 世纪 20 年代延续到 60 至 70 年代，一直到所谓的癔病病情发作。我所搁置的要素是一些最终相当隐蔽、分散、在某种意义上没什么存在感的要素，在精神病学权力的构成和惩戒体系的运行中也没有占据多大位置，但我认为它们是精神病学的权力内外转化过程中的碰撞点。这些分散、数量不多、隐秘的点，无视惩戒装置的整体功能，针对精神病提出了真理的问题。这些点，不是说只能完整地列举出三处，而是到目前为止，有三处出现了针对精神病提出的真理问题。

首先是讯问和逼供的做法和惯例，这是最重要、最持久的手段，在精神病治疗中从未有过太大的变动。然后是磁疗与催眠的程序，这是另一种手段，其状况是周期性的，曾一度消失，但在精神病院的惩戒环境中造成了破坏，因而具有重要的历史意义。最后是麻醉剂的使用，主要包括乙醚[1]、氯仿[2]、鸦片[3]、阿片酊[4]和印度大麻[5]。这是一种众所周知的元素，精神病学史上讳莫如深，其运用不能说相当持久，但从 19 世纪 40 至 50 年代起便十分广泛。19 世纪的精神病院环境中，这一整套每天都在使用，精神病史学家对此始终保持着谨慎的沉默。而随着催眠和讯问技术的运用，这正是精神病治疗与精神病学权力的历史转变方向或者发生变化的起点。

当然，这三种技术有些模棱两可，也就是说它们的作用有两个层面。一方面，它们确实在惩戒方面发挥作用。从这个意义上说，讯问就是某种把个人固定到自身身份标准的方式——你是谁？你叫什么名字？你的父母是谁？你的精神病症有什么不同之处？——将个人与他的社会身份以及周遭环境赋予他的精神病绑在一起。讯问是一种惩戒手段，在这个层面的确有其效果。

早在 19 世纪，也就是 1820 年至 1825 年之间，精神病院中就已经引入了磁疗。在这一时期，磁疗处于经验主义水平，其他医生一般都拒绝使用，只作为医生行使身体权力的辅助手段[6]。在精神病院所布置的医生团体的延展空间中，在使精神病院的各个部门必须像精神病医生本人的神经系统一样的过程中，精神病医生的身体与精神病院的空间融为一体。很明显，在这场游戏中，磁疗及其对身体的所有影响是惩戒机制的一部分。至于麻醉剂，主要是鸦片、氯仿、乙醚，它们就像今天的麻醉药一样，是一种显而易见的惩戒工具，主宰着秩序、镇静和沉默。

同时，这三种辨识度极高、因其惩戒效果而进入精神病院中的要素，在运用过程中也产生了影响。不管人们的期望如何，这些要素带来并引发了某种真理问题。精神病人接受讯问、磁疗、催眠和麻醉，自己也可能会提出真理问题。因此，在我看来，当只作为权力标记的医学知识不仅要探讨权力还要谈论真理时，这三种要素就成了惩戒体系的分化要素。

\*

关于这一点，我打算偏离主题，插入一个关于真理的小

1974年1月23日

故事。可以这样说，我们所称的科学的认知，实际上是一种假设真理无时无刻无处不在的认知。确切地说，对于科学认知而言，一定有一些时刻更容易掌握真理，有一些观点能够更容易或者更肯定地觉察真理，还有一些工具能够找到真理躲藏、退缩或隐匿的地方。无论如何，对于一般的科学实践而言，总会有真理。真理存在于一切事物之中，任何事物，无论关于什么，都能提出真理的问题。真理可以藏得很深，很难达到，而这一切只反映我们自身的局限和身处的环境。真理本身遍布全世界，从未间断。真理之中没有黑洞。这也就是说，从来没有任何一种科学认知单薄、细小、短暂或偶然到不足以提出真理的问题，没有任何东西远到或者近到让人们无法向其提问"你究竟是谁"。万物皆有真理，就连柏拉图谈到的著名的指甲屑也不例外[7]。这不仅说明真理无处不在，人们可以随时提出真理的问题，也意味着没有人唯独有资格说出真理。当然，只要有寻找发现真理所需的工具，设想真理的必要范畴以及在主张中提出真理的适当语言，也没有人从一开始就没资格说出真理。更概括地说，在这里我们对真理有一个哲学与科学上的定位，它与某种普遍建立或确认真理的技术即一种论证的技术相关。这是一种真理论证的技术，总的来说，它是科学实践的一部分。

而我认为，在我们的文明中，关于真理还有另一种完全不同的定位。这种完全不同的真理定位，比我所讲过的定位更古老，通过真理论证的技术，它已经逐渐被排除和掩盖。即使事实上已被其他定位所掩盖和侵占，这种不同的真理定位在我们的文明史上至关重要，它所定位的真理并不是随时随地等着我们，无论它在何处，我们都要监视并掌控它。它是对一种分散的、间断的、不连贯的真理的定位。它只会时不时自愿在某些地方发声或产生，不会随时随地发生也并非针对所有人。它不会等着我们，因为它有自己的天时、地利及人和。这种真理有它的地理位置：在德尔斐[8]说出真理的神谕不在别处讲述真理，所说的内容与别处的神谕也不相同。神在埃皮达鲁斯（Epidaure）[9]治病救人，告诉来求医的人得了什么病，应该采取怎样的治疗措施，他只在埃皮达鲁斯行医并说出真理，其他任何地方都不行。真理有它的地理位置，也有它的时间表，或者说，至少它有自己的时间顺序。

再举一个例子。在关于病情发作的古老医学中，这一点我后面会再提，在希腊、拉丁和中世纪的医学当中，疾病的真相终有一刻会显现出来，具体来说就是病情发作的那一刻，除此之外再无其他时刻能把握真理。在炼金的时候，真理并不存在，等我们要抓住它的那一刻，它便过去了，如闪电般迅速。无论如何，真理与契机即凯洛斯（Kairos）有关，应当要抓住它[10]。

真理不仅有自己的地理位置和时间表，还有自己的信使或者特殊的和专属的操作者。间断真理的操作者掌握地点与时间的秘密，经受资格考验，说必要的话或者做常规的动作，真理选择落在他们这些人（先知、预言家、老实人、盲人、疯子、智者等）身上。这种真理有自己的地理位置、时间表、专属的

237

信使或操作者，不是普遍的。这并不是一种罕见的真理，而是一种分散的真理，一种作为事件发生的真理。

因此，我们有验证过的真理、论证的真理，是事件真理。这种间断的真理，可以称为闪电真理，与之相对的是云层下普遍存在的天空真理。因此，西方的真理史中有两大类。一类真理是敞开的、稳定的、已经形成的、经过论证的，而另一类真理不是依照本身的顺序，而是依照发生的顺序，不是以发现的形式得出，而是以事件的形式得出，不是被验证，而是引起追问，不是显现，而是产生。这一真理不是借助工具得出，而是由仪式所导致，使用计谋，抓住时机，才能获得。对于真理，不是方式的问题，而是策略的问题。事件真理与为真理所控制、掌握真理或遭受真理打击的人之间，并不是主体与客体的关系。因此，这不是一种认知关系，而是一种冲突关系；这是一种霹雳或闪电的关系，也是一种追逐的关系，一种冒险的、可逆转的、好斗的关系；这是一种统治与胜利的关系，不是一种认知关系，而是一种权力关系。

有的人惯于用遗忘存在（l'Être）来创造真理的历史[11]，从强调遗忘是真理史的基本范畴开始，他们就在认知中处于优先地位。也就是说，只有在认知关系被永久接纳的背景下才会产生遗忘。因此，我所标记的两类历史，他们只创造了其中之一，即判断真理，发现真理，调查和论证真理，并在此类认知中处于优先地位。

我想创造的，过去几年已经做的，是基于另一种类型的真

理史 [12]：注重用这种现在已经遭到排斥、掩盖和分隔的技术，这种事件真理、仪式真理、权力关系真理的技术，直面并对抗发现真理、方式真理、认知关系真理、在主体与客体关系中假定并存在的真理。

我要着重强调闪电真理与天空真理的对立：这种在技术上由科学实践所验明的论证真理，——否定其外延、力量及目前所行使的权力是做无用功——，如何从仪式真理、事件真理、策略真理中产生；认知真理如何只是某个范围和某个角度，它是涉及甚广的角度，更是作为事件的真理以及事件真理技术的角度或方式。

可见，科学论证实际上只是一种仪式，假设的普遍认知的主体，实际上只是在一定的真理产生方式下具有历史资格的个体。基于仪式、认知个体的资质和事件真理的体系，抑制验证的真理或论证的真理，我称之为知识考古学 [13]。

其次要做的是，展示在我们的历史和文明的进程中，尤其是文艺复兴时期以来，认知真理如何越来越快地扩展到现今人们可以确定的范围；展示认知真理如何侵占和干扰事件真理，如何最终对其施以某种不可逆转的、具有统治性和专制性的权力关系；展示论证性的真理技术如何进行侵占，并对技术上与事件、策略、追踪相关的真理运用某种权力关系。这就是所谓的认知的谱系，是对知识考古学而言必不可少的历史背面。借助于一定数量的档案材料，我想简单展示的是如何对它进行概述，而不是它到底与什么有关。打开司法实践的档案材料，是

　　　　　　　　　　　　　1974年1月23日

试图展示如何通过司法实践逐步形成建立真理的政治法律规则。在这些规则中，随着某种类型的政治权力的出现，检验真理的技术倒退和消失，验证真理和用证据证实真理的技术落地生根。

关于精神病学，我现在要做的是，展示事件型真理在 19 世纪如何逐渐被另一种真理技术所掩盖，或者至少是，如何用一定的论证和验证真理的技术掩盖关于精神病的事件真理技术。对于儿童的教育学和档案材料 14 也可以这样做，接下来几年我将进行尝试。

从历史的角度看，大家会说，所有这些都很好，但检验真理和事件真理的类型在我们的社会中并无多大价值，事件真理技术也许在神启、预言等年代久远的实践中还能找到，可如今游戏已经玩了很久，再回头也是枉然。我认为，一定还有别的东西，而且在我们的文明中，事件真理、闪电真理的技术，已经长期存在并具有重要的历史意义。

首先是我刚刚讲的并且过去几年一直在讲的审判形式，这是一种深刻的、根本性的转变。还记得我讲过的中世纪（大约是 12 世以前）古老的审判吗？中世纪发现罪犯或者确定某个人犯罪的程序被称为"上帝的审判"。这些程序根本不是发现真实状况的方法，完全不是在"上帝的审判"中再现类似（analogon）的东西，即真正发生的犯罪行为方面的场景。"上帝的审判"或者同类型的检验，是旨在解决以何种方式确定争论双方冲突中的胜利者的程序 15。当时，在中世纪的审判技巧中，连招供都不是发现犯罪迹象的标志或方法 [16]。当中世纪的裁判官对某个人进行拷问时，并不是像现在的行刑者这样做推论：如果当事人最终承认自己是罪犯，那么这就是最好的证据，是比亲眼所见更有力的证据。这绝非中世纪的行刑者想要得到的证据。在中世纪，拷问某个人是在法官和受到指控或怀疑的人之间进行一场真实的身体对抗。显然，它的规则不是作假，而是完全不平等，没有任何互利性，是一场身体对抗，目的是看嫌疑人能否坚持。如果他屈服，并不能证明他有罪，只是说明了一个事实：他在游戏和对抗中失败了，所以可以给他定罪。这一切也都属于某种意义系统，意味着是上帝放弃了他。但这绝不是关于犯罪的寻常迹象，而是一场对抗的最后阶段、终章和结论 [17]。必须由国家完全控制刑事司法，才能最终从在检验中建立真理的技术转变为在笔录中通过证据和论证建立真理 [18]。

关于炼金术也是一样。炼金术从未真正遭到化学的驳斥，在科学史上也不是错误或科学死角，造成这一局面的原因是，它不符合也从未符合过论证真理的技术，由始至终只符合事件真理或检验真理的技术。

炼金术的主要特征是什么？首先，它意味着个人的主动性，也就是精神素质和艰苦品质，他必须为检验真理做好准备，不在于积累一定的知识，而在于经历必要的仪式 [19]。而且，对于炼金操作本身，炼金的作品不是最终获得某种结果，而是将事件置于仪式化的场景。这当中，凭借些许巧合、运气

1974年1月23日

或幸运，在某一时刻，真理可能突然出现或如机会一般转瞬即逝。而对实施者而言，真理一直是神秘莫测的，他们必须准确地掌握并理解它[20]。这也就意味着：炼金知识是一种消逝的知识，不具有与科学类知识相同的累积规则。炼金知识要不断地开始，一次又一次从零开始。每个人都必须重新开始整个入门过程，无法站在前人的肩膀上获得炼金知识。

唯一一件事就是，有时候确实有秘密之类的东西，永远神秘莫测，有难懂的天书在人的手中传递，以为它微不足道实际上却至关重要。这个秘密如此隐蔽，人们甚至不知道它是个秘密。确切地说，除非进行了仪式化的启蒙，或者已经有所准备，又或者时机很好，这个秘密才会为事情是否发生提供线索。无论如何，秘密又会消失，或者被埋没在文字或天书中。一次巧合如同一个机会，落入某个人手中，就像是希腊的凯洛斯，可以重新承认或否认真理[21]。

这些都属于一种真理的技术，与科学真理的技术完全无关。从这个意义上说，炼金术根本没有被纳入科学史，连表面功夫和可能性都不存在。这种知识也许并不科学，但多少和科学沾点边，并且在 18 世纪与科学一同诞生。我的意思是说，在医学中，检验真理或事件真理技术长期以来一直是医学实践的核心。

数个世纪以来，它一直是医学实践的核心。也就是说，从希波克拉底[22]（Hippocrate）到西德纳姆[23]（Sydenham），直到 18 世纪的医学，历经了 22 个世纪[24]。我说的不是医学理论，不是医学中所概括的解剖学或生理学，而是在医学实践中，在医生编写的疾病报告中，有些东西22个世纪以来一直属于检验真理的技术，而不是论证真理的技术。这就是"疾病发作"的概念，或者说围绕疾病发作的概念所进行的所有医学实践。

从希波克拉底开始，医学思想中的疾病发作到底是什么？显然，我要和大家谈的内容是非常简略的，只是大体回顾一下这22个世纪，一切变化（痉挛、轻微的概念缺失及重现等）都不考虑在内。

在病理解剖学之前的医学实践中，疾病发作是什么？众所周知，疾病发作是可能决定疾病进程的时刻，也就是可能决定生死或者转向慢性状态的时刻[25]。这就是进化的时刻？并非如此。准确地说，疾病发作是斗争的时刻，是战斗的时刻，或者说是战斗中决胜的时刻。天性与邪恶之战，身体与致病物质之战[26]，又或者就像18世纪的医生们所说的，实物与情绪的对抗[27]等等。这种斗争有既定的日期，有时间表规定的时刻，但对疾病发作日期的规定模糊不清。从这个意义上说，疾病发作的日期实际上标志着一种自然的节奏，恰恰就是这种疾病的特征。也就是说，每种疾病都有其可能发作的节奏，每个病人都有可能发病的日期。希波克拉底就是这样在发热症状中区分偶数日发作和奇数日发作。偶数日发作的，可能是在第4天、第6天、第8天、第10天、第14天、第28天、第34天、第38天、第50天和第80天[28]。对希波克拉底和希波克拉底医学学说而言，这就给出了一种对疾病的非症状学上的描述，以不可避免的、可能的发作日期为特征。所以，这是疾病的一个固有特征。

然而，这同样也是一个要抓住的时机，有点类似希腊占卜术中的吉日 [29]。就像有些日子无法进行战斗一样，有些日子疾病也不该发作。就像有些坏将领不在吉日进行战斗一样，有些病人或疾病也不会在吉日发作。如此一来，就有了严重的疾病发作，也就是必然会导致不利进展的发作。并不是说如果是在吉时发作，结果就一定是好的，但当中还是存在额外的并发症。可见，关于发作的规定既是固有的特征，也是必然的时机，是事件发生的惯常节奏。

然而，当病情发作的那一刻，就爆出了疾病的真相。也就是说，这不仅是某个间断的时刻，更是疾病本身固有的真相产生的时刻——这里说的不是"揭露"隐藏的真理的时刻。病情发作之前，疾病就是这样或那样，其实什么都不是。病情发作是疾病的真实性，在一定程度上成为真理。这正是医生应该介入的地方。

那么，在病情发作的技术中，医生的作用是什么？他必须把病情发作当作是一种间接的办法，实际上这是唯一的办法，让他可以对疾病采取措施。病情发作的时间、强度、消散类型等变化决定了医生的干预方式 [30]。一方面，医生首先要对病情发作进行预测，确定它何时会发生 [31]，明确地等待发生的那一天，发起争取胜利的战斗 [32]，最终使本性战胜疾病。从某种意义上说，医生的作用是强化本性的力量，而要强化本性的力量，必须多加注意。太过强化对抗疾病的本性力量，会发生什么事呢？疾病在一定程度上被消耗，没有足够的力量，无法进行斗争，病情就不会发作。如果病情不发作，危险状态就会持续下去。因此必须充分保持平衡。同样，如果过于强化本性，本性变得太过猛烈和强劲，那么它试图驱除疾病的动作就会变得太过粗暴，在这种暴力的情况下，病人可能会因本性对抗疾病的努力而丧命。所以也不能过于弱化疾病，这样做很可能太过粗暴。由此可见，在病情发作的技术中，医生看起来更像是病情发作的管理者和评判者，而不是治疗干预的实施者[*]。医生必须进行预测，了解有哪些力量存在，想象它可能产生怎样的结果，做好安排，让病情在对的日子发作。他必须了解病情发作如何表现，具有怎样的力量，必须在天平的两端进行必要的修正，让病情在该发作的时候发作。

从一般形式上说，希腊医学中病情发作的技术也涉及司法争论，与审判裁决的技术并无二致。在检验技术中有一种司法—政治模型，既适用于刑法案件中的争端，也适用于医学实践。此外，在医学实践中存在另一层复杂性，在司法实践中同样也存在。那就是，医生并不治病。我们甚至不可以说是医生直接面对疾病，因为真正面对疾病的是本性。医生预测病情发作，评估存在的力量，对规则（至少是力量关系）进行微调。

---

[*]　手稿补充说："遵守规则的作用大于观察现象的作用。"

　　　　　　　　　　　1974年1月23日

如果让本性获得成功，他就成功了。正是在这种评判者的角色中，——回到所谓的"判定"[33]病情发作上来，就像病情发作之日判定疾病一样——，通过医生主导斗争的方式来对其进行判定，确定医生成为胜利者或是被疾病打败。

与本性和疾病的斗争相比，这是医生的斗争，是第二级的斗争，他最终成为斗争的胜利者或被内部法则和其他医生打败。关于这一点，我们回到法律模式上来。众所周知，法官在判决错误时可能会被撤职，自己陷入官司，最终全身而退或者被打败。对手之间、斗争法则与法官之间的博弈，存在着某种公共属性。这种双重斗争一直都具有公开性。从希波克拉底到莫里哀笔下的著名医生，所做的医学诊断——其意义和地位值得深思——，都是由多人完成[34]。也就是说，这场博弈同时包括本性与疾病对立、医生与自然对抗疾病的斗争以及医生与其他医生的斗争。

他们面对面，各自用自己的方式预言病情何时会发作，病情发作是源于何种本性，有怎样的结果。盖伦（Galien）讲述了一个著名的场景，解释他在罗马是如何发家的。在我看来，这个场景，无论其自我辩解的本质如何，正是医生登场的特有场景。这是年轻的盖伦的故事：一名来自小亚细亚的医生，来到罗马，无人知晓，参加了对某位病人的诊断辩论。医生们七嘴八舌，众说纷纭。盖伦看着生病的年轻人，说他很快会病情发作，发作的症状将会是流鼻血，而且血会从右边的鼻孔流出。事情就这样发生了。盖伦说，我周围的所有医生都一个接一个悄悄地溜走了 35。这场辩论同时也是医生们相互之间的争斗。

医生将病人占为己有、家庭医生的验检、医生与病人的独白，是有关医学的一系列经济学、社会学、认识论等方面转变的结果。而在以病情发作为主要因素的检验医学中，医生之间的舌战与本性和疾病之间的争斗同样重要。因此，医学与炼金术一样，并非对科学知识的发展全然陌生，这些科学知识与之邻近、交叉、纠缠在一起。医学实践中仍长期存在这种检验真理和事件真理的技术。

关于这个主题还有一句话要说。另一个系列的扩展，即真理论证技术的扩展，以医学为例，并不像某种整体颠覆那样突然发生。当它涉及天文学或医学，司法实践或植物学，肯定也不是以同样的方式形成。但我认为，至少就经验论的知识而言，这两个过程支撑了真理技术的转变。

246 从事件真理技术向论证真理技术转变，我认为与扩展调查的政治程序有关。调查、报告、多人的证词、信息的查证、知识从权力中心到达末端并返回的循环过程，以及所有并行审查的机构，这一切在整个历史中逐渐构成了工业社会政治与经济权力的工具。调查技术在其惯于实施的环境中，日益精炼，划分越来越细致。大致上说，技术精炼使我们从中世纪税务式的调查中解脱出来，了解谁收获了什么，谁拥有什么，以便采取必要的措施。从税务式调查转变为侦探式调查，了解人的行为、生活方式、思维方式、做爱方式等。从税务式调查向侦探式调查转变，依据在中世纪权力唯一认识的税务个体构建侦探个体，这一切都表明，在我们这样的社会中，调查技术更加细致[36]。

而且，不仅有现场的细化，还有广泛的扩展，向整个地表延伸。殖民化存在双重动向：干扰个人行为、身体和思想的深度殖民化与领土和面积上的殖民化。可以说，自中世纪末以来，我们见证了对整个地表乃至最细微的事物、身体和行为所进行的广泛调查，一种强烈而苛刻的干扰。也就是说，任何时候，在世界的任何地方，关于任何事情，都能够且必须提出真理问题。处处皆有真理，真理随时随地等待着我们。简单来说，这就是导致从事件真理技术转变到验证真理技术的伟大过程。

另一个过程则是一种相反的过程，[……] * 是调整无时无刻、无处不在的真理的稀缺性。但这种稀缺的重点不再是真理的显现和产生，而是能够发现真理的人。从某种意义上说，这种真理是普遍的，随时随地存在的，任何调查都能够且必须捕捉并发现。它可以与任何事物相关，任何人都可以掌握。它随时随地都在，任何人都能得到。但是，仍然要有必要的环境，要掌握一定的思维方式和技术，以获得这种无处不在，但一直深藏不露，难以接近的真理。

因此，将会有一个普遍真理的普遍主体，但它也将是一个抽象的主体。具体来说，能够抓住真理的普遍主体很罕见，原

*247*

---

* （录音）：我们可以称之为。

因是它必须通过一定的教育和挑选方法来获得。大学、学术团体、教育机构、学校、实验室，专业化规则、专业资格规则，这些全都是关于真理的调整方式，科学提出的普遍真理，极少有人能得到。成为普遍主体是所有个体的抽象的权利，而真正成为普遍主体意味着只有极少数人才有资格。从 18 世纪开始，西方历史中哲学家、科学家、知识分子、教师、实验员等出现，与科学真理的地位扩展直接相关，恰好与缺少人能了解随时随地存在的真理相对应。这就是我想说的一个小故事。它与精神病有什么关系？我们来讲一讲。

*

有一点我刚刚谈到过，普通医学中病情发作的概念消失于 18 世纪末，不仅是作为概念消失（可以说是自霍夫曼[37]以后），同时也作为医学技术的主要组织者消失。为什么会消失？我认为有一系列的原因。就像对所有事情一样，人们针对疾病建立了某种严苛的分区空间[38]。主要就是 18 世纪欧洲医院设施及医疗设备的建造，确保对人口进行全面监测，原则上允许对所有个人进行健康调查[39]，医院也可以把人的身体，尤其是尸体[40]归入疾病之中。也就是说，到 18 世纪末，既有对人口的全面监测，又能够把疾病与剖检的尸体联系起来。病理解剖学由此诞生，统计医学、大数字医学[41]也因此出现。通过疾病在尸体上的映射来确定准确的因果关系，同时能够对一定的人口群体进行监测，这就是 19 世纪医学的两种重要的认识论工具。显然，从那一刻起就有了调查和论证的技术，它会逐渐使病情发作的技术变得毫无用处。

那么，精神病学中到底发生了什么？我认为事情相当奇特。一方面可以肯定，精神病院与综合性医院一样，不得不以消除病情发作为目的。精神病院与所有医院一样，是调查和监察的场所，是一个独断专行的地方，根本不需要检验真理。我甚至想表明，不仅不需要检验真理，连真理都根本不需要，无论它是通过检验手段还是论证手段得到的。而且，不仅不需要，连病情发作，作为精神病与精神病人行为中的事件，也被排除在外。为什么被排除在外？在我看来，有三个方面的原因。

第一，病情发作被排除在外是基于一个事实：医院像惩戒体系一样运作，遵守规则，规定秩序，执行一定的规章，将精神病发作引起的发狂和发怒之类的行为排除在外。而且，精神病院惩戒的主要指令和技术是不要去想它，想点别的事。读书、工作、种田，总之，不要去想你的精神病[42]。打理领导家的花园，别理会自家的。做点木工，赚钱谋生，别总想着你的病。精神病院的惩戒空间不能变成精神病发作的地方。

第二，自 19 世纪 20 年代中期起，精神病院的实践中对病理解剖学的依赖起到了从理论上拒绝病情发作的作用[43]。除了麻痹性痴呆，没有任何情况能够把某种身体原因归结为精神疾病。但是，至少在许多医院，尸体解剖是一种常规的做法，

*249*

其意义大致就是：如果有关于精神病的真相，肯定不是精神病人嘴里说出来的，可能只存在于他们的神经和大脑中。从这个意义上说，病情发作是揭示真理的时刻，是爆出精神病真相的时刻，病理解剖学手段从认识论上将其排除在外。又或者说，病理解剖学是一层认识论的外衣，在其掩盖之下，可以拒绝病情发作的存在，否定或制止病情发作。我们可以把你绑在座位上，不听你说的话。关于你的精神病的真相，属于病理解剖学的范畴。你死了之后，我们自然会探求真相。

　　排斥病情发作的第三个原因，是我迄今为止所忽略的一个过程，即精神病与罪行之间的关系问题。从 1820 年到 1825 年，人们在法庭中发现了一个奇怪的过程，医生借以表达对某一罪行的看法，——这样做不是应检察官或法庭庭长的要求，甚至也不是应律师的要求——，并坚称罪行本身就是一种精神疾病 44。面对任何罪行，精神学家们都会问一个问题：这难道不是疾病的征候？他们就这样建立了这种极为奇特的偏执概念。简单来说，当一个人犯下的罪行没有任何存在的理由且无法从利益层面进行辩解时，犯罪的事实难道不是某种具有罪行本质的疾病的症状？这难道不是某种单症状疾病，只有一个症状，一生只有一次，而这种疾病恰恰就是罪行 45？

　　人们不禁会问，为什么精神病学家对罪行如此感兴趣，为什么他们如此强烈甚至是粗暴地要求把罪行归入精神疾病？原因有很多。但在我看来，其中一个原因在于，不是要证明每个罪犯都可能是精神病人，而是要证明每个精神病人都可能是罪犯，这一点对于精神病学的权力而言严重得多，却也重要得多。认为精神病与罪行有关，将精神病与罪行绑在一起，甚至确定精神病就是罪行，是建立精神病学权力的方式。这种方式与真理无关，其依据不是真理，而是危险：我们是要保护社会，因为任何精神病之中都可能有罪行存在。我认为，把精神病与罪行绑在一起，显然是出于某些社会原因，是拯救个人状态的一种方式。但总的来说，在确定精神病属于罪行的操作方面，精神病医生无法在真理的基础上进行实践，而是要将实践建立在社会保护之上。因此，精神病学惩戒体系的本质上具有阻止病情发作的作用。对于病情发作，我们不仅不需要，也不想要，因为它可能会很危险，精神病人发病也许就意味着他人的死亡。我们不需要它，病理解剖学将它排除，秩序和惩戒制度也令它不受期待。

而与此同时，还存在一种相反的趋势，有两个原因可以解释。一方面，我们需要病情发作，因为最终无论是惩戒制度还是强行让精神病人安静，又或是病理解剖，都无法在真理的基础上建立精神病学的知识。我曾经指出，这种知识是作为权力的补充，长期以来并无实际作用，不得不依照当时的医疗技术规范，也就是验证技术，设法给自己一些真实的内容。但这是不可能的，所以，我们需要病情发作，还有另一个积极的原因。

真正使用精神病学知识的地方，本质上并不能够说明、描述、解释疾病。换言之，虽然医生的主要任务是或者说他必须

250

用某种说明描述活动来回应病人的症状或抱怨，——事实上，从 19 世纪开始，鉴别诊断就是最主要的治疗活动——，但并没有要求或命令他做到这一点，即深谙病人的要求，确定其症状的状态、特征和规范。精神病医生需要提前一个阶段，去到下一层，决定是否存在疾病。他要回答的问题是：这个人到底有没有得病？这个问题要么由病人家属在自愿安置时提出，要么是行政部门在官方安置时提出。行政部门只会悄悄地提问，他们保留不听取医生意见的权利，但在这一层级必须有医生的存在。

因此，普通医学知识发挥作用的地方，是对疾病的说明，是鉴别诊断。精神病学中，医学知识的作用是在精神病与非精神病之间做出判定，确认真实或者非真实。这是一种假想，要么是病人的假想，为了这样或那样的原因假装得了精神病，要么是周围人的假想，想象、期待、渴望、强行指定精神病的形象。这就是精神病医生的知识和权力的作用 [46]。

然而，为了依据真实性来确定精神病并在当中发挥作用，精神病医生要使用哪些工具？这恰恰是 19 世纪精神病学知识的矛盾之处。一方面，它的确试图在医学验证模式下用调查和论证进行自我构建，试图建立某种症状学类型的知识，形成对不同疾病的描述等。但事实上，这只是对别处某项活动的掩盖和辩解。确切来说，这项活动就是判定是真实还是谎言，是真实还是假装。活动的真正立足点不是描述，而是假装和假想。

由此产生了一系列的后果。首先，为了解决这个问题，精

1974年1月23日

神病院的确创造出一种新的发病形式，不再是在疾病力量和本性力量之间起作用的发病真相，不再描述在 18 世纪所运用的病情发作，而是一种在精神病人、拘禁病人的权力、医生的知识权力之间起作用的真实的病情发作。在关于精神病是否为真实的问题上，医生必须处于评判者的位置。

可见，精神病医院与综合性医院截然不同，并不是一个展示"疾病"与其他疾病相比的特殊性和差异性的地方。精神病院的功能更简单，更基础，更本质。它的功能就是赋予精神病真实性，为精神病打开一个实现的空间。简单来说，医院的功能是了解疾病并消除疾病。精神病院的功能则是根据对精神病的真实性作出的精神病学判定，使精神病作为真实而存在。

在这里存在一种对精神病院制度类型的批评，指责精神病院不过是用声称治愈的人制造了一群精神病人。这种对制度类型的批评提出了一个问题：什么样的机构，其职能既可以治愈精神病人又不会使他们深陷疾病？精神病院怎样才能像普通医院一样运作？[47] 我认为这种批评最终并不足够，因为它缺乏核心要素。换言之，对精神病学权力分配的分析可以表明，精神病院并非通过事故或制度偏移才能成为精神病的创造所。精神病学权力的功能是当面为病人（无论是不是在医院）提供一个创造疾病的空间。因此，精神病学的权力要在某个机构中创造精神病，该机构的惩戒功能是消除所有暴力行为、所有病情发作，限制所有的症状。而关于精神病院本身，我所做的分析与制度分析并不吻合，这种惩戒机构的实际功能和作用是消除精神病的症状（不是说消除精神病）。同时，精神病学的权力在内部运用，把病人限制在精神病院内，其功能是创造精神病。

总而言之，这种精神病学权力和惩戒机构的双重运作有一个理想状态：精神病学的权力创造精神病，惩戒机构拒绝听从，铲除其症状，刨掉其所有表现，这就是痴呆症的状态。什么是痴呆症病人？他除了精神病的真实性，别无其他。在他身上，症状复杂，差异之大以至于无法依据其特有的症状指标来确定。痴呆症病人完全符合精神病院的运作，通过惩戒的方式，其特殊性中的所有症状都被铲除，不再有表象、显露和发作。同时，痴呆症病人也符合精神病学权力的意愿，因为他的确让精神病成为精神病院内部的个体真实。

痴呆的演变被 19 世纪的精神病医生当作精神病中的本性现象，它不过是刨除表象和症状的精神病院惩戒交织在一起的一系列后果，是用医学权力指定精神病人，创造精神病。痴呆症病人就是权力和惩戒双重作用下的产物。

至于名声在外的癔病病人，我想说，他们正是对抗精神病学权力和精神病院惩戒双重作用所体现的痴呆梯度的最前线。为什么他们是对抗的最前线？什么是癔病病人？癔病病人就是被最详细、最精确的症状——即器质性病症的病人所体现出的症状——的存在深深吸引，以至于把这些症状放在自己身上的病人。癔病病人把自己当作真实疾病的徽章，当作携带最精确、最确定的症状的场所和载体。而且，他这样做是通过某种

1974年1月23日

手段想要把疾病确定为真实却无法做到，当他的症状要返回到某个器质性基体时，他表明并没有基体，所以即使表现出最强烈的症状，也不能从真实性层面确定疾病。癔病是防止痴呆的最有效方式。在 19 世纪，在医院里不成为痴呆的唯一方式就是得癔病，也就是反对消灭和去除一整套看得见摸得着的症状的推力，抗拒用装病的方式把精神病确定为真实。癔病病人有显著的症状，但同时也逃脱了生病的真实，与精神病院的规则背道而驰。从这个意义上说，我们要向癔病病人致敬，他们是真正的反传统精神病学的斗士 [48]。

## 注释

1. 乙醚在 16 世纪被发现，因具有麻醉的属性在 18 世纪广泛用于神经症治疗和模拟病症的筛查。参见上文，1974 年 1 月 9 日的课程，注释 18。

2. 1831 年，德国的尤斯图斯·李比希和法国的苏贝朗同时发现了氯仿。1847 年，氯仿开始用于麻醉。(a) E·苏贝朗，《氯化合物的研究》，《化学与物理学年鉴》，第四十三篇，1831 年 10 月，第 113—157 页。(b) H·贝亚尔，《乙醚的使用和精神疾病的诊断》(见上文，1974 年 1 月 9 日的课程，注释 18)。(c) H·布罗闪，《神经症》及《麻醉药品：乙醚和氯仿》，(见上文，1973 年 12 月 19 日的课程，注释 1，第 276—277 页。(d) 拉耶(卡特尔马尔精神病院的药剂师)，《新型安眠药及其在精神医学中的应用》，《医学心理学年鉴》，第七卷，第四篇，1886 年 7 月，第 64—90 页。

3. 参见上文，1973 年 12 月 19 日的课程，注释 1。

4. 参见上文，1973 年 12 月 19 日的课程，注释 2。

5. J·J·莫罗在 1837—1840 年的东方之旅中发现了印度大麻的功效。他隐约看到进行实验阐明印度大麻的功效、幻想和谵妄之间关系的可能性，便着力展开研究。参见《印度大麻与精神错乱——心理学研究》，巴黎，碉堡出版社，1845 年。

6. 在王朝复辟时期，"动物磁气"成为一些医院的实验课题。详见：(a) 1820 年 10 月 20 日，主宫医院主任医生亨利·玛丽·于松（1772—1853 年）邀请杜伯特·德·森纳沃伊男爵在他的部门做示范；在于松、约瑟夫·雷卡米耶以及亚历山大·贝特朗的监督下，十八岁的年轻女孩卡特琳娜·桑松接受了磁气治疗。参见 J·杜伯特·德·森纳沃伊（1790—1866 年），《关于 1820 年 10 月、11 月和 12 月在巴黎主宫医院进行动物磁气实验的报告》，巴黎，贝歇·热内出版社，1821 年。(b) 在萨尔佩特里尔医院，艾蒂安·若尔热和莱昂·罗斯坦将一些女病人转化为实验对象。(a) 若尔热对这些实验进行了详尽描述，但没有透露病人的具体姓名：《神经系统（特别是大脑）生理学》，第一篇，第 404 页；(b) L·罗斯坦，《关于动物磁气》，巴黎，里尼奥出版社，1825 年。另见 A·戈蒂埃，《梦游的历史——在所有人中，以恍惚、梦、神谕、幻觉等各种名义存在》（见上文，1973 年 12 月 12 日的课程，注释 21），第二篇，第 324 页。参见下文，1974 年 1 月 30 日的课程，注释 48。

7. 指苏格拉底和巴门尼德关于"有哪些形式"问题的争论（柏拉图，《巴门尼德》，出自《柏拉图全集》，由 A·迪耶斯翻译，第八篇，第一卷，巴黎，美文出版社，"法国大学丛书"，1950 年，第 60 页）。

8. 希腊福基斯州的德尔斐城，位于巴那斯山脚下，从公元前 8 世纪中叶开始成为女祭司皮提亚宣示阿波罗神谕的首选之地，一直持续到公元 4 世纪末。(a) M·德尔古 (1)《希腊的大神庙》，巴黎，法国大学出版社（"神话与宗教"丛书），1947 年，第 76—92 页；(2)《德尔斐的神谕》，巴黎，帕约出版社，1955 年。(b) R·弗拉斯里耶尔，《希腊占卜者与神谕》，巴黎，法国大学出版社（"我知道"系列丛书第 939 本），1972 年，第 49—83 页。(c) G·胡，《德尔斐城，神谕与诸神》，巴黎，美文出版社，1976 年。

9. 希腊阿尔戈利斯州的埃皮达鲁斯城，位于伯罗奔尼撒半岛东海岸，那里有一座供奉阿波罗之子阿斯克勒庇俄斯的神庙，实行以梦占卜。参见：(a) M·德尔古 (1)《希腊的大神庙》，第 93—113 页。(b) R·弗拉斯里耶尔，《希腊预言家与神谕》，第 36—37 页。(c) G·弗拉斯托斯，《一篇综述：阿斯克勒庇俄斯崇拜中的宗教和医学》，《宗教综述》，第 13 卷，1948—1949 年，第 269—290 页。

10. 契机的定义是要抓住的机会、机遇，进而可能展开行动的时机。希波克拉底（公元前 460—前 377 年）在其论著《疾病》第一卷的第五章《适时与不适时》中专门探讨了这个概念，出自《希波克拉底文集》，利特雷版，

第六篇，巴黎，J.-B·巴耶尔出版社，1849年，第148—151页。参见：
(a) P·乔斯，《希波克拉底的契机、艺术与本性》，《雅努斯》，第46期，
1957年，第238—252页。(b) P·库哈尔斯基，《毕达哥拉斯关于契机的概
念》，《法国及国外哲学杂志》，第152篇，1963年，第2期，第141—169
页。(c) P·尚特兰，《契机》，出自《希腊语词源词典——文字的历史》，第二
篇，巴黎，克林可西克出版社，1970年，第480页。

11. 提到了海德格尔的问题域，米歇尔·福柯在与G·普雷蒂的争论中
将其与胡塞尔的方法结合起来，同样予以指责，质疑"所有的知识及其根据
（……），从最初开始（……），都是以牺牲一切明确的历史内容为代价"（《言
与文》，第二卷，第109篇，第372页）；另见《言与文》，第一卷，第58
篇，第675页。因此，海德格尔的历史概念成了众矢之的。详见：M·海德
格尔，(1)《存在与时间》，哈雷，尼迈耶出版社，1927年／《存在与时间》，
由R·伯姆和A·德·韦尔亨斯翻译，第一册，第一篇，巴黎，伽利玛出版
社，1964年；(2)《根据的本质》，哈雷，尼迈耶出版社，1929年／《根据
的本质》，由H·科尔宾翻译，出自《什么是形而上学》，巴黎，伽利玛出版
社（《论文集》），1938年，第47—111页；转载于《问题集一》，巴黎，伽
利玛出版社，1968年；(3)《论真理的本质》，美茵河畔法兰克福，克洛斯特
曼出版社，1943年／《论真理的本质》，由W·比安内尔和A·德·韦尔亨斯
翻译，出自《问题集一》；(4)《林中路》，美茵河畔法兰克福，克洛斯特曼出
版社，1950年／《无路可走》，由W·布罗克迈尔翻译，巴黎，伽利玛出版
社（《论文集》），1962年；(5)《演讲与论文集》，普富林根，内斯克出版社，
1954年／《演讲与论文集》，由A·普雷欧翻译，巴黎，伽利玛出版社（《论文
集》），1958年；(6)《尼采》，第二篇，普富林根，内斯克出版社，1961年／
《尼采》，由P·克洛索夫斯基翻译，第二篇，巴黎，伽利玛出版社，1972
年。—关于福柯与海德格尔的关系，参见：(1)《词与物》，第九章《人及其
复本》，第四节和第六节，第329—333页，第339—346页；(2)《人类已死
吗？》(1966年6月与C·博纳富瓦的谈话)，《言与文》，第一卷，第39篇，
第542页；(3)《阿丽亚娜自缢》(1969年4月)，《言与文》，第一卷，第64
篇，第768—770页；(4)《文化的问题——福柯与普雷蒂的争论》(1972年9
月)，《言与文》，第二卷，第109篇，第372页；(5)《哲学家福柯在说话——
思考》(1973年5月29日)，《言与文》，第二卷，124篇，第424页；
(6)《权力机制中的监狱和精神病院》(1974年3月与M·德拉莫的谈话)，

《言与文》，第二卷，第 136 篇，第 521 页；(7)《结构主义与后结构主义》(1983 年春与 G·罗莱的谈话)，《言与文》，第四卷，第 330 篇，第 455 页；(8)《一次关于政治与伦理的访谈》(1983 年 4 月与 M·杰，L·洛温塔尔，P·拉比诺，R·罗尔蒂以及 C·泰勒的谈话)，《言与文》，第四卷，第 341 期，第 585 篇；(9)《道德的回归》(1984 年 5 月 29 日与 G·巴贝德特和 A·斯卡拉的谈话)，《言与文》，第四卷，第 354 篇，第 703 页；(10)《真理、权力和自我》(1982 年 10 月 25 日与 R·马丁的谈话)，《言与文》，第四卷，第 362 篇，第 780 页。

12. 在 1970—1971 年法兰西学院课程《知识意志讲稿》第三课中，米歇尔·福柯提出"知识意志"历史的"对立面"，当中的真理，"其形式是直接的、普遍的、无需确认的，在审判程序之外"。他主张有必要"写一整部真理与酷刑之间关系的历史"，其中"真理并未确认，而是以宣誓和祈求的形式得以判决，在神意裁判的仪式中裁定"。因此，在该体系中，"真理与主体对事物的认识和观点无关，与未来事件不明朗令人担忧有关"。1971—1972 年课程《刑事理论与刑事制度》第九课提供了这段历史的更多片段，论述了从 10 世纪到 13 世纪宣誓、神意裁判和裁判决定过程中的考验方式。米歇尔·福柯汲取了 M·德蒂安的思想，《古希腊时期的真理大师》，巴黎，马斯佩罗出版社，1967 年。

13. 法兰西学院课程《刑事理论与刑事制度》第十三课，通过米歇尔·福柯所说的检验、调查等"法政模式"，阐明迂回的意义并分为三个分析层次：(a)"对科学的历史描述"，"科学史"是关于什么；(b)"认知溯源"，关注认知与权力的关系；(c)由于考古学允许使用法政模式，"认知的朝代"属于"拥有最多利益、最多知识和最多权力的等级"(课程手稿，感谢达尼埃尔·德福尔先生提供支持)。1972 年 9 月，福柯在与 S·阿苏米的谈话中再次谈到了"考古学"与"朝代"之间的区别(《言与文》，第二卷，第 119 篇，第 406 页)。关于"考古学"，福柯赋予它多重定义，详见：(1)《言与文》，第一卷，第 34 篇，第 498—499 页；第 48 篇，第 595 页；第 58 篇，第 681 页；第 66 篇，第 771—772 页；(2)《言与文》，第二卷，第 101 篇，第 242 页；第 119 篇，第 406 页；第 139 篇，第 643—644 页；(3)《言与文》，第三卷，第 193 篇，第 167 页；第 221 篇，第 468—469 页；(4)《言与文》，第四卷，第 281 篇，第 57 页；第 330 篇，第 443 页。

14. 实际上，米歇尔·福柯除在 1974—1975 年的课程中对儿童在知识和精神病学权力扩大中的作用进行了评论之外，并不继续这个计划。参见：《不正常的人》，1795 年 3 月 5 日、13 日及 19 日的课程，第 217—301 页。

15. 审判一词源自古英语"ordal"，"上帝的审判"或"神意裁判"旨在解决有争议的问题，用"火""烙铁""冷水或沸水""十字架"等形式进行检验。让上帝加入到案件中去审判。参见 L·达农，《法国宗教裁判所的历史》，巴黎，L·拉罗斯与弗塞尔出版社，1893 年：关于"火刑"，第 464—479 页；关于"十字架死刑"，第 490—498 页。J.-Ph·莱维强调，在整个程序中，"审判不是以寻求真理为目的的教导，最初是反抗挣扎，后来是对上帝的呼唤，相信上帝能揭示真理，而法官却并不亲自去做"（《中世纪学术法中的考验等级——从罗马法的复兴到 14 世纪末》，巴黎，西雷出版社，1939 年，第 163 页）。

米歇尔·福柯在 1970—1971 年法兰西学院课程《知识意志讲稿》第三课中谈到了神意裁判的问题，指出"在对精神病的治疗中，发现了这种对真相的磨难式检验"。1971—1972 年法兰西学院课程第九课主要讨论起诉程序和考验方式，当中也提到了这一点（见上文，注释 12）。另见《真理与法律形式》(1974 年)，《言与文》，第二卷，第 139 篇，第 572—577 页。具体参见：(a) A·埃斯曼，《法国刑事诉讼程序（尤其是 13 世纪至今的审讯程序）的历史》，巴黎，拉罗斯与弗塞尔出版社，1882 年，第 260—283 页。(b) E·瓦坎达尔，《教会与神意裁判》，出自《批判及宗教史研究》，第一篇，巴黎，V·勒高弗尔出版社，1905 年，第 189—214 页。(c) G·格洛茨，《希腊古代社会和法律研究》，第 2 章《神意裁判》，巴黎，阿歇特出版社，1906 年，第 69—97 页。(d) A·米歇尔，《神意裁判》一文，出自《天主教神学词典》，第十一篇，由 A·瓦冈主编，巴黎，莱图泽与阿内出版社，1930 年出版，1931 年再版，第 1139—1152 页。(e) Y·邦热尔，《10—13 世纪世俗法庭研究》，巴黎，A 和 J·皮卡德出版社，1949 年，第 215—228 页。(f) H·诺塔普，《神意裁判研究》，慕尼黑，科塞尔出版社，1956 年。(g) J·高德梅，《中世纪的神意裁判：教义、立法和教会实践》，出自《让·博丹社会文集》，第十七卷，第 2 篇《考验》，布鲁塞尔，1965 年。

16. 在以抗辩为主的诉讼程序中，让上帝作为证人来证明指控的正确性或否认指控，仅有供认并不足以宣判。参见：(a) H·C·利亚，《中世纪宗教裁判所的历史》，第一篇，第 407—408 页／《中世纪宗教裁判所的历史》，由 S·雷纳克翻译，第一篇，第 458—459 页。(b) A·埃斯曼，《法国刑事诉讼程序（尤其是 13 世纪至今的审讯程序）的历史》，第 273 页。(c) J.-Ph·莱维,《中世纪学术法中的考验等级——从罗马法的复兴到 14 世纪末》,第 19—83 页。—关于供认,见《规训与惩罚》,第 42—45 页。

17. 与神意裁判(上帝证明的表达)这样至高的考验方式不同,拷问是一种促使司法供述的手段。1332 年,教皇格雷戈里九世委任多名会修士建立一个专门调查和惩罚异教徒的宗教裁判所,宗教裁判程序成为教会法的一部分。1252 年 5 月 15 日教皇英诺森四世的和 1256 年亚历山大四世的谕旨先后批准使用司法拷问。米歇尔·福柯在 1970—1971 年法兰西学院课程《知识意志讲稿》第三课中谈到了宗教裁判所的问题,他说:"这与得到真相和承认截然不同。在基督教的思想和实践中,这是一种以神意裁判为形式的挑战"。见《规训与惩罚》,第 43—47 页;《言与文》,第二卷,第 163 篇,第 810—811 页。—参见:(a) H·C·利亚,《中世纪宗教裁判所的历史》,第一篇,第 9 章"宗教裁判程序",第 450—483 页;关于拷问:第 470—478 页;(b) L·达农,《法国宗教裁判所的历史》,第三章"宗教裁判所的程序",第 326—440 页。(c) E·瓦坎达尔,《宗教裁判所——对教会强制权的历史和批判性研究》,巴黎,布鲁和盖伊出版社,1907 年第三版,第 175 页。(d) H·勒克莱尔克,《拷问》一文,出自《基督教考古学和礼拜仪式词典》,第十五篇,由 F·卡布罗尔,H·勒克莱尔克和 H-I·马鲁主编,巴黎,莱图泽与阿内出版社,1953 年,第 2447—2459 页。(e) P·菲奥雷利,《普通法中的司法拷问》,米兰,朱弗雷出版社,1953 年。—关于宗教裁判所,参见:(a) J·吉罗,《中世纪宗教裁判所的历史》,巴黎,A·皮卡德出版社,第 2 卷,1935—1938 年。(b) H·迈松纽夫,《关于宗教裁判所起源的研究》,第二版修订及增印,巴黎,J·维汉出版社,1960 年。

18. 这个问题是 1971—1972 年法兰西学院课程《刑事理论与刑事制度》第十三课的主题,专门讨论供认、调查和检验。参见课程总结,《言与文》,第二卷,第 115 篇,第 390—391 页。

19. 参见 M·伊利亚德,《铁匠与炼金术士》(1956 年),新版修订及增印,巴黎,弗拉马利翁出版社("思想与研究"丛书),1977 年,第 136 页:"任何德行或博学都无法免除启蒙的体验,只有这种体验才能产生'蜕变'级别的决裂",第 127 页:"所有启蒙都包含一系列仪式性的检验,这些检验象征着新教徒的死亡和复活。"

20. 正如吕西安·布劳恩在一次关于"帕拉塞尔苏斯与炼金术"的交流中所说,"炼金术士的方法必须是毫不松懈,时刻戒备,认真探求。帕拉塞尔苏

　　　　　　　　　1974年1月23日

斯在炼金的过程中看到持续分娩的状态，下一秒比上一秒更加令人震撼（出自《文艺复兴时期的炼金术与哲学》，《图尔国际研讨会会刊》，1991年12月4—7日），由J.-C·马戈林和S·马顿主编，巴黎，维汉出版社，1993年，第210页。另见M·埃里亚德，《铁匠与炼金术》，第126—129页，关于"炼金术"的句子。

21.（a）W·甘岑米勒，（1）《中世纪的炼金术》，帕德博恩，博尼法修斯出版社，1938年/《中世纪的炼金术》，由G·博蒂—杜塔伊利斯翻译，巴黎，奥比耶出版社，1940年；（2）研究主要集中在：《炼金技术的历史贡献》，韦因海姆，化学出版社，1956年。（b）F·希伍德·泰勒，《炼金术士，现代化学的创始人》，纽约，H·舒曼出版社，1949年。（c）R·阿洛，《传统炼金术的方方面面》，巴黎，午夜出版社，1953年。（d）T·伯克哈特，《炼金术、意义与世界观》，奥尔滕，沃尔特出版社，1960年。（e）M·卡隆和S·于坦，《炼金术士》，巴黎，门槛出版社（"飞逝的时光"丛书），第二版，1964年。（f）H·本茨，E·普洛斯，H·罗森—兰奇，H·席佩奇，《炼金术：意识形态与技术》，慕尼黑，海因茨·穆斯出版社，1970年。（g）B·于松，《炼金术文选》，巴黎，贝尔丰出版社，1971年。（h）F·A·耶茨，《布鲁诺和炼金术的传统》，伦敦，劳特利奇＆开根·保罗出版社，1964年/《布鲁诺和炼金术的传统》，由M·罗兰翻译，巴黎，德尔维书籍出版社，1988年。米歇尔·福柯也谈到了炼金术的问题：关于"真理与法律形式"的第三次讨论会（1973年5月23日），《言论与写作集》，第二卷，第139篇，第586页至第587页；《疯人院》（1975年），《言论与写作集》，第二卷，第146篇，第693—694页。

22.希波克拉底公元前460年出生在小亚细亚的多利安科斯岛，大约公元前375年在色萨利的拉里萨去世。其著作以学者善用的爱奥尼亚方言写就，构成了《希波克拉底文集》的核心内容。参见：（a）戈森，《希波克拉底》一文，出自《医学百科全书》，由A·F·保利和G·维索瓦，第八篇，斯图加特，梅茨勒出版社，1901年，第1801—1852页。（b）M·波伦茨，《希波克拉底与实验医学的基础》，柏林，德格鲁伊特出版社，1938年。（c）C·利希滕塞勒，《希波克拉底医学》（法语和德语系列研究），日内瓦，德罗兹出版社，第9卷，1948—1964年。（d）L·埃德尔斯坦，《附录：希波克拉底》，出自《医学百科全书》，补编六，1953年，第1290—1345页。（e）R·乔利，《希波克拉底科学的水平——科学史对心理学的贡献》，美文出版社，1966年。

(f) J·乔安娜，《希波克拉底——斯尼德学派溯源》，巴黎，美文出版社，1974年。希波克拉底作品的底版仍然是利特雷的双语版（见上文，注释10）。

23. 托马斯·西德纳姆（1624—1689年），以改变医学认知而闻名的英国医生。米歇尔·福柯在《疯狂史》（1972年版，第205—207页）中也指出，西德纳姆依据新的标准形成病理学认知，采用观察的方法，关注病人所描述的症状，反对诸如盖仑医学学说、化学医学派等运用投机方式的医疗体系，（这让他赢得了"英国希波克拉底"的美誉），并通过对疾病进行"自然主义的"描述，为将临床病例恢复为以植物学家的方式定义的"病态"物种提供可机会。他将观察的结果发表于《对急性病病史和治疗的观察——一种治疗发烧的方法》上，隆迪尼，凯蒂尔比出版社，1676年。参见：(a) K·费伯，《托马斯·西德纳姆，英国的希波克拉底和文艺复兴时期的疾病概念》，慕尼黑，《医疗周刊》出版社，1932年，第29—33页。(b) E·博格霍夫，《疾病概念的发展历程》，维也纳，W·莫德里奇出版社，1947年，第68—73页。(c) L·S·金，《托马斯·西德纳姆作品中的经验主义和理性主义》，《医学史简报》，第44卷，第1期，1970年，第1—11页。

正如米歇尔·福柯在《疯狂史》（1972年版，第305—308页）中所说，西德纳姆是支持从神经的生理障碍（即"动物本能"紊乱）角度而非传统（即子宫和体液"蒸发"）角度解释癔病的人之一："癔病只源于动物本能的紊乱，而不是像某些作者所说的那样，由于精液或经血的腐坏，将有害蒸汽带到患处"（《写给纪尧姆·科尔的书信式论文》，隆迪尼，凯蒂尔比出版社，1682年/《写给纪尧姆·科尔的书信式论文》，出自《实用医学著作集》，由A·F·约尔特和J-B·博姆，第二篇，蒙彼利埃，J·杜雷尔出版社，1816年，第65—127页；引用的文字：第8页）。参见：I·维思，(1)《关于癔病和疑病》，《医学史简报》，第30卷，第3期，1956年，第233—240页；(2)《癔病：一种疾病的历史》，芝加哥，芝加哥大学出版社，1965年/《癔病的历史》，由S·德雷夫斯翻译，巴黎，塞赫尔斯出版社（"现代心理学"丛书），1973年，第138—146页。一更广泛来说：(a) Ch·达朗伯格，《医学史，包括解剖学、生理学、医学、外科学和一般病理学》，第二篇，第23篇《西德纳姆的生平、学说、实践及影响》，巴黎，J.-B·巴耶尔出版社，1870年，第706—734页。(b) K·杜赫斯特，《托马斯·西德纳姆（1624—1689年）医生的生平及原著》，伦敦，韦尔科姆历史医学图书屋，1966年。另见其著作的英语和法语版本：(1)《托马斯·西德纳姆作品集，译自格林希尔医生的拉丁语版本，另附作

*259*

者生平》，由 R·G·莱瑟姆翻译，伦敦，西德纳姆会，第 2 卷，1848—1850年；（2）《实用医学著作集》（见本注释）。

24. 米歇尔·福柯以约翰·巴克的著作《论古代医学和现代医学的一致性——比较希波克拉底、盖伦、西德纳姆和布尔哈夫在急性病中的实践》为依据（在手稿中提及），由 R·苏姆伯格翻译，巴黎，卡瓦利埃出版社，1749 年，第 75—76 页："对他（医生）而言，必须完全认同有关病情发作和危急时期的学说，让自己能发现情绪的消解是否正常，何时应该等待病情发作，应该是什么类型的发作，是否全都与疼痛有关。"另见 J.-B·艾门，《论病情危急时期》，巴黎，罗尔特出版社，1752。这一概念的重要性表现为一个事实，即在达朗贝尔和狄德罗的《百科全书，或科学、艺术和工艺详解词典》中，《病情发作》一文的署名是医学界一个伟大的名字——泰奥菲勒·波尔度（1722—1776 年），并且占据了整整十八页（第四篇，洛桑，活版印刷公司，1754 年）。

25. "发作"一词表示在疾病进展过程中发生决定性变化的时刻："当疾病加重、减弱、转变为另一种疾病或结束时，就会有发作"（希波克拉底，《疾病》，第 8 章，出自《希波克拉底文集》，利特雷版，第六篇，1847 年，第 216 页）。参见：(a) G·阿姆兰，《疾病发作》一文，出自《医学百科词典》，第一卷，第二十三篇，巴黎，马森 / 阿瑟林出版社，1879 年，第 258—319 页。(b) P·尚特兰，《疾病发作》一文，出自《希腊语词源词典》，第二篇，第 584 页。(c) L·布尔吉，《希波克拉底文集中医生的观察与经验》，巴黎，维汉出版社，1953 年，第 236—247 页。—关于希腊语的医学词汇：N·范·布洛克，《古希腊医学词汇研究——护理与治愈》，巴黎，克林可西克出版社，1961 年。另见米歇尔·福柯，《言与文》，第二卷，第 146 期，第 693—694 页。

260

26. 这是西德纳姆在其论著《医学观察》中提出的定义，第一篇，第 1章，第 1 节："疾病只不过是一种天性的努力，为了保住病人，它竭尽全力排出致病物质"（由 Ch·达朗伯格引用，《医学史》，第二篇，第 717 页）。

27. 米歇尔·福柯在《疯狂史》中已经指出 18 世纪医学发生的偏移，当时，"人们是从身体的液态和固态元素中探求疾病的秘密"，而不是从"动物精神"获得（1972 年版，第 245—285 页）。赫尔曼·布尔哈夫（1668—1738 年），综合了物理学、化学和自然科学的贡献，使疾病成为改变固体和液体平衡的结果：《医疗机构》，莱顿，范德林登出版社，1708 年，第 10 页 /《医疗机构》，由 J·O·德拉梅特里翻译，第一篇，巴黎，于阿尔出版社，

1974年1月23日

1740 年。参见：（a）Ch·达朗伯格，《医学史》，第二篇，第二十六章，第897—903 页。（b）L·S·金，《赫尔曼·布尔哈夫学说的背景》（1964 年 9 月 17 日召开的关于布尔哈夫的讲座），莱顿大学出版社，1965 年。

德国哈雷的医生弗里德里希·霍夫曼（1660—1742 年）认为疾病是身体固态和液态部分及其功能改变的结果，根据他的机械论观点，这一结果使纤维张力和血液流动机能的改变发挥重要的作用：（1）《基础医学和使用机械理论的实践》，哈莱，马格德堡出版社，1703 年 / 由 L·S·金翻译，伦敦，麦克唐纳出版社 / 纽约，美国埃斯维尔出版社，1971 年，第 10 页；（2）《系统理性医学》，哈雷，雷耶里亚纳出版社，第 2 卷，1718—1720 年 /《弗雷德里希·霍夫曼的理性医学》，由 J.-J·布鲁耶翻译，巴黎，布里亚松出版社，1738 年。参见：（a）Ch·达朗伯格，《医学史》，第二篇，第 905—952 页。（b）K·E·罗斯舒，《弗雷德里希·霍夫曼（1660—1742 年）研究》，《斯塔德霍夫斯医学史档案》，第 60 卷，1976 年，第 163—193 页及第 235—270 页。——关于这种 18 世纪的医学，见 L·S·金的贡献：（1）《18 世纪的医学界》，芝加哥，芝加哥大学出版社，1958 年；（2）《18 世纪初期的医学理论与实践》，《医学史简报》，第 46 卷，第 1 期，1972 年，第 1—15 页。

28. 希波克拉底，《流行病》，第一册，第 3 章，第 12 节，出自利特雷版《希波克拉底文集》，第二篇，1840 年，第 679—681 页："偶数日加重的疾病在偶数日判定，奇数日加重的疾病在奇数日判定。在偶数日判定的疾病中，第一阶段在第 4 天到来，然后依次在第 6 天，第 8 天，第 10 天，第 14 天，第 20 天，第 40 天，第 80 天，第 100 天到来……重要的是，要特别注意并记住在这些疾病时期，病情发作是拯救或死亡的决定性因素，或者说至少病痛会明显好转或恶化。"

29. 关于确定求神降示的吉日或凶日，参见 P·阿曼德里，《德尔斐的阿波罗占卜——论神谕的作用》，第七章《问询的频率》，巴黎，E·德·博卡尔出版社，1950 年，第 81—85 页。关于"占卜"，来自希腊语，意为"表达神谕"，依据神谕进行推测，扮演预言者的角色。主要参考书仍然来自 A·布歇—勒克莱尔克（尽管已过时），《古代占卜的历史》，巴黎，勒鲁出版社，第 4 卷，1879—1882 年。还有：（a）W·R·哈里代，《希腊占卜：方法和原理研究》，伦敦，麦克米伦出版社，1913 年。（b）J·迪夫拉达斯，《希腊占卜》，出自 A·卡戈和 M·莱博维奇主编，《占卜》，第一篇，巴黎，法国大学出版社，1968 年，第 157—195 页。（c）R·弗拉斯里耶尔，《希腊占卜者与神谕》。(d) J.-P・维尔南编注，《占卜与合理性》，巴黎，门槛出版社，1974年。

30. 希波克拉底，《流行病》，第三册，第3章，第16节；医生"将观察危急时期的秩序并从中得出预后"视为"医疗技术的重要组成部分"，"当我们知道这些事，也就知道应该在什么时间，以什么方式，把食物给哪个病人"（出自《希波克拉底文集》，利特雷版，第三篇，第103页）。

31. 希波克拉底，《预后》，第1节："在我看来，最好的医生要会预判。他会竭尽所能去治疗疾病，借助现状去预测未来的情况"（出自《希波克拉底文集》，第二篇，第111页）。

32. 用希波克拉底自己的话说，医生的任务就是"用他的技术与每一场事故作斗争"。又或者，"如果知道了病因，就能给身体对症下药，反其道而行之以对抗疾病"（《风》，第一卷，出自《希波克拉底文集》，第六篇，第93页）。

33. "判定"（Krisis）一词借用自法律词汇，意为"审判""裁定"，后在医学上指"判断疾病向生还是向死"的关键时刻（《内脏疾病》，出自《希波克拉底文集》，第七篇，第217页）。或者《流行病》（第一册，第2章，第4节）中的表达方式："在有些病人身上，疾病是通过发作来判定的"（《希波克拉底文集》，第二篇，第627页）。至于医生，则依据对介入时机的感觉来判定；参见《疾病》，第一卷，第5章，第147—151页。

34. 莫里哀（1622—1673年）作品中的医疗场景：（1）《爱情是医生》（1665年9月14日上演），第二幕第2场，出现了四名医生，以及第3场和第4场，医生进行诊断，出自《莫里哀全集》，由M・拉特编订，第二篇，巴黎，伽利玛出版社（"七星丛书"），1947年，第14—25页；（2）《德・布尔索尼亚克先生》（1699年10月6日上演），第一幕，第7场和第8场，出现了两名医生和一名药剂师，出自《莫里哀全集》，第120—141页；（3）《没病找病》（1673年2月10日上演），遗作（1682年），第二幕，第5场和第6场，及第三幕，第5场，出自《莫里哀全集》，第845—857页，第871—873页。一参见F・米勒皮埃尔，《莫里哀时期医生的日常生活》，巴黎，阿歇特出版社，1964年。

35. 指盖伦第一次在罗马居住期间的突发事件。盖伦129年出生于帕加马，162年秋天到166年夏天第一次住在罗马，169年再度回到罗马，直至200年去世。参见《预知》（178年），第13节，出自《盖伦文集》，由C・G・库恩编注并翻译，第十四篇，莱比锡，C・诺布洛奇工作坊，1827年，第666—668页。之后便有了维维安・纳顿的英译版本，《关于预后》，《希

腊医学文库》，第五卷，第 8 篇，第 1 章，柏林，学术出版社，1979 年，第
135—137 页。关于盖伦与罗马医学界的往来，参见 J·沃尔什，《盖伦与罗
马医学派发生冲突（公元 163 年）》，《医疗生活》，第 35 卷，1928 年，第
408—444 页。关于盖伦的实践：(a) J·伊尔伯格，《罗马帝国的文化形象》，
《古典时代新年鉴》，莱比锡，特布纳出版社。第 15 卷，1905 年，第 276—
312 页。(b) 维维安·纳顿，《盖伦早期职业生涯年表》，《古典季刊》，第 23
卷，1973 年，第 158—171 页。

36. 这段话与福柯对"调查"的诸多分析相呼应：(1) 1971—1972 年法
兰西学院课程《刑事理论与刑事制度》，其中第一部分论述调查及其在中世纪的
发展，见《言与文》，第二卷，第 115 篇，第 390—391 页；(2) 1972—1973
年法兰西学院课程《惩罚的社会》，福柯在 1973 年 3 月 28 日的课中再次谈到
了"认知调查"的构成。(3) 关于"真理与法律形式"的第三次会议（1973
年 5 月 23 日）讨论了这个问题，见《言与文》，第二卷，第 139 篇，第 581—
588 页。1975 年，福柯又一次谈到通过认识形式的"确认真理"来开拓事件形
式的"检验真理"的过程，《言与文》，第二卷，第 146 篇，第 696—607 页。

37. 18 世纪下半叶，即 1742 年弗里德里希·霍夫曼去世以后。虽然
他对危急时期的概念有所保留，但对病情发作的理论依然深信不疑。参见
Ch·达朗伯格，《医学史》，第二篇，第 929 页。

38. 这种分区可以追溯到总督为收集有关流行病和地方病的信息而组织
公共卫生管理联通，体制上的表现是，1776 年 4 月 29 日在杜尔戈的倡导下创
建"皇家医学通信会"，1778 年 8 月 28 日成为"皇家医学会"，负责研究流
行病和兽疫，1794 年销声匿迹。参见 C·汉纳威，《旧制度下的皇家医学会与
流行病》，《医学史简报》，第 46 卷，第 3 期，1972 年，第 257—273 页。关
于调查：(a) J·迈耶，《医学科学院对流行病的调查（1774—1794 年）》，
《历史与社会科学年鉴》，第 21 年，第 4 期，1966 年 8 月，第 729—749 页。
(b) H·杜宾和 L·马瑟，《多状况流行病学调查：对糙皮病的研究》，《流行
病学、社会医学及公共卫生期刊》，第十九卷，第 8 期，1971 年，第 743—
760 页。(c) J.-P·彼得，(1)《皇家医学会的一项调查：18 世纪末的病人
和疾病》，《历史与社会科学年鉴》，第 22 年，第 4 期，1967 年 7—8 月，第
711—751 页；(2)《疾病的词与物——对 18 世纪末法国社会流行病与医学的评
注》，《历史杂志》，第 499 期，1971 年，第 13—38 页。(d) J.-P·德塞夫，
P·古贝尔，E·罗伊·拉杜里，《18 世纪末的医生、环境和流行病》，巴黎，

穆东出版社，1972年。另见米歇尔·福柯在《临床医学的诞生》所写的内容，第2章《政治意识》，第21—36页。

39. 关于医院设施的开发和医疗监察的出现，参见以下文章：（a）G·罗森，（1）《法国大革命时期的医院、医疗和社会政策》，《医学史简报》，第30卷，第1期，1956年，第124—149页；转载于《从医疗监察到社会医学：医疗保健史论文集》，纽约，科学史出版社，1974年，第220—245页；（2）《公共卫生史》，纽约，MD出版社，1958年；（3）《18世纪法国思想中的商业注意和健康政策》，《医学史》，第三卷，1959年10月，第259—277页；转载于《从医疗监察到社会医学：医疗保健史论文集》，第201—219页。（b）M·乔格，（1）《18世纪的医院调查》，《法国医院历史学会简报》，第31期，1975年，第51—60页；（2）《旧制度下法国的医院结构》，《历史与社会科学年鉴》，第32年，第5期，1977年7—10月，第1025—1051页。（c）M.-J·安博·瓦尔特，《医院，新医学中心（1780—1820年）》，出自《玛丽·普彻纪念文集》，第二篇，科隆，维南出版社，1984年，第581—603页。—米歇尔·福柯在这个问题上也用了不少笔墨：（1）《临床医学的诞生》，第五章《医院的教训》，第63—86页；（2）《18世纪的卫生政策》，出自《资料与文件：治疗的机器——现代医院的起源》，巴黎，环境研究院，1976年，第11—21页（转载于《言与文》，第San Juan。第168篇，第13—27页）；（3）他在里约热内卢（1974年10月）举行的医学史第一次会议上谈到"医学的危机或反医学的危机"（《言与文》，第三卷，第170篇，第50—54页），第三次会议上谈到"医院融入现代技术"（《言与文》，第三卷，229篇，第508—521页）。

40. 参见米歇尔·福柯，《临床医学的诞生》，第八章《解剖一些尸体》，第125—149页。E·H·阿克内西，《巴黎医院医学（1794—1848年）》，第209—214页。

41. 米歇尔·福柯在里约热内卢的第六次会议上详述了这一点，会议主题为"社会医学的诞生"，《言与文》，第三卷，第196篇，第212—215页。参见：（a）G·罗森，《统计知识分析在健康应用中的问题（1711—1880年）》，《医学史简报》，第29卷，第1期，1955年，第27—45页。（b）M·格林伍德，《从格兰特到法尔的医学统计数据》，剑桥，剑桥大学出版社，1948年。

42. 因此，若尔热说："第一原则：永远不要顺着谵妄的方向去训练精神病人的头脑"出自其著作《精神病——对该疾病的论述》，第五章《精神病的治疗》，第 280 页。勒列特则表示，"要让病人在关于谵妄症的问题上保持沉默，让他忙些别的事情"（《精神病的精神疗法》，第 120 页）。关于"分心原则"，参见上文，1973 年 12 月 5 日的课程，注释 6。

43. 运用让—皮埃尔·法雷特在对《从医学、卫生学和法医学角度判定精神疾病》的介绍（1853 年 9 月）中所倡导的病理解剖学研究："我们不赞同大师的学说，而是和其他人一样，顺应解剖学的科学方向，认为当今这才是医学的真正基础……我们最终确信，只有病理解剖学才能得出在精神病人身上所观察到的现象的首要原因。"于是，病理解剖学研究在卡兰登精神病院开展起来，其成果最终结集出版：（a）让·巴蒂斯特·德莱耶（1789—1879 年），隶属于埃斯基罗尔的部门，1824 年 11 月 20 日进行了论文答辩，论文题目是《论一种对精神病人有特别影响的麻痹症》，《巴黎医学理论》，第 224 期；巴黎，迪多出版社，1824 年。（b）路易·弗洛伦汀·卡尔梅尔（1798—1895 年），罗耶—克拉尔的部门的住院医生，卡兰登精神病院的主任医生（从 1805 年一直到 1825 年去世），发表了《精神病人的麻痹症——在罗耶—克拉尔（已故）和埃斯基罗尔的部门所进行的研究》，巴黎，J.-B 巴耶尔出版社，1826 年。（c）安托万·洛朗·耶西·培尔，1817 年 10 月进入同一部门并继续进行解剖学研究，最终在 1822 年完成论文《精神疾病研究之关于导致精神错乱的慢性蛛网膜炎、胃炎、肠胃炎和痛风的研究》（《巴黎医学理论》，第 147 期，巴黎，迪多出版社，1822 年），在 1826 年完成专著《论脑部及脑膜疾病》（见上文，1973 年 12 月 12 日的课程，注释 17）。另见埃斯基罗尔，《从历史学和统计学角度论述卡兰登皇家精神病院》（1835 年），出自《从医学、卫生学和法医学角度判定精神疾病》，第二篇《人体解剖》，第 698—700 页。—在萨尔佩特里尔医院：（a）让·皮埃尔·法雷特开展研究，其成果于 1823 年 12 月 6 日在医学院展示：《归纳解剖精神病人身体的情况以诊断和治疗精神疾病》，巴黎，医学图书馆，1824 年。（b）艾蒂安·若尔热在其论著《精神病》（第 423—431 页）第六章《病理解剖学研究之尸体探索》中，阐述了萨尔佩特里尔医院中三百余位精神病人尸体的解剖结果。（c）福维尔继续进行解剖学研究，最终完成论文《旨在阐明关于精神错乱问题的临床观察》，《巴黎医学理论》，第 138 期；巴黎，迪多·热内出版社，1824 年。（d）菲利克斯·瓦赞进行解剖研究以完成其论著《精神疾病以及癔病、慕男狂，求雌狂等其他疾病的道德和身体原因》。

44. 例如，C·C·H·马克提到塞莱斯塔一名记者妻子的案件（1817 年 7 月，她杀死十五个月的孩子，把孩子的右大腿砍下来，煮熟并吃掉一部分），并分析了 F·D·莱塞森医生的法医报告《对一桩离奇杀婴案的审查》（最初是德语版，出自 J·H·柯普编写的《公共卫生年鉴》，第十一卷，1817年），出自其论著《从与司法问题关系的角度论述的精神病》，第二篇，巴黎，J.-B·巴耶尔出版社，1840年，第130—146页。艾蒂安·若尔热也谈到不少刑事案件：（1）《对莱热、费尔德曼、勒库弗、让—皮埃尔、帕帕瓦纳的刑事诉讼（精神错乱在当中被用作辩护手段）的医学审查，以及关于道德自由的法医学论述》，巴黎，米涅雷出版社，1825年；（2）《关于精神病或精神错乱的法医学新讨论，以及对多起刑事诉讼（该疾病在当中被用作辩护手段）的审查》，巴黎，米涅雷出版社，1826年。—关于医疗策略，可参考：（a）R·卡斯特尔，《医生和法官》，出自《19世纪的一桩弑亲案：我，皮埃尔·里维耶，杀死了我的母亲、妹妹和弟弟》，由米歇尔·福柯陈述，巴黎，伽利玛出版社（"档案丛书"第49册），1973年，第315—331页。（b）P·德维尔诺瓦，《精神病人与法医学鉴定——法官在刑事案件中的自由裁量权以及由此带来的弊病》，图卢兹，C·迪里翁出版社，1905年。米歇尔·福柯在法兰西学院课程《不正常的人》中页提到了这些案件，1975年1月29日和2月5日，第94—100页，第101—126页。

45. 在 J·C·霍夫鲍尔的论著《与精神病人和聋哑人相关的法医学，或适用于智力障碍的法律》（由 A·M·尚贝隆翻译，M·M·伊塔尔和埃斯基罗尔作注解，巴黎，J.-B·巴耶尔出版社，1827年，第309—359页）第三部分第4章《从不寻常的冲动到坚定的行动》的一个注释中，埃斯基罗尔给出了定义："有一种杀人偏狂，当中看不到任何智力或道德混乱；杀人者受不可抗拒的力量、无法克服的冲动、盲目的推动和轻率的决心所驱使，没有意义，没有动机，也没有失常，做出如此残暴的行为"（转载于《从医学、卫生学和法医学角度判定精神疾病》，第二篇，第804页）。米歇尔·福柯在法兰西学院课程《不正常的人》中提到了这个问题，1975年2月5日及12日。第110—113页，第132—137页。—关于概念的历史，参见：（a）R·丰塔尼耶，《精神错乱与犯罪行为（纪事、法医学鉴定、拘禁）》，格勒诺布尔，阿利耶兄弟出版社。1902年。（b）P·杜比森和 A·维古鲁，《法医学研究：刑事责任与精神病》，巴黎，阿勒冈出版社，1911年。（c）A·冯塔纳，《间歇的理性》，出自《我，皮埃尔·里维耶，杀死了我的母亲、妹妹和弟弟：19世纪的一桩弑亲案》，第333—350页。

46. C·C·H·马克表示："法医能承担的最严肃和最微妙的职责之一是

*265*

确定精神错乱的真与假"(《关于精神错乱的法医学历史材料》，《公共卫生与法医学年鉴》，第二卷，第二篇，巴黎，加蓬出版社，1829 年，第 353 页）。

47. 米歇尔·福柯指的是，战后发展起来的制度批评运动揭露精神病院（"大禁闭"式综合性医院的医疗化继承者）因给病人提供的生活条件而成为致病场所（参见吕西恩·博纳菲、路易·勒吉兰和亨利·米尼翁提交的援助报告《精神病院的延久性带来的问题》，出自《第十二届法语精神病学和神经学大会（马赛，1964 年 9 月 7 日至 12 日）》，巴黎，马森出版社，1964 年）。问题在于"机构所追求的目标是否与我们所制定的目标即精神治疗相一致"(L·博纳菲，《从治疗角度看医院——精神病院的理论和实践》，《论证杂志》，1958 年，第 17 期，第 26 页），是指促进"利用医院本身作为治疗和再适应社会的场所"（同上，第 8 页）。参见有关该问题的详细书目和文章：(a) G·多姆松，P·博美乐，F·托斯奎尔斯，《精神病院的治疗组织之一：治疗作用》，出自《外科医学百科全书——精神病学》，第一篇，1955 年 2 月，第 1—8 页。(b) G·多姆松和 L·博纳菲，《光复后法国精神病学改革展望》，（见上文，1973 年 11 月 21 日的课程，注释 1）。参见下文《课程概要》部分。

48. "反精神病学斗士"的称号来自米歇尔·福柯在研讨会的发言中提出的定义。1973 年 5 月，H·F·埃伦伯格在蒙特利尔组织举办了关于"是否应该把精神病医生关入精神病院"的研讨会，福柯在会上的发言主题是《精神病与反精神病学的历史》："我把所有对精神病医生在医院中负责制造关于疾病真相的角色的怀疑和质疑称为反精神病学。"反精神病学的"斗士"，非癔病病人莫属，原因在于，他们按照要求呈现出病情发作的状态，却产生了怀疑，即"像夏尔科这样的能够控制精神病出现或消失的大师，并没有制造疾病的真相，而是弄了些骗人的把戏"（打字稿，第 12—13 页）。见上文，《课程概要》。关于这一点，福柯是从 T·萨斯在对夏尔科的分析中得到的启发，详见《精神疾病的神话：个人行为理论的基础》，第一章，纽约，哈珀与罗出版社，1974 年/《精神疾病的神话》，由 D·贝尔热翻译，第一章《夏尔科和癔病问题》，巴黎，帕约出版社，1975 年，第 41—52 页。关于这篇文章的一段谈话也证实："在我看来，有一个章节堪称典范：癔病在这里被解读为精神病学权力的产物，但同时也是对该权力的反驳和它所掉下的陷阱"（《言与文》，第三卷，第 175 篇，第 91 页）。福柯看到，在"19 世纪下半叶精神病院内癔病爆发的场景中，也有对行使精神病学权力的反弹"（《言与文》，第三卷，第 197 章，第 231 页）。

# 1974年1月30日

医学与精神病学的诊断问题。——精神病病情学中的身体位置：麻痹性痴呆的病例。——医学上与精神病学上的病情发作概念的命运。——精神病学上的真实性检验及其形式：I. 讯问与承认。临床表述的惯例。关于"病理遗传"和退化的说明。——II. 麻醉剂。莫罗·德图尔与印度大麻。精神病与幻想。——III. 磁气与催眠。"神经病学意义上的身体"的发现。

病情发作既是一个理论概念，也是一种医学实践工具。前面我已经指出了 18 世纪末和 19 世纪初病情发作基本消失的过程及原因。病理解剖学的出现能够从机体内部可定位的病变中发现疾病的真相。另一方面，根据体现疾病个体特征的不同病变，病理解剖学能够形成一系列征候并以此建立对疾病的鉴别诊断。病情发作曾经是对疾病真相的检验，而在确定器质性病变并且能够进行鉴别诊断的条件下，它变得毫无用处。精神病学的情况完全不同，主要原因有两点。

第一，在精神病学中，鉴别诊断根本不是问题所在。当然，从表面上看，精神病学的实践和诊断在一定程度上是某种病症相对于另一种病症——躁狂症或忧郁症，癔病或精神分裂症等——的鉴别诊断。而相比于精神病诊断中提出的真正问题，这些都不过是表面的、次要的活动。真正的问题不是要了解这种或那种形式的精神病，而是要了解是不是得了精神病。在这一点上，我认为精神病学的定位与医学的定位大不相同。你们会说，在医学中也要预先提出了解是否得病的问题。而事实上，这是一个相对简单且次要的问题。几乎只有在掩饰或疑虑性谵妄的情况之下，"是否得病"的问题才被严肃地摆上台面。而在精神疾病领域，唯一真正要提出的问题是"是与否"式的问题。也就是说，构成精神病诊断的差异化范围的不是各种疾病分类，只是精神病与非精神病之间的区分：对精神病的诊断正是在这种二元的区域、对立的范围内进行。因此，除了次要的和多余的证明，精神病治疗并不需要鉴别诊断。在精神病诊断中，重要的不是鉴别诊断，而是判定或绝对诊断。精神病学的运作模式是绝对诊断，而不是鉴别诊断。

第二，19 世纪逐渐建立起来的精神病学与普通医学截然不同，身体在当中是缺失的。但就这一点，仍然要达成共识。可以肯定的是，从 19 世纪精神病学发展的最初阶段开始，人们就在寻求器质性关联、病变区域、可能与精神类疾病相关的器官种类。人们不断探求，在众多病例中都发现了这一点。1822 至 1826 年间，培尔提出了麻痹性痴呆的定义，以及作为梅毒后遗症的脑膜病变 [1]。精神病学中的身体缺失程度的确没有比在普通医学中高多少，但是有一个本质上的区别。精神病治疗中首先要解决的问题，不是了解是否这样的行为、说话方式、影射类型、幻觉种类与这种形式的病变有关，而是要了解这样说话，这样行事，听到这种声音，是或者不是精神病。这就是根本问题所在，最好的证明是，麻痹性痴呆一度被认为是能够确定精神疾病与机体之间关系的重要形式之一。1826年，培尔认识到当中有三大类型的综合征，即进行性麻痹运动综合征、精神错乱的精神病综合征、晚期痴呆综合征 [2]。而四十年后，巴亚尔热（Baillarger）说，培尔的想法差不多都是对的，但仍有一个根本的错误，麻痹性痴呆中根本没有精神错乱，只有麻痹和痴呆混杂在一起 [3]。

所以我认为：由于病理解剖学的存在，医学中可以消除病情发作 *；而绝对诊断和身体缺失却使得精神病学领域中无法消除病情发作。精神病学的问题恰恰在于构建和设立一种或一系列检验措施，使其能够满足完全诊断的要求，即一种检验措施能从中得出真实或非真实，将所谓的精神病纳入真实性的范畴，或者否认它是非真实的。

换言之，医学中关于病情发作的传统概念，两千多年来针对病情发作所进行的传统医疗实践，在 19 世纪有两种延续。一方面，借助病理解剖学，用笔录和论证形式的核查程序代替

---

\* 手稿指出："这就涉及非常特殊的疾病确定程序。"

对病情发作的检验，这就是医学上的延续。而精神病学上对传统病情发作的延续则不同：对精神病学而言，由于不存在可能确认真理的范围，只能像传统的病情发作那样，建立某种检验措施，替代处理病情发作的传统方式，不是检验真理，而是检验真实性。换句话说，检验真理是要分开的：一方面，在确认真理的技术中，它属于普通医学；另一方面，在对真实性的验证中，它属于精神病学。

因此，我们可以稍作概括并开始探讨检验真实性的体系、规则和一整套措施：在精神病学中，强调、建立并分配惩戒权范围（这一点我一直在谈）的关键时刻，就是检验真实性。从根本上说，它具有双重意义。

一方面，将进行拘禁或可能进行精神病学干预的理由当作疾病或非疾病。因此，精神病学检验是一种行政与医学的双重检验：是否能根据症状和疾病重新记录是什么导致了要求？将要求重新记录为疾病，把要求的动机作为疾病的症状，这就是精神病学检验的第一个功能。

第二个功能也是相关的，但在一定程度上更为重要，即在检验中把精神病医生的干预权和惩戒权作为医学知识。我试图展示这种权力如何在一定的惩戒范围内运作，这一范围打上了医学的烙印，却并没有实际的医学内容。那么，必须把惩戒权当作医学的权力，而精神病学的权力，一方面要把拘禁的要求作为疾病，另一方面要把在拘禁中被赋予一定决策权的人当作医生。

1974年1月30日

在器官医学中，医生会很模糊地提出要求：你给我看你的症状，我告诉你得了什么病。而在精神病学检验中，精神病医生的要求要沉重得多，繁重得多：你是什么，你的生活怎样，人们对你有何抱怨，你做了什么，［……*］说了什么，给我提供一些症状，不是为了我能知道你得了什么病，而是为了让我能在你面前成为一名医生。

换言之，精神病学检验是设立一种双重检验，将个人生活当作病理症状组织，坚持把精神病医生当作普通医生，或者把极度的惩戒要求当作治疗要求。因此，精神病学检验是一种永久的住院检验。为什么不能离开精神病院？不是因为出口太远，而是因为入口太近。不断地进入精神病院，每一次相遇，每一次病人和医生之间的对立，周而复始，无休止地重复最初的行为。通过这种初始的行为，精神病就会成为真实，精神病医生就会成为普通医生。

这样就形成了一种奇特又复杂的手段，而精神病院和19世纪精神病学史上所有的真实手段都将涌入其中。这种手段的做法是：如果从惩戒作用（这一点我在前面的课程中已经分析过）和惩戒体系层面看，存在一种巨大的医学强权，最终医生与惩戒体系结为一体，而医院本身就是医生的身体。但另一方面，也存在一种极大的患者强权，病人依据接受精神病学检验和从中摆脱的方式，把或不把精神病医生当成普通医生，通过

---

* （录音，反复强调）：你是什么人。

某个切入口，使其回归简单纯粹的惩戒角色或者扮演普通医生的角色。

下节课我想解释一下癔病以及夏尔科与癔病病人之间的博弈现象。具体来说就是，多亏了我，只有多亏了我，你们对我所做的事，如拘禁、开麻醉药等，才真正是一种医疗行为。只有在我为你提供症状的情况下，我才把你当作普通的医生。病人的权力在医生的权力之下。

*

上节课我说过，在 19 世纪的前 60 年，进行精神病学检验有三种主要形式：为了创造疾病而进行检验，把精神病医生当作普通医生，把要求作为症状；有三大技术：讯问、麻醉和催眠。

272　　首先是广义上的讯问技术，包括讯问、病史、承认等。讯问的回应是什么？到底如何进行讯问？我已经指出了讯问的惩戒角度，原因是涉及通过讯问确定个人的身份，并迫使他在过往的经历中、在日常发生的一系列事件中认清自己[4]。而这只是关于讯问的一种浅薄、表面的功能，还有其他一些功能都是创造精神病的活动。在我看来，讯问创造精神病有四种方式或方法。

第一，传统的精神病学讯问从 19 世纪二三十年代开始运行，一直致力于对既往病史的研究。什么是研究既往病史？就是询问病人受到了其直系或旁系亲属哪些不同疾病的影响。这种研究颇为矛盾。一方面，至少在19世纪末以前，它是一种完全无序的研究，要随着询问的进行，核查所有可能来自直系和旁系亲属的疾病。另一方面，在我所设定的时期，也就是1830年至1840年，它的出现是很稀奇的。这一时期，不存在病理性遗传的概念[5]，也没有退化的概念。后者要更晚一些，形成于1855年至1860年[6]。

也就是说，质疑所有直系和旁系亲属中的既往病史以及可能影响他们的所有疾病，研究范围之广，行动之早，行为之顽固，令人惊讶。我们询问一名精神病人有什么家族遗传疾病，仔细地记下他的父亲是否死于中风，他的母亲是否患有风湿病，他的叔叔是否有一个痴呆的孩子，是要做什么？这一切是要做什么？这是从多人层面对一定的征候和症状展开研究，但更主要的是弥补病理解剖学的不足、身体的缺失或远离。在不能并且不知道如何在病人身上找到疾病的器质性基体的条件下，从他的家庭中寻找一些病理学的事件。例如，无论病人的本性如何，都会根据沟通情况来确定某种有形病理基体的存在。当无法从个人身体层面确定疾病时，遗传是一种明确疾病的方式。人们创造和勾画出一种幽灵般的巨大身体，例如一个受到器质性疾病、非器质性疾病、先天性疾病、意外疾病等各种疾病影响的家族。不管是什么疾病，只要在传播，就意味着有了物质载体。连接物质载体，就有了精神病的器质性基体，而不是病理解剖学中的单一基体。这是一种偏器质性的基体，

*273*

却构成了疾病的真实主体。在精神病讯问中，人们对病人身体进行触摸、接触、叩击、听诊，试图从中得出病理特征。这实际上就是整个家族的身体，是由家族和家族遗传所构成的身体。因此，探究遗传，就是要用另一种身体和一定的物质关联代替病理解剖学的身体，构成一个由医生主导的类似于人体的个体。这就是医学讯问的第一个方面：既往病史研究。

第二，对征候、情绪表现、个体既往病史等进行研究，即精神病经过了哪些阶段才真正成为精神病？精神病学讯问的另一种常见手段是讲述童年经历：告诉我发生了什么事，给我一些您的生活信息，您是什么时候生病的，在您身上发生过什么等等。实际上就是说，精神病作为疾病一直都有既往病史，即使是突发性病症，也应该能找出前因。

在普通医学中，发现个体既往病史和报告疾病状况，就能区分疾病是哪种类型，辨别是急性病还是慢性病等。而在精神病学领域，对既往病史的研究完全是另一回事。探究个体的既往病史实际上是为了表明精神问题在构成疾病之前就已经存在，同时也表明这些征候还不是精神病，只是精神病的可能性条件。因此有必要发现一些征候。一方面，它们不完全是病理性的征候，应该说是一些疾病的征候、疾病的有效因素，而不仅仅是症状。因此，这不只是疾病的内部征候，而是与疾病有一定的关联，人们可以将其作为疾病内外的症状、预兆和情绪表现 [7]。换言之，就是将精神病重新置于人们称之为异常的个体情境中 [8]。

异常是个体精神病的可能性条件。要表明我们正在探讨和处理的精神病症状确实属于病理学范畴，这是必须建立的。把构成要求拘禁的目的和动机的不同要素转变为病理学症状，条件是将其重新置于异常的一般体系之中。

有关的具体信息，可以参考皮埃尔·里维耶（Pierre Rivière）的案例[9]。医生们试图确定里维耶是不是一名精神病人，他是不是患有一种人们不太敢称之为"偏执狂"的疾病。在当时，埃斯基罗尔把偏执狂定义为一种突然爆发的疾病，其特征是十分突然，主要症状是突然出现犯罪行为[10]。如何证明这种犯罪行为是患有精神病？必须将其置于异常的范围之内，而这一范围则是由某些要素所构成。例如，当我们还是孩子的时候，砍掉卷心菜头，把自己想象成军队将领，正在消灭敌人，又或者钉死一只青蛙等等[11]。所有这些构成了异常的范围，在此范围之内，就可以将有所怀疑的要素当作精神病。因此，讯问的第二个作用就是构建异常的一定范围。

讯问的第三个作用是，建立责任与主观性的交错或交叉。说到底，任何精神病学讯问，总会有某种交易的存在，其形式如下。精神病医生会对出现在他面前的人说：瞧，你人在这里，要么是心甘情愿，要么是被其他人带来。但你之所以来这里，是因为在你周围有对你的抱怨和不满。你说什么，做了什么，如何表现，我绝不会向你询问这些行为的实情，也不想断定你受到的指责和体会到的不满是否真实，毕竟我不是审判官。而对你的所作所为、经历或感受，我要剥夺你在法律和道德上的责任。但有一个条件，你要在主观上接受这一切的真实性，把所有这些行为恢复成生命和意识的主观症状。我希望从你的叙述和承认中，重新发现所有已经转变的要素（程度多少不重要），如构成痛苦的要素、巨大欲望的力量、无法克制的行动的痕迹，简而言之，就是症状。我希望对你而言，你在这里的原因不再构成法律上或道德上的责任标记。只有当你以某种形式把它们作为症状提供给我时，我才会做减法，将其从你的头脑中移除。给我症状，我才会为你消除错误。

这种类型的交易在精神病学讯问中进行，导致精神病学讯问始终聚焦于个人面对精神病医生的原因。可能是与某种自愿行为有关的原因，或者是其他人的原因。精神病学讯问必须要做的事，就是质疑个人面对精神病医生的原因，把这些原因转变为症状。

精神病学讯问的第四个作用，我称之为调整承认的中心点。精神病学讯问总有一定的目的性，而实际上却总会在某一点中断。这种目的性即精神病学讯问的视点，它是精神病的核心和关键，其中心与病理性病变的病灶相对应 *。讯问想要建立和实现的中心是精神病极端且不容置疑的形式。其目的是被讯问的对象不仅承认这个妄想中心点的存在，而且在讯问中真正地使之现实化。

可以通过两种方式达到现实化。或者确切地说，通过承认

---

\* 手稿补充说："有点像家庭充当了精神病的身体基底。"

的形式，即在讯问中仪式性地得到承认，比如："是的，我听到有人说话！是的，我有幻觉！"[12] "是的，我认为我就是拿破仑！"[13] "是的，我在胡言乱语！"这就是精神病学讯问的目的。如果不是以第一人称明确症状，在承认中完成现实化，就必须在讯问中达到对发病本身的现实化，引起幻觉，导致癔病发作。简而言之，无论是以承认的形式，还是以中心症状现实化的形式，都必须把对象逼入某个角落或死胡同，让他不得不说"我疯了"，并且真正表现出发疯的样子。此时，他被卡在讯问的死角，无法逃避自身的症状，动弹不得。他被迫承认：我就是需要医生的人，我就是病人。我是病人，您是医生，您的主要职能就是把我拘禁起来。这样一来，就到了双重认定的关键时刻，认定病人是受拘禁的个体，医生和精神病医生是实施拘禁的个体。

人们得到的最终承认，实际上是基于对如果说得了精神病就能从中解脱的确定。这就是在精神病学讯问的技术中双重类比，即宗教上的承认与医学上的病情发作的有用之处：宗教上的承认有助于宽恕，而在医学上的病情发作中，咯痰与排泄能够带走致病物质。两者汇聚成一体，或者说在为请求原谅而承认与为消除疾病而咯痰之间摆动，最终，承认有精神病就能够从精神病中摆脱出来。当时的精神病医生，也包括不少现在的精神病医生都肯定了这一点。"我把你从精神病中解脱出来，条件是你得向我承认你有精神病"，也就是说，"给我理由来剥夺你的自由，我就会让你摆脱精神病。你用来治愈精神病的行动，我用来保证我所做的事就是一种医疗措施。"这就是医生行使权力与病人被迫承认之间的复杂关系，构成了精神病学讯问技术的核心。

我已指明这种讯问的主要时刻，它可以从三个层面进行解析。第一个层面即惩戒层面，我已经讲过，不再赘述 [14]。剩下的两个层面，我认为至关重要。在精神病学讯问中，一方面要建立医学模仿，类似于病理解剖学给出的某种医学方案。首先，精神病学讯问通过遗传指定体系构建一个身体，落实了疾病的身体基础。其次，为了能将疾病确定为疾病，它围绕疾病设定了异常的范围。再次，它根据一定的要求制造症状。最后，它分离、确定并定义它所展示、承认或作为主要和核心症状的病理病灶。

因此，在 19 世纪的精神病学中，讯问是一种准确重建器官医学中鉴别诊断活动特征要素的方式。这是一种与器官医学并列的重建方式，作用原理相同，但顺序是模仿和类似。讯问的另一个层面是，通过精神病医生和病人之间的博弈、交换、许诺、给予和被给予，将达到三个结果，即把某种行为当作精神病，把精神病当作疾病，把精神病人的守护者当作医生。

不难理解，在此情况之下，讯问构成了绝对诊断的全新仪式。那么，在 19 世纪的医院典型中，精神病医生的活动是什么？有且仅有两项活动。第一项是巡视，第二项是讯问。通过巡视，医生走遍医院的不同部门，目的是每天早上把惩戒转化为治疗：我将走遍精神病院的每一个角落，见到惩戒体系的所有机构，通过我的存在，把它们转变为治疗装置 [15]。

第二项活动是讯问，具体来说就是，你给我症状，把你的生活作为症状给我，你就把我变成了医生。

巡视和讯问两项仪式是我前面说过的惩戒范围借以发挥作用的要素。同样也可以理解为什么需要时不时鼓励这种讯问仪式。就像除了小弥撒还有大弥撒一样，在学生面前的临床表述，相对于医生私下讯问病人，就是大弥撒之于小弥撒。为什么精神病学的"庄严弥撒"是在大学生面前对病人的临床表述？为什么精神病学如此迅速地闯入这种几乎公开的表述仪式中，向大学生介绍病人？关于这些，我已经说过几句 [16]。而现在，有可能掌握进行临床表述的另一个层次。

也就是说，在精神病学实践所特有的身体和康复双重缺失的情况下，怎样做才能让医生真正成为医生？还有我曾经讲过的操作，例如把要求转化为症状，把生活事件转化为异常，把遗传性转化为身体等。如果除了精神病院的日常运作之外，没有仪式能郑重地标记讯问中发生的事，又如何能真正进行这些操作？要组建一个空间，在这里精神病医生的周围有大学生作为听众和观众，他就能以医生自居。其角色的医学属性成为现实，不是由于治疗的成功或是他找到了真正的病源。确切地说，这绝对不行。只要医生的周围有大学生的声音和身影，其角色的医学属性和我所说的转化操作都是可能的。既然缺了病人的身体，那就必须有实际的制度，围绕在老师身旁，听病人回答了什么，是大学生们的荣耀。从听觉被编码和制度化，成为大学生的听觉开始，他们听精神病医生说什么，把他当作老师和医学知识的大师。从这一刻起，所有操作都以新的强度和力度，在从精神病向疾病、从要求向症状等的转化过程中发挥作用。

换言之，话语的权威程度对医生而言是加分项，是增加他的威望并使他所说的话更加真实的一种方式。对精神病医生而言，这种权威程度更加重要和必要：精神病医生话语的权威程度是其医学权力的组成部分。话语要真正引起医学上的转化，应该在仪式上和制度上以像这样对大学生做病人的临床表述为标志。

关于讯问，这就是我想说的。在讯问形式更加细微的情况下，显然应该对这一切加以细化。例如，勒列特创造了沉默讯问法：对病人什么都不说，等他自己讲话，让他说他想说的话。勒列特认为，这是让病人本人承认患有精神病的唯一及最佳的方式[17]。勒列特的手段让人们承认在症状背后实际上有另一个要求，即必须通过讯问来分析问题。所有这些，都是对讯问的核心仪式的补充。

事实上，除了讯问，还有另外两个医学化（即实现把精神病作为疾病）的重要手段。它们在形式上处于附属地位，但与我刚刚所说的勒列特的技术相比，其历史要丰厚得多。这两种手段就是麻醉和催眠。

首先是麻醉。在这一点上，我已经指出了18世纪以来阿片酊[18]、鸦片[19]等麻醉剂的惩戒用途。到18世纪末，出现了一种新的现象，即麻醉在法医学上的使用。有一名意大利的医

　　　　　　　　　　　1974年1月30日

生想到用大剂量的鸦片来确定某个主体是不是精神病人，以此作为精神病与模拟精神病之间的确定实例 [20]。

这只是一个起点。可以说，19 世纪的前 80 年，精神病院内大量运用了麻醉手段，主要使用的麻醉剂有鸦片、亚硝酸戊酯 [21]、氯仿 [22]、乙醚 [23] 等。1864 年，莫雷尔（Morel）曾在《医学档案》上发表过一篇关于精神病医院中对病人进行乙醚麻醉的重要文章 [24]。最主要的成果是 1845 年 [25] 莫罗·德图尔的著作《印度大麻与精神错乱》（也包括相关实践）。莫罗的这本关于印度大麻的书具有重要的历史意义，讲述了作者亲身（"亲身"二字，价值 * 可见一斑）体验印度大麻的经历，他在吸食了相当的剂量之后，陷入大麻中毒的状态，经过以下几个阶段：第一，"幸福感"；第二，"兴奋，意识涣散"；第三，"时间与空间上的错乱"；第四，"视觉和听觉灵敏度增加，如夸大听音乐时的感受等"；第五，"固执和妄想"；第六，异常或"情感损伤"，如对恐惧、兴奋、爱恋等情感的夸大；第七，"无法抑制的冲动"；第八（也是最后一个阶段），"幻想与幻觉" [26]。我认为，莫罗的试验及其运用是出于一系列的原因，有待研究 **。

首先，从一开始 ***，莫罗就降低了麻醉剂对精神病过程的影

---

\* （录音）：重要性。

\*\* （录音）：重要。

\*\*\* （录音，反复强调）：立即。

响 *。在这一点上，我无法给出解释，甚至也无法进行分析。当他描述不同阶段时，有幸福感的时刻很快就过去——最终他会尽力将其留住——，从第二个阶段开始，就进入了精神病的状态，如意识涣散，产生时间和空间上的错乱等。我认为，精神病学把麻醉剂在精神疾病系统中的效果据为己有带来了一个重要的问题，应该在麻醉史中而不是精神病史中对其进行分析。

莫罗认为，就精神病史而言，麻醉剂的使用，加上从一开始麻醉剂的效果就与精神疾病的症状相似，使医生有可能对精神病进行复制。这种复制是人为的，因为在中毒状态下现象才能发生；同时它也是自然的，因为莫罗所列举的任何症状，不仅在内容上，而且在连续性上，都与自发的、自然的精神病并无二致。所以就有了对疾病的真实复制。1845 年，人们进行了一系列实验生理学研究。克洛德·贝尔纳（Claude Bernard）对精神病的说法是，莫罗改变了肝脏的糖生成机能 [27]。

还有一点很重要，人们不仅想针对精神病进行自愿和一致的实验，以此作为工具，还认为显示大麻中毒特征的不同现象形成了合理且必然的结果、自生的连贯性和同质的系列。换言之，这些现象与精神病的现象是同质的，由此产生了这样的想法：疾病分类学家对精神病的不同症状进行分类造册，并将其当作某些疾病形式的原因。说到底，精神病的所有症状都属于同一个系列。以埃斯基罗尔为代表，皮内尔式的精神病学试图

---

\* 手稿中做了展开："想法：吸食印度大麻所产生的现象与精神病的现象相同。"

了解精神疾病中的受损属性如何[28]。人们会认为，实际上只有一种精神病，它在个体存在的整个过程中不断发展，可以中断、停止、固定于某个阶段，就像大麻中毒，与发展过程中随处可见的精神病是一样的。印度大麻使人们能够发现精神病医生长期以来找寻的东西，就是那种独特的"实质"，精神病的所有症状都可以从中显现出来。病理解剖学家们有幸能在身体的某处抓住并确定这一根源，通过印度大麻的试验获得它，也就有了使精神病得以显现的核心。莫罗认为已经找到了这种基本核心，他称其为"最初的智力变化"[29]（1845年），后来他在一篇文章中又称其为"原始变化"[30]（1869年）。他是这样描述的："谵妄症或精神病的任何形式和意外，如固执、幻想、不可抑制的冲动（这些都是在大麻中毒中遇到的症状），都源于最初的智力变化。它始终如一，是症状存在的必要条件。这就是狂躁的兴奋[31]。"这样的表述不太准确，因为它是一种"简单而又复杂的状态，整体而言，想法模糊、不确定、波动、多变，通常表现为一种极度的不连贯。这是一种解体，是我们称之为智力的脑力复合体的真正分解。"[32]

印度大麻的出现确定了主要症状与核心，精神病的不同症状也由此显现出来。通过大麻，可以复制、确定、重建、实现所有精神病的基本"实质"。重要的是，用大麻来复制精神病的基本"实质"，在谁那里进行复制呢？任何人都可以，当然主要是医生。也就是说，通过印度大麻的试验，医生除了从外部观察可见症状外，还可以直接与精神病打交道。通过医生主观上对大麻中毒的影响所做的试验，可以对精神病有所了解。对于病理解剖学家所拥有而精神病医生所缺失的器质性身体，对于精神病医生所缺少的身体、事实基础、试验验证，精神病医生会用自己的经验取而代之。如此一来，就有可能把精神病医生的经验与精神病人的经历扣在一起，有可能进入道德心理学和病理心理学之间的零点。尤其对精神病医生而言，有可能以正常状态和作为普通但受到毒害的精神病医生所积累的经验为名，对精神病指手画脚，发号施令。

当然，在莫罗的试验之前，医生作为正常个体对精神病发号施令，但却是以排斥的形式进行：你和我想的不一样，所以你有精神病；只要你所做的事不符合对我而言有效的理由，我就觉得你有精神病。精神病医生作为正常个体，以排斥和取舍的形式对精神病人发号施令。而现在，从关于印度大麻的试验开始，精神病医生会说：我知道你的精神病症有什么规律，之所以能辨认它，是因为我能够在自己身上进行重建；只要有一定的变动，例如印度大麻中毒，我就能够重建表征精神病症的所有事件和过程；我就能够了解发生了什么，我就能够抓住并重建精神病症真实自主的变化；最终我就能够从内部掌控它。

如此一来，形成了精神病学以理解的形式对精神病出色且全新的控制。精神病医生通过印度大麻建立了内在联系，他就可以说：作为正常个体，我自己能够理解这种现象发生的过程，这就是精神病。把精神病的活动理解为正常精神病医生的命令，在这里找到了最初的根源。在此之前，精神病是无法通

1974年1月30日

过正常的思维来重建的。而现在，精神病却可以通过精神病医生的理解来重建。因此，这种内部的控制提供了额外的权力。

然而，这个精神病医生能通过印度大麻重建的原始"实质"，不是精神病（因为使用大麻不是精神病），但也是精神病（因为它在精神病中表现出纯自发的状态）。这个原初"实质"是什么？它与精神病同属一类 *，不是精神病，却在精神病医生和精神病人身上出现。它到底是什么？这一要素，莫罗称之为梦。作为正常个体所具备并用作精神病可理解性原则的机制，梦是通过大麻试验展开的。"人类似乎被赋予了两种道德存在模式，两种生活。第一种生活来自我们与外部世界的联系，与所谓茫茫宇宙的联系，对我们以及和我们相似的生物而言是共同的。第二种只是对第一种生活的反射，只在一定程度上用后者所提供的材料自我维持，实际上却与之完全不同。睡眠就像是在两者之间竖起的一道屏障，是外界生活结束，内心生活开始的生理标记点 [33]。"

精神病到底是什么？就像大麻中毒一样，精神病是神经系统的特定状态，如睡眠屏障、清醒屏障，又或者由睡眠和清醒构成的双重屏障，在某些地方会被打破或穿透。梦的机制进入清醒状态，如果它是内源性的，就会导致精神病，如果对异物的吸收引起破裂，就会导致中毒者出现幻觉。因此，梦被确定为正常生命和病理生命的共同规律。由此，精神病医生的理解

---

\* 手稿补充说："既是基底，也是模型。"

就能够把规律作用于精神病的各种现象。

当然，"精神病人是醒着的做梦者"[34] 并不是一个新鲜的说法，埃斯基罗尔已经明确 [ 陈述 ] 过 [35]，最终也出现在整个精神病学的传统之中 [36]。而莫罗与他关于印度大麻的书，其新颖和重要之处并非精神病与梦之间的简单对比，而是一种分析原则 [37]。此外，当时（甚至是此前）所有的精神病医生都说："精神病人是做梦者"。埃斯基罗尔和这些医生将精神病的现象与梦的现象进行类比，而莫罗则在梦的现象、正常清醒的现象和精神病的现象之间建立联系 [38]。这就是梦在清醒和精神病之间的位置，由莫罗指定并确立，也奠定了他在精神病学史和精神分析史中的创始人地位。换言之，不是笛卡尔说梦超越并理解精神病 [39]，而是莫罗把梦置于一个与精神病相关的位置，认为梦掩盖并理解精神病，使理解精神病成为可能。从莫罗开始，精神病医生说，精神分析学家也不断地重复：因为能够做梦，所以我可以很好地理解什么是精神病。根据我的梦和能够从中捕捉到的东西，我最终可以理解精神病人的情况。这些在莫罗和他关于印度大麻的书中都有所体现。

麻醉是在清醒中注入梦，是在一定程度上被梦毒化的清醒。这就是精神病的实现。由此可知，让已经生病的病人吸食印度大麻，只会加重他的精神病症。换言之，让一个正常人吸食大麻，会使他发疯，而让一个精神病人吸食大麻，则会使他

*285*

---

* （录音）：表达。

的病症更加明显，进程更快。莫罗在他的部门里创立了一种借助印度大麻的治疗方法。最初他犯了一个错误（他自己也这么说）：让忧郁症病人吸食印度大麻，认为"狂躁兴奋"这种躁动的状态既是精神病的原始事实，也是梦的特征，会弥补忧郁症病人身上的悲伤、生硬和僵化。用印度大麻导致的狂躁不安弥补忧郁症的固定不变，这就是他脑子里的想法[40]。他很快意识到这并不管用，于是产生了更新旧有的病情发作技术的想法。

他对自己说：既然躁狂症是一种兴奋状态，而在经典医学传统及皮内尔[41]的理论中，病情发作就是某种疾病的现象变得更快、更强烈，那我们就让躁狂症病人更狂躁。给他们一些印度大麻，他们就会被治愈[42]。在当时的临床记录中，有大量的治愈病例并没有对可能复发的病例进行分析，显然，一旦得到治愈，即使过些日子受到质疑，也不失为一种治愈。

因此，这是一种与讯问平行且异于讯问的机制重建，而这些机制恰恰在讯问中发挥作用。印度大麻是一种无意识的讯问。如果医生因让麻醉剂产生功效而失去权力，病人会发现自己陷入麻醉的无意识行为，无法用自己的权力来对抗医生的权力。医生通过理解精神病的内在而重新获得失去的权力。

19世纪前六七十年，精神病学实践中的第三种检验体系是磁气和催眠。最初，磁气主要用作对病情发作的转移。在18世纪末的磁气治疗中，由动物磁气疗法施行者将意志强加于接受磁疗者。从1820年至1825年开始，精神病医生们想在精神病医院（即萨尔佩特里尔医院）内部使用磁气疗法，这是为了强化医生想要赋予自己的权力⁴³。但还有更多。也就是说，在 18 世纪末 19 世纪初发挥作用的磁气，其效果一方面是给予医生对病人完全绝对的控制，另一方面是给予病人额外的清醒（动物磁气说拥护者称之为"直觉"），给予某种额外的"直觉"，使其能够了解自己的身体、自己的病症，甚至可能了解其他人的病症⁴⁴。在 18 世纪末，磁气其实是将传统病情发作中医生的任务托付于病人的一种方式。在传统的病情发作中，医生必须预测是什么疾病，猜测疾病是哪方面的，并在发作的过程中对疾病进行调整⁴⁵。如今，正统的动物磁气说拥护者所使用的磁气，是要 * 把病人置于某种状态，使其能够真正了解病症的本质、过程和期限⁴⁶。

1820 年至 1825 年间，在萨尔佩特里尔医院进行的试验中出现了最早的磁气测试：给病人催眠，然后问他（她）得了哪种疾病，从什么时候开始，是什么原因，要怎样摆脱这种疾病。关于这一点，有一系列的证明。

1825 年至 1826 年进行了一次催眠试验。以下是女病人和催眠者之间的对话："—是谁让您睡着了？—是您？—您昨天为什么吐了？—因为他们给我喝了冷汤。—您是几点吐的？—四点。—之后您吃了东西吗？—是的，先生，而且我吃的东西没有吐出来。—您第一次生病是什么意外导致的？—是因为我感冒了。—这是很久以前的事吗？—一年以前。—您没

---

* （录音）：就是。

有摔过跤吗？—是的，摔过。—那次摔跤有没有撞到肚子？—没有，我是仰面摔倒的。"[47]因此，医学诊断在一定程度上通过磁气试验打开了突破口。

若尔热是当时最严谨的精神病医生之一。他为两名病人做过磁气治疗，一位名叫佩特罗尼耶（Pétronille），另一位名叫布拉盖特（Braguette）[48]。佩特罗尼耶在磁力的作用下接受若尔热的询问，她说："导致我生病的原因是我掉进水里了。如果您想治好我，就必须把我扔到水里去。"[49]若尔热这样做了，但并没有成功治愈。原因是病人明确表示她掉进了乌尔克运河的水里，而若尔热只是简单地把她扔进了水池[50]。佩特罗尼耶想重复精神创伤，于是被认为是在装病，而若尔热则成为佩特尼罗耶的诡计的天真无辜的受害者。无论如何，我想坚持这一点，向你们展示当时也就是 1825 年前后，磁气如何作为传统发病的补充和延伸发挥作用，即了解和检验疾病的真相。

287

实际上，将磁气和催眠真正纳入精神病学实践要晚得多，是在布莱德（Braid）之后，也就是 1843 年他发表《催眠学，或神经睡眠原理》之后[51]，尤其是在 1858 年至 1859 年布罗卡（Broca）将布莱德的催眠疗法引入法国之后[52]。

19 世纪 30 年代，人们为什么会接受布莱德的催眠疗法，抛弃旧的动物磁气疗法？[53]具体来说，动物磁气疗法施行者想在病人"短暂清醒"时告诉他们，机构运行中的医学权力和医学知识只能属于医生。因此，医学研究院和医生们对最初的催眠实践设置了障碍。相反，从 19 世纪 60 年代起，布莱德的催眠疗法为人们所接受，而且很容易就渗透到精神病院的精神病学实践之中。为什么？一方面是因为，布莱德的催眠疗法，简单来说就是催眠术，抛弃了关于磁力物质载体的旧理论[54]。也就是说，布莱德所定义的催眠疗法将催眠的所有效果都置于医生的意愿之下。换言之，只有医生的断言，他的威望，他在没有任何中间方、没有任何物质载体、没有任何气流流动的情况下对病人所行使的权力，只有专属于医生的权力，才能最终产生催眠效果。

第二个原因，布莱德的催眠疗法剥夺了病人提出医学真相的能力，而在1825年或1830年人们依然要求病人给出这种真相。在布莱德的催眠疗法中，催眠是一种要素，医学知识能够在当中显示出来。吸引医生并让他们接受在1830年曾经所拒绝的事，是因为有了布莱德的技术，可以在一定程度上完全遏制病人的意愿，将该领域完全向纯粹的医生意愿敞开。布罗卡为处于催眠状态的人做了外科手术，他所做的手术使催眠疗法在法国重新建立起来[55]。当时，催眠疗法就像打开了一个通道，医学权力与知识能够迅速从这里涌入并掌控病人。

通过催眠来制服病人，不再要求被催眠的病人了解自身的病情，而是给他任务，成为印上医生意志的中立表面。这一点将非常重要，原因是我们可以以此为基础定义催眠行为。布莱德就是这样做的。布莱德之后，在法国有一位也是这样做的。他在书上署名菲利普斯，但真名叫做杜朗·德格罗斯（Durand de Gros），1852年移民国外，几年后回到法国，

1974年1月30日

并用菲利普斯的名字发表文章。1860 年至 1864 年间，这位菲利普斯定义了催眠行为的过程和不同阶段 [56]，指出了催眠的重要性。首先，催眠具有惩戒的效果，就像讯问和麻醉一样，有镇静作用，这一点不再赘述。最重要的是，对象从一开始被催眠 [57] 就进入了催眠状态（菲利普斯称之为"缺氧状态"），这种状态使医生可以随心所欲地掌控病人。首先是掌控病人的行为：发号施令阻止病人的某种表现，或者对病人进行约束。可以形成杜朗·德格罗斯所谓的"矫正"："布莱德的催眠疗法为我们提供了智力和道德矫正的基础，总有一天会在学校和教化机构中开始实行。" [58] 因此，催眠能够对行为进行塑造和矫正。

催眠也能够解除症状。通过催眠，可以阻止某种症状的出现。杜朗·德格罗斯声称，只要对病人发号施令，舞蹈病产生的震颤完全可以消除 [59]。

最后，在功能分析和变化方面，催眠师可以控制病人的身体。他可以限定肌肉的挛缩或麻痹，激发或消除身体表面的敏感性，削弱或增强智力或道德特性，甚至可以改变循环、呼吸等无意识的功能 [60]。

在已接受的催眠状态下，确定或出现了精神病学实践中尚且缺失的病人身体。催眠，是真正能够对身体进行干预的方式，不仅体现在公开行为的惩戒方面，也体现在肌肉、神经、基本功能方面。因此，对精神病医生而言，催眠是一种有效控制病人身体的新方式，比讯问要完善得多，深入得多。或者说，这是精神病医生首次在功能性细节上掌控病人的身体。由于病理解剖学永远无法解释精神病的功能和机制，精神病学的权力最终会控制逃脱的身体。*

有了这些不同的工具和认识疾病的技术，就有了19世纪精神病学和精神病的历史中核心章节得以发展的要素。有三种工具：讯问、催眠和麻醉。这就是真正认识疾病的三种方式。然而在讯问中，对疾病的认识只能通过语言来完成。它具有双重缺陷：第一，除提问与回答的手段之外，并未让精神病医生与精神病的机制形成内部联系；第二，讯问无法掌控病人身体的细节。

而有了麻醉，就有可能获得内在的控制力。精神病医生自认为能理解精神病的现象，所以被赋予这种额外的权力。这就是内在的控制力。至于催眠，则是精神病医生用来掌控精神病人身体功能的工具。

*290*　　这样就有了构成的要素，或者说，1860—1880年间，突然形成的要素在传统的器官医学中将具有极其重要的意义和强度。当人们发现身体不仅仅具有器官和组织，而且具有功能、性能和行为时，一种新的定义或新的关于身体的真实

---

\* 　手稿补充说："我们运用催眠技术进行了一种疾病检验。
　　—这种检验的惩戒效果和病理现实的再现效果与麻醉剂类似，
　　—但它与麻醉剂有区别，从某种意义上说，它比麻醉剂更有用，
　　—因为它与医生的意志完全一致，能任意摆布病人，
　　—因为它能够（至少可以期待）一个一个地消除症状，能够直接控制身体。"

　　　　　　　　　　　　1974年1月30日

性将会出现。简单来说，就是 1850—1860 年间[61]，迪歇恩德·布洛涅（Duchenne de Boulogne）发现了神经病学意义上的身体。

当时，通过联接由医学、催眠及麻醉技术所发现的新的身体形式，就有可能尝试将精神病的机制纳入差异认识体系和以病理解剖学和病理生理学为基础的医学中。由于缺少身体及鉴别诊断，直到现在，这种将精神病纳入普通医学症状学中的尝试一直处于边缘化。这会是一个重要的现象。夏尔科的尝试以失败告终，就像失去病理解剖学意义上的身体一样，精神病医生将失去神经病学意义上的身体，这会给精神病学的权力留下在 19 世纪上半叶所使用的三种权力工具。换言之，在对神经病学所寄予的厚望消失后，只剩下三个要素：讯问（即语言）、催眠和麻醉。有了这三个要素，无论是在精神病院内，还是在精神病院外，精神病学的权力至今仍发挥着作用。

## 注释

1. 实际上，直到 1879 年，阿尔弗莱德·富尼耶的研究才将麻痹性痴呆列为三期梅毒的常见并发症：参见《脑梅毒》，巴黎，马森出版社，1879 年。1879 年 4—6 月及 1898 年 2—11 月期间，这种关系在医学心理学会引发了许多争论，后来才得到承认。1893 年 3 月 27 日，勒菲利亚特在以《麻痹性痴呆病人的梅毒病史》为主题的报告中把梅毒说成是"一个巨大的因素"，遭到了一致的反驳；参见《医学心理学年鉴》，第七卷，第十七篇，1893 年 7 月，第436 页。正如医学心理学会秘书长所说，"1893 年，麻痹性痴呆特定起源的坚定支持者依然少之又少"（A·里蒂，《医学心理学会工作的历史（1852—1902年）》，《医学心理学年鉴》，第八卷，第十六篇，1902 年 7 月，第 58 页）。直

*291*

到 1913 年野口和摩尔在麻痹性痴呆病人的大脑中发现梅毒螺旋体，其特有的病因才显现出来。

2.A·L·J·培尔，《论脑部及脑膜疾病》，第 536—537 页："在这种疾病所引起的诸多症状之中，我们可以把主要用于表征疾病的症状减少到两个：第一，智力失常或谵妄；第二，局部的麻痹。谵妄：精神错乱，最初是部分的，是一种伴随着能力减弱的偏狂，然后是普遍的，变得兴奋狂躁，接着退化为痴呆状态；麻痹：麻痹与谵妄相结合，确立了慢性脑膜炎的诊断，是一种衰退和减弱，最初非常轻微，仅限于单个器官，然后逐渐加重，扩散到更多部位，最终侵入整个运动系统，因此最适合它的名称似乎应该是不完全麻痹性痴呆。"参见上文，1973 年 12 月 12 日的课程，注释 17；以及 J·克里斯蒂安和 A·里蒂，《麻痹性痴呆》一文，出自《医学百科词典》，巴黎，第二卷，第二十篇，马森/阿瑟林出版社，1884 年。

3.儒勒·巴亚尔热（1809—1890 年）断言："不能和培尔一样将精神病视为麻痹性痴呆的持续和主要症状。只有必要承认表征麻痹性痴呆的两种主要症状：痴呆的症状和麻痹的症状"（杜米克所译的威廉·葛利辛格论著（《病态病理学与精神治疗》）第二版（修订与扩充版）附录，《论精神疾病——病理学与治疗》，在此之前是对精神疾病的分类，并附有笔记，之后是巴亚尔热医生关于麻痹性痴呆的成果《麻痹性痴呆的症状以及与精神病的关系》，巴黎，A·德拉哈耶出版社，1865 年，第 389—876 页；引文出自第 612 页）。巴亚尔热多次谈到该问题：（1）《麻痹性痴呆和精神病的关系》（在萨尔佩特里尔医院的课程），《医学心理学年鉴》，第二卷，第五篇，1853 年 1 月，第 158—166 页；（2）《在与麻痹性痴呆的关系中强烈谵妄占主导地位的精神病》，同上，第四卷，第八篇，1866 年 7 月，第 1—20 页；（3）关于麻痹性痴呆理论的文章《两种有区别的疾病：麻痹性精神病和麻痹性痴呆》，他重申"麻痹性痴呆应该与精神病完全分开且被视作一种特殊的独立疾病"（同上，第六卷，第九篇，1883 年 1 月，第 28 页）。

4.参见上文，1973 年 12 月 19 日的课程。

5.遗传是精神病的原因之一，这一说法早已有之。（a）菲利普·皮内尔，他在《医学哲学论》第二版中表明，"当人们在所有地方连续几代人身上注意到某些家庭的成员患有这种疾病时"，很难"不承认躁狂症会遗传给后代"（《医学哲学论之精神错乱》，1809 年版）。（b）埃斯基罗尔表示，"遗传是精神病最常见的素因"（《精神病》，1816 年，出自《精神疾病与精神病院》，第一篇，第 64 页）。但要将问题作为一个完整的主题，还要看（c）Cl·米歇亚的论著，《遗传对产生神经性疾病的影响》（1843 年 12 月 20 日医学科学院的授奖论著），以及 J·巴亚尔热的文章《精神病遗传的统计研究》（1844 年 4 月 2 日在医学科学院评分），她在这篇文章开头就表示"每个人都同意遗传对产生精神病的影响"（《医学心理学年鉴》，第三篇，1844 年 5 月，第 328—329 页；引文出自第 328 页）。—1850—1860 年间，雅克·莫罗明确了"病理性遗传"的概念，他引入了以不同形式遗传病理或"不同遗传"的想法，由此开辟了将大多数错乱形式纳入遗传范围的可能性：（1）《从遗传素因到脑部疾病》（1851 年 12 月 15 日向科学院递交的学术报告），《医学心理学年鉴》，第二卷，第四篇，1852 年 1 月，第 119—129 页；1852 年 7 月，第 447—455 页；（2）《疾病心理学与历史哲学的关系，或神经系统疾病对智力活力的影响》，巴黎，马森出版社，1859 年。—关于遗传的问题在 1885 年和 1886 年医学心理学会关于遗传性精神病征候的最终辩论中达到顶点（见上文，注释 7）。参见：（a）J·德杰林，《神经系统疾病的遗传》。（b）A·瓦赞，《遗传》一文，出自《实用外科医学新辞典》，第十七篇，巴黎，J.-B·巴耶尔出版社，1873 年，第 446—488 页。1975 年 3 月 19 日，米歇尔·福柯在其课程《不正常的人》中谈到了这一问题，第 296—300 页。

6. 参见上文，1974 年 1 月 16 日的课程，注释 71，以及《不正常的人》，1975 年 2 月 5 日及 3 月 19 日，第 110 页及第 297—300 页。

7. 见莫罗（见上文，注释 5）关于精神病预后征问题的报告《从遗传素因到脑部疾病——是否存在能识别这一素因的特别征候？》，以及《论精神病的前驱症状》（1851 年 4 月 22 日提交给医学科学院）。1868 年，莫雷尔的一名住院医生乔治·杜特雷本特获得埃斯基罗尔奖，获奖论著为《遗传性精神病人的家谱研究》，致力于探讨"可立即诊断出易感或已患精神错乱个体的遗传性疾病影响的精神、身体和智力指征"（《医学心理学年鉴》，第五卷，第二篇，1869 年 9 月，第 197—237 页；引文出自第 197 页）。从 1885 年 3 月 30 日到 1886 年 7 月 26 日，一年多的时间，医学心理学会召开了十次会议，专门研究"遗传性精神病的身体、智力和精神征候"问题。

8. 关于异常行为概念的形成，参见《不正常的人》，1975 年 1 月 22 日及 3 月 19 日，第 53—56 页，第 293—298 页。

9.《19 世纪的一桩弑亲案：我，皮埃尔·里维耶，杀死了我的母亲、妹妹和弟弟》，同前文。

10. 关于"杀人偏狂"，参见上文，1974 年 1 月 23 日的课程，注释 45。

11.《由当事人撰写的关于 6 月 3 日在拉弗克特里村奥奈所发生的事件的细节和解释》（《19 世纪的一桩弑亲案：我，皮埃尔·里维耶，杀死了我的母亲、妹妹和弟弟》，第 124—127 页）。

12. 指对 42 岁的 A 进行讯问。他因有幻听和幻视、色情和过分的想法于 1839 年 6 月 18 日住进了比塞特精神病院。参见 F·勒列特，《精神病的精神疗法》，第一章《有幻觉的人》，观察报告 1，第 199—200 页。

13. 指杜佩雷先生的治疗；参见《精神病的精神疗法》，第 441—442 页；见上文，1974 年 1 月 9 日的课程。

14. 参见上文，1973 年 12 月 19 日的课程。

15. 关于巡视，参见 J.-P·法雷特，《精神疾病的临床教学》，第 105—109 页。

16. 参见上文，1974 年 1 月 9 日的课程。

17. 为了说明沉默讯问法，手稿参考了 W·格里辛格的《论著》中第 44 号观察报告，第 392 页："她像是在听着。我一言不发，走了一百来步，看起来似乎并没有把注意力放在她身上。我又停下来，专注地盯着她，小心地保持面部一动不动，甚至没有表现出一点好奇的神色……""我们就这样对视了将近半个小时，他低声说了几句我听不懂的话；我给她看了我的笔记本，她就上面写写画画……"另见 J.-P·法雷特，《精神疾病的临床教学》（见上文，1974 年 1 月 9 日的课程，注释 28），第 222 页："与其刺激一个精神病人想出诡计去逃避困扰他的权威，不如表现出放弃的姿态；从他的脑海中消除任何想要深入他的思想的想法，确定他没有看到你一心想要控制他的一切，他便不会有所怀疑，表现出本来的样子，这样你就可以更轻松地成功地对他进行研究。"

18. 参见上文，1973 年 12 月 19 日的课程，注释 2。

19. 参见上文，1973 年 12 月 19 日的课程，注释 1。

20. 米兰监狱的外科医生蒙特吉亚怀疑某个罪犯假装精神病，于是反复给他注射大剂量的鸦片，让他厌倦"鸦片的作用，害怕死亡，觉得继续装下去毫无用处"（《蒙特吉亚教授观察所得：疑似假装的精神病》，出自《关于精神错乱的法医学历史材料》，由 C·C·H·马克翻译，《公共卫生与法医学年鉴》，第二篇，第二部分，1829 年，第 367—376 页；引文出自第 375 页）。另见：（a）C·C·H·马克，《精神病与法医学问题的关系》，第一篇，第 498 页。（b）A·洛朗，《关于模拟精神病的法医学研究》（见上文，1973 年 12 月 12

日的课程，注释 20），第 239 页。

21. 亚硝酸戊酯于 1844 年由安托万·杰罗姆·巴拉尔（1802—1876 年）发现并用于治疗心绞痛，后在癫痫和癔病中使用，作为精神病学治疗实验的材料。参见 A·德尚布尔，《亚硝酸戊酯》一文，出自《医学百科词典》，第二卷，第十三篇，巴黎，马森/阿瑟林出版社，1879 年，第 262—269 页。

22. 参见上文，1974 年 1 月 23 日的课程，注释 2。

23. 参见上文，1974 年 1 月 9 日的课程，注释 18。

24. B·A·莫雷尔提倡使用乙醚麻醉作为"最简单和最快认识真相的手段"（《从诊断和法医学角度看精神病治疗中的乙醚麻醉》，引文出自第 135 页）。

25. J·J·莫罗，《印度大麻和精神错乱》。

26. 上述阶段分别对应第一章《心理现象》第二节至第八节的标题，同上，第 51—181 页。

27. 指克劳德·伯纳德的研究，此项工作始于 1843 年，引导他发现了肝脏的糖生成机能。他的博士论文（自然科学方向）以此为主题，于 1853 年 3 月 17 日通过答辩，题目是《人和动物体内产生糖分的器官——关于肝脏新功能的研究》，巴黎，J.-B·巴耶尔出版社，1865 年，第 286—289 页，第 318—320 页。

*294*

28. 参见上文，1973 年 12 月 5 日的课程，注释 12。

29. J·J·莫罗，《印度大麻与精神错乱》，第 36 页。

30. J·J·莫罗，《神经性精神病（即癔病）实论》，巴黎，J.-B·巴耶尔出版社，1869 年，第 9 页，第 14 页，第 17—19 页。

31. J·J·莫罗，《印度大麻与精神错乱》，第 35—36 页。

32. 同上，第 36 页。

33. 同上，第 41—42 页；《做梦状态和精神病的同一性》，《医学心理学年鉴》，第三卷，第一篇，1855 年 7 月，第 361—408 页。

34. 正如米歇尔·福柯在《疯狂史》中所说，对做梦和产生精神病的机制进行类比的想法是从 17 世纪发展起来的。参见《疯狂史》，第二卷，第二章《谵妄的超越》，1972 年版，第 256—261 页。除此之外，还有斯宾诺莎写给皮埃尔·巴林的一封信，信中提到了一种梦，依赖于身体和情绪的起伏，与谵妄中的情形相类似（《写给皮埃尔·巴林的信》，1664 年 7 月 20 日，出自《作品集》，第四篇，由 Ch·阿普恩翻译并注释，巴黎，卡尼尔-弗拉马利翁出版社，1966 年，第 17 期，第 172 页），以及康德的著名表述"疯子是醒着的做梦者"（《论头部的疾病》，由 J.-P·勒费弗尔翻译，出自《精神病学的演变》，图卢兹，普力瓦出版社，1971 年版，第 222 页）。另见《实用人类学》，伊曼纽尔·康德，柯尼斯堡，弗里德里希·尼科洛维乌斯出版社，1798 年 /《实用人类学》，由米歇尔·福柯翻译（巴黎，维汉出版社，1964 年）："他专注于一场思想游戏，在当中观察、走动和判断，那并不是一个与他人共享的世界，而是一个不属于他的世界（如同在梦中）。"（《教学理论》，第 53 条，第 173 页。）

35. J·E·D·埃斯基罗尔：(1)《谵妄》一文（出自《医学词典》，第八篇，1814 年），第 252 页："像梦一样的谵妄只会以在健康和清醒状态下呈现给感官的事物为基础。因此，我们可以远离它或靠近它；在睡眠状态和谵妄状态中，我们并不享受这种能力"；转载于《精神疾病与精神病院》，第一篇；(2)《幻觉》一文，出自《医学词典》，第二十篇，巴黎，C·L·F·潘库克出版社，1817 年，第 67 页："妄想的人，做梦的人，仍然被他的幻觉和梦所束缚；他清醒着做梦"；转载于《精神疾病与精神病院》，第一篇，第 292 页；(3) 在论文《精神病人的幻觉（错觉）》中，埃斯基罗尔写道："有幻觉的人都是清醒的做梦者。"

36. 关于这项精神病学的传统，可以参考以下书目：(a) A·莫里，(1)《关于类比做梦和精神错乱现象的新观察报告》(1952 年 10 月 25 日在医学心理学会宣读的论文)，《医学心理学年鉴》，第二卷，第五篇，1853 年 7 月，第 404—421 页；(2) "从在梦中以及在半睡半醒之间观察到的事实"，按照这一传统，莫里认为"受梦影响的人就是真正精神错乱的人"（《医学心理学年鉴》，第三卷，第三篇，1857 年 4 月，第 157—176 页；引文出自第 168 页）；(3)《睡眠与梦——对这些现象及与之相关的不同状态的心理学研究》，巴黎，迪迪埃出版社，1861 年（特别是第五章《幻觉与梦的类比》，第 80—100 页，以及第六章《梦与精神错乱的类比》，第 101—148 页）。(b) S·弗洛伊德，《梦的解析》(1901 年)，第一章《有关梦的问题的科学文献》及第八章《文献目录》，出自《弗洛伊德文集》，第二篇及第三篇，美茵河畔法兰克福，S·菲舍尔出版社，1942 年，第 1—99 页，第 627—642 页 /《梦的解析》，由 D·贝尔热翻译，第一章《有关梦的问题的科学文献》及第八章《文献目录》，巴黎，法国大学出版社，1967 年，第 11—89 页，第 529—551 页。(c) H·艾，(1)《关于精神病状态与做梦及半梦半醒状态之间关系的简要评论》，《医学心理学年鉴》，第十四卷，第二篇，1934 年 6 月；(2)《精神病学研究》，第一卷《历史、方法论、精神病理学》，第二部分《精神病理学的"梦，基本事实"——问题的历史和定位》以及《文献目录》，巴黎，戴克雷·德布劳出版社，第二版修订及增印，1862年，第218—228页及第282页；(3)《睡眠与梦中意识的涣散及其与精神病理学的关系》，《精神病学的演变》，第三十五篇，第1期，1970年，第1—37页。米歇尔·福柯对这一问题的看法见《疯狂史》，1972年版，第256—261页。

37. 巴亚尔热在探讨布斯凯医生对J·J·莫罗论著的评论时所作：《从病理学和病理解剖学角度看谵妄》(1855年6月8日在帝国医学院宣读的论文)，《医学心理学年鉴》，第三卷，第一篇，1855年7月，第448—455页。在回应布斯凯的评论时，他明确指出"需要承认的不是在两种情况下器官状态的同一性，而是从心理学角度将睡眠状态和精神病状态进行完全类比以及从这项比较研究中可以获取的宝贵教训"(同上，第465页)。莫罗则谈到了睡眠的"器质性条件"和"谵妄的基本现象"，提出"要充分掌握、研究和理解一系列像智力障碍这样复杂的现象，必须以类比和这些现象所呈现出的相似性为依据进行分组"(《印度大麻与精神错乱》，第44页)。

38. J·J·莫罗，同上，第二卷，第一章《生理学概论》，第32—47页。

39. 指德里达所说，笛卡尔在第一次沉思中赋予梦对精神病的特权，即"一些可以做的事"，出自《第一哲学沉思集》(1641年)，(见上文，1973年11月14日的课程，注释11)，第268—269页。参见米歇尔·福柯在《疯狂史》中的论述，1972年版，第一卷，第二章，第56—59页，以及附录二《我的身体，这张纸，这炉火》(见上文，同上)。

40. J·J·莫罗，《印度大麻与精神错乱》，第三章《治疗》，第402页："印度大麻最令我震惊的效果之一，就是那种狂躁的兴奋，一直伴随着快乐和幸福的感觉。我从中看到了一种有效对抗忧郁症病人固执观念的方式。我的推测错了吗？我倾向于相信它。"

41. 同上，第405页："皮内尔以及所有精神病医生，已经认识到用烦躁不安的发作来判断精神错乱。"指皮内尔在《医学哲学论》中报告的"危急发作"得到治愈的描述，第一篇，第十三章《导致将大多数躁狂症发作视为利于治愈的有益反应的原因》(1800年版，第37—41页)。另见《病情发作》一文，由朗德雷—博韦(曾在萨尔佩特里尔医院担任皮内尔的助手)撰写，出自《医学词典》，第七篇，巴黎，C·L·F·潘库克出版社，1813年，第370—392页。

42. J·J·莫罗表示："对我们而言，有一个明确的指示，可表述如下：

对趋于慢性状态的谵妄，保持其最初的敏锐度，或者记住这种敏锐度，在它快要消失时予以恢复。在所有已知的药物中，印度大麻提取物是最能满足这一指示的药物。"

43. 见上文，1973 年 12 月 12 日的课程，注释 21。

44. P·弗瓦萨克，《论动物磁气，致科学院和皇家医学院的成员》，巴黎，迪多·热内出版社，1825 年，第 6 页："一旦进入深度睡眠，接受动物磁疗者就会显示出新的生命现象……意识领域逐步扩大，被早期动物磁疗者称为'直觉'或'清醒'的宝贵能力已经显现出来。凭借这一能力，被催眠者能识别所患的疾病，这些疾病的近因或远因，病灶，预后以及合适的治疗方法……被催眠者将手依次放在陌生人的头部、胸部和腹部，也从中发现了疾病、疼痛以及由此造成的不同变化；此外，他们还指出是否能够治愈，容易还是困难，短期还是长期，以及应该采取什么手段来达到效果。"

45. 见上文，1974 年 1 月 23 日的课程，注释 28 及注释 33。

46. 1784 年 5 月 4 日，皮伊塞居侯爵阿尔芒·马克·雅克·德·查斯德内对其领地比藏西（苏瓦松区）的一位 23 岁的农民维克多·莱斯实施了磁气治疗。病人在睡着的状态下回答问题，对其病情发表意见，提出治疗方案，预测后期将被证实的康复日期。14 岁的查斯·弗朗索瓦·阿梅进入磁力催眠状态，说出了未来病情发作的持续时间和强度。参见 A·M·J·查斯德内，(1)《论动物磁气法的历史与创立》，巴黎（出版者不详），第一卷，1784 年，第 199—121 页，第 96—97 页；(2)《在苏瓦松附近的比藏西用动物磁气法进行治疗的细节》，匿名，由皮伊塞居侯爵出版，苏瓦松，1784 年。又见支持动物磁气法的辩护以及小埃贝尔的治疗故事：(3)《呼吁十九世纪的资深观察家了解前辈们反对动物磁气的决定，结束对小埃贝尔的治疗》，巴黎，登图出版社，1813 年。—关于磁气治疗的历史，可参考：(a) S·米亚勒，《按字母顺序介绍从麦斯麦（1774—1826 年）至今在法国进行的动物磁气治疗》，巴黎，登图出版社，1826 年。另见 (b) H·F·埃伦伯格，《麦斯麦和皮伊塞居：从磁气疗法到催眠疗法》，《精神分析评论》，第 51 卷，1965 年，第 2 期。

47. 指 1820 年 11 月 2 日森纳沃伊男爵儒勒·杜伯特在主宫医院主任医生于森的科室为 18 岁的卡特琳娜·桑松进行的第八次治疗：参见《1820 年 10 月、11 月和 12 月在巴黎主宫医院进行的动物磁气公共实验的介绍》，巴黎，第三版，贝歇·热内出版社，1826 年，第 24 页。

*297*   48. 1816 年，艾蒂安·让·若尔热进入萨尔佩特里尔医院中埃斯基罗

尔的部门，1820年2月8日进行论文答辩，论文题目是《论精神病的原因》，1820年发表了成名作《精神病——对该疾病的论述》。1821年，他与莱昂·罗斯坦一起，将两名女病人变为实验对象。她们分别是佩特罗尼耶和玛努里，后者是布鲁亚尔的遗孀，人称布拉盖特（参见上文，注释43）。

49.“佩特洛尼耶告诉若尔热，她在来月经的时候被扔进了水里”（Cl·布尔丹和F·杜布瓦，《动物磁气学术史》，巴黎，J.-B·巴耶尔出版社，1841年，第262页）。

50.同上，第262—263页：“佩特洛尼耶的处方并没有严格地执行；她说过她曾经掉入乌尔克允恒并感染了疾病，所以相对应地，也必须让她扎进同一条河里。这才是应该是故事的结局。”

51.苏格兰外科医生詹姆斯·布莱德（1795—1860年）在看了1841年11月皮伊塞居侯爵的弟子查尔斯·拉封丹在曼彻斯特演示的“动物磁气法”之后转而开展磁气治疗，并以“催眠术”之名加以推广。参见J·布莱德，《神经催眠学或与动物磁气有关的神经性睡眠的基本原理——展示成功应用于疾病救治的诸多案例》，伦敦，约翰·丘吉尔出版社，1843年/《神经催眠学或论与动物磁气有关的神经性睡眠——讲述成功应用于疾病治疗的诸多案例》，由G·西蒙翻译，E·布朗-塞加尔作序，巴黎，A·德拉哈耶出版社，1883年。

52.参见下文，注释55。

53.在王朝复辟时期，磁气疗法的兴起被机构医学视为威胁。官方委员会的成立与这场对立息息相关：第一个委员会于1826年2月28日获得任命，1827年1月开始工作，1831年6月28日得出结论，但结论认为太过有利于磁气疗法，医学科学院没有发表。第二个委员会得出了不利于磁气疗法的结论，1837年9月5日投票通过。1842年6月15日签署了针对磁气疗法的死刑判决，同时医学科学院决定将不再处理这一问题。参见L·佩斯，《19世纪的秘术——动物磁气法》，《两个世界杂志》，第一篇，1842年3月，第693—723页。

54.动物磁说试图“证明天体作用于地球，人的身体也经受同样的动力作用”（A·麦斯麦，《论行星的医学影响》，文多波纳，盖勒尼亚尼斯出版社；维也纳，切勒姆出版社，1766年，第32页），动物磁疗者的做法则是将这种气引到病人身上。而詹姆斯·布莱德展现了一种基于大脑生理学的主观行为，参见《思想对身体的力量：对巴伦·赖兴巴赫等人认为不可估量的新现象的性质及原因的实验调查》，伦敦，约翰·丘吉尔出版社，1846年。为此，埃德加·贝里永医生对他赞誉有加：“把对催眠的研究最终引入科学领域，这份荣誉属于布莱德"(《实验性催眠疗法的历史》，巴黎，德拉哈耶出版社，1902年，第5页)。

55. 米歇尔·福柯指的是1859年12月4日保罗·布罗卡(波尔多的外科医生保罗·阿赞刚刚向他介绍了布莱德的研究)和E·F·弗林在内克尔医院为一名40岁的妇女做的手术。该项手术是1859年12月7日A·A·L·M·维尔博向科学院递交的学术报告《一种新麻醉方法的注意事项》的主题，《科学院会议周报》，巴黎，马莱特·布什利耶，第49篇，1859年，第902—911页。

56. 约瑟夫·皮埃尔·杜朗(1826—1900年)，又称杜朗·德格罗斯，他流亡英国时发现了布莱德的催眠疗法，然后去了美国。回到法国后，他以约瑟夫·菲利普斯的笔名发表了《生命电动力学——以全新的实验展示精神与物质的生理关系》(巴黎，J.-B·巴耶尔出版社，1855年)，以及《布莱德催眠疗法的理论与实践课程——神经催眠法与心理学、生理学和病理学的关系及其在医学、外科学、实验生物学、法医学和教育中的应用》(巴黎，J.-B·巴耶尔出版社，1860年)。

57. 杜朗·德格罗斯将"缺氧状态"定义为"生命力的预变化，这种变化往往保持潜伏状态，其效果是让组织准备好接受构成第二阶段的决定性的特殊行动"(《布莱德催眠疗法的理论与实践课程》，第29页)。

58. 同上，第112页。

59. 同上。舞蹈病是一种神经性疾病，以不由自主的、大的、无规则的动作为特征，看上去是在手舞足蹈。

60. 同上，第87页："布莱德催眠疗法是一种用于限定人的生理变化的操作，旨在完成某些医学或外科治疗的指示或促进生物学实验研究。"

61. 1850—1860年间，在纪尧姆·本杰明·阿芒·迪歇恩·德布洛涅的推动下，对运动机能的功能性分类已经被重新定义并扩充成两个新的疾病类型。一方面是"进行性肌肉萎缩"(早在1849年就开始研究)和"肌源性肌肉萎缩"(1853年开始研究)：(1)《儿童萎缩性麻痹》，巴黎，(出版信息不详)，1855年。另一方面是"进行性运动萎缩，以前称为"脊髓痨"；(2)《进行性运动共济失调——以全身运动协调障碍为特征的疾病研究》，《医学档案》，第五卷，第12篇，1858年12月，第641—652页；第13篇，1859年1月，第5—23页；1859年2月，第158—164页；1859年4月，第417—432页。1860年，他描述了(3)《舌唇喉麻痹》，同上，第五卷，第16篇，1860年，第 283—296 页以及第 431—445 页。—关于迪歇恩，参见：P·吉里，《迪歇恩·德布洛涅》，巴黎，巴耶尔出版社，1936 年。—关于神经病学领域的构成，参见：(a) W·里斯，《一段神经病学的历史》，纽约，MD 出版社，1959 年；(b) F·H·加里森，《神经病学史》，由劳伦斯·麦克亨利修订再版，斯普林菲尔德，C·C·托马斯出版社，1969 年。

# 1974 年 2 月 6 日

299    出现神经病学意义上的身体：布罗卡与迪歇恩·德布洛涅。——鉴别诊断的疾病与绝对诊断的疾病。——"麻痹性痴呆"的病例与神经症。——癔病之战：Ⅰ."症状场景"的安排。——Ⅱ."功能模型"手段与催眠。模拟问题。——Ⅲ.神经症与精神创伤。身体的性冲动。

上节课我已经指出，出现所谓的"神经病学意义上的身体"是精神病学权力归并史上的重要事件之一。*从"神经病学意义上的身体"可以得出什么？今天我想从这里讲起。

当然，神经病学意义上的身体一直都是从病理解剖学上定位的身体。没必要把神经病学意义上的身体与病理解剖学意义上的身体对立起来，后者是前者的一部分，是前者的衍生或扩展。最好的证明就是，1879 年，夏尔科在一次课上说，在

---

\* 手稿补充说："从 1850 年到 1870 年，出现了一种新的身体。"

他看来，神经病学的创立、发展与完善是"精神定位[1]"的胜
利。而重要的是，就神经病学和普通医学而言，调整解剖学定
位和临床观察的程序完全不同。在医学实践领域，神经病学和
临床神经病学意味着一种截然不同的身体配置。病人身体与
医生身体面对面，是依据神经病学和普通医学中完全不同的设
定。在我看来，进行新的配置是重要的环节。也正因为如此，
我想探讨一下由神经病理学或临床神经医学所建立的新装置。

*300*

这个装置是什么？与什么有关？临床神经病学中怎样捕捉
病人的身体？* 这与比夏[2]和拉埃内克[3]（Laënnec）建立病
理解剖学时所看到的捕捉病人身体的情形大不相同。我现在就
用一篇文章来举例说明。这篇文章在萨尔佩特里尔医院夏尔科
的档案中，它甚至不是夏尔科所写，而是他的某位学生（当然
不知道是哪一位）所记录。这是一位女病人的病历，对病人的
描述是：症状很简单，就是垂下左眼皮，即上睑下垂。为了方
便日后授课，夏尔科的学生为他记了笔记。我在这里不展示对
女病人整个面部的描写，只是简单地选取其中一小段：

"如果命令她张开眼皮，她通常会抬起右眼皮，左眼皮不
会明显移动，眉毛也不动，显得眉毛越发不对称。在移动过程
中（……），前额的皮肤在右侧横向产生皱纹，而在左侧保持
平滑。在放松状态下，前额的皮肤无论右侧还是左侧都没有起
皱纹。（……）"

---

\* 手稿指出："表面具有可塑性价值的身体。"

"还有两点应该注意：在一定的光线照射下，左眉上方8毫米，前额中线外左侧大约2厘米处，有一个非常明显的小窝。小窝里面有一个小小的突起，似乎是皱眉肌收缩所导致的。与右侧的正常状态相比，这两点十分突出。"[4]

这种描述与病理解剖学过程中和视角下的内容大不相同[5]。从某种意义上说，通过这样的描述，我们回到了一种表面的、近乎印象化的视角。这在18世纪的医学中就已经存在，病人的脸色和肤色、面颊的红色、眼中的泪水都是临床诊断的重要因素[6]。比夏和拉埃内克的病理解剖学已经无限减少了这种对表面的印象化描述，并且已经对一定数量的征候进行编码。这些征候最终数量极其有限，根据既定的临床编码来识别病变。借助外科手术或者尸体剖检，病理解剖学所描述的病变将描述的细节集中在内部受损的器官上，只通过一些简单且有限的征候来对表面进行讯问。

而在医学话语和知识中，表面价值再度显现出来。应该扫视表面的所有凹凸不平，实际上却只看表面。除了临床上对表面准印象价值的重新定性，在捕捉神经病病人的新方式上，在注视和捕捉设备面前精神病学意义上身体的相关构成上，有一点非常重要和关键，那就是神经病学检测中致力于寻找的"反应"。

我的意思是，在比夏和拉埃内克的病理解剖学中，第一眼就能立刻确定征候。同样，也可以从敲击、揪耳朵等刺激中得到征候。换言之，传统病理解剖学中所研究的是"刺激—结果"体系：进行胸部叩诊，就能听到声音[7]；让人咳几下，就能听见咳嗽的杂音；进行触诊，就知道有没有发烧。有刺激就有结果。

19 世纪中叶，正在建立的神经病学检测中，征候的本质或者说让征候成为征候的，并不是（被解读的）机械的结果。就像传统病理解剖学中声音伴随着叩诊，征候也就被解读为反应。这就是用"刺激—反应"的方案代替"刺激—结果"的方案。建立一整个系列的"刺激—反应"，这一点至关重要。

关于实现一系列的刺激—反应，有很多例子。从基础层面<sup>来说，迪歇恩的发现是神经病理学的开创性发现。在他所谓的</sup>"局部感应电疗"研究中，他最终获得了一种独特的肌肉反应，确切地说，通过沾湿两个电极，得到肌肉对皮肤表面带电的独特反应。通过弄湿皮肤表面，最终限制带电的效果，从而得到单块肌肉的独特反应，这就是开创性的发现 [8]。接下来，以此为基础进行反射研究，特别是对复杂行为的研究，它涉及各种自动症的复杂情况和先前所学的内容。在这两大领域之中，完美地设定了神经病学意义上的捕捉行为及捕捉装置。这便是布罗卡对失语症的研究 [9]，以及迪歇恩对步态，特别是脊髓痨病人步态的研究 [10]。

关于第二个例子，即脊髓痨病人的步态，迪歇恩从刺激—反应角度进行了描述，更确切地说，是从行为和连接行走动作所构成的不同阶段的行为上做出描述。迪歇恩的问题在于区分什么是脊髓痨病人的平衡障碍，也就是说，在某一个阶段，某种形式的麻痹性痴呆，以及酒精中毒或某些小脑障碍中的眩晕现象。1864 年，迪歇恩在一篇主要文章中成功地对脊髓痨病人的步态和眩晕的振荡做出了差异化描述 [11]。在眩晕的状况下，振荡是"短暂的"、"突然的"。迪歇恩说，观察对象的姿势像是杂技演员走钢丝，没有平衡棒，小心翼翼地向前迈步，尽力恢复平衡 [12]。在眩晕的状况下，没有肌肉收缩，只有全身肌肉组织萎陷和紧张，而［……*］脊髓痨病人则一直在克制。在他失去平衡或者意识到失去平衡之前，如果仔细看他的腿肚和小腿，会看到细微短暂的挛缩，贯穿小腿的肌肉组织，接下来挛缩会逐渐加剧，直到他意识到自己正失去平衡，挛缩就变成有意识的了 [13]。因此，这与眩晕导致的崩溃完全不同。在眩晕的状况下，观察对象跟跟跄跄，无法沿直线从一个点走到另一个点，而脊髓痨病人完全可以笔直前行，只是身体围绕着直线左右摇晃 [14]。最后，眩晕的内在感觉是身处醉意，而脊髓痨病人的感受是整个身体并不欠缺平衡，没有陷入巨大的整体失衡之中，只是从局部上看，小腿有些不太平衡 [15]。这些就是迪歇恩分析脊髓痨病人步态的主题。

　　类似的还有布罗卡对失语症的分析，几乎是在同一时期，即 1859 年至 1865 年之间。在像这样的分析中，通过寻找征候体系，得到的不是能揭露在某处存在病变的结果，而是能体现机能障碍的反应。我们究竟得到了什么？首先当然是有可能区分和分析神经病学家所谓的协同作用，也就是肌肉之间存在

--------

* （录音，反复强调）：然而，但是。

的不同关联：要获得某种反应，必须用到哪些不同的肌肉？当其中之一脱离轨道，会有什么事发生？因此，要对协同作用进行研究。

其次是有可能对有意识和无意识分析的现象进行分层，我认为这一点很重要。换言之，通过分析行为和对不同刺激的反应，可以看出功能上的差异，在单纯的反射行为、自动的行为、自发的有意识行为、外部命令下形成的有意识行为之间神经和肌肉使用上的差异。身体使用中的整个分级，有意识的与无意识的、自动的与自发的、命令要求下的或是行为内部自发控制的，都将允许从临床和个人身体分配上对个人的意向性态度进行分析，这就是问题的关键所在。

如此一来，有可能在某种程度上捕捉到观察对象的态度、意识和体内的意志。神经病理学表明，意志集中于身体，可读取的意志的结果或程度存在于刺激反应的形成过程之中。布罗卡对失语症病人的不同表现水平进行了各种分析，其依据在于是单纯的腹鸣，是无意识发出的咒骂，是在特定情况下本能地说出的语句，还是特定的命令或指令下必须重复的语句[16]。这一切，不同行为水平之间的所有临床表现差异，能够从意愿和意志上对个人进行临床分析。我早已向大家展示过，这种意志在精神病学的权力中与惩戒密切相关。在精神病学的权力中，惩戒权的使用必须符合意志，这就是惩戒权所对应的，只有通过奖惩制度才能达到。现在，神经病理学提供了一种临床工具，能够捕获个人的意志。

我们再换个角度，分析得更细致一些。可以这样说：与传统的病理解剖学相比，有了神经病学检测，医生会失去权力。换言之，在拉埃内克和比夏等人所建立的病理解剖学中，只要求个人做极少的事，如平躺、屈腿、咳嗽、深呼吸等。医生的指令减到最少，他对病人意志的依赖也就最小。而在神经病理学中，医生不得不重视病人的意志、合作与理解。他不会只对病人简单地说"平躺！咳嗽！"，而是必须对病人说"走几步！伸伸腿！伸伸手！说几句话！读一下这个句子！试试写那个句子！"等等。总之，现在有了一种基于命令和指令的检测技术。指令和命令必须考虑病人的意志，病人的意志是其核心所在，医生的权力在一定程度上也是神经病学装置的核心。医生发出命令，将意志强加于人，但病人总能以假装能力不及的方式来表示不愿意。也就是说，我们对病人的意志有了依赖。而我刚才说的，从临床上辨认有意识与无意识、不自觉与自发等行为的可能性，从临床上解读行为的意志水平的可能性，能够看出病人是否如人们所要求的那样做出反应，反应的性质与本质如何，意志的介入在多大程度上操纵了他的反应。也就是说，医生以给出指令的方式夺回自己失去的权力。举例来说，从布罗卡开始，神经病学家们都十分清楚如何区分有意识的缄默症与关节炎型的失语症。在关节炎的情况之中，无法说话总是伴随着各种背景噪音和试图说话的自动症行为，伴随着相关联的运动障碍，也伴随着在手势表达和书面表达等方面的表达缺陷[17]。而拒绝说话的人和不说话的癔病病人，他们不说话，却

305

有手势表达，能够书写和理解，并无伴有与关节炎相关联的特征性障碍。

因此，可以从个人的真实行为和对行为的临床观察方面获取其意志。如果命令的确使检测的可能性在一定程度上取决于病人的意志，那么我们所掌握的临床观察和临床辨认就能够绕过和越过病人。

现在，我们用两个词来概括一下。引入新的临床医疗装置，在性质、设置和效果上与所谓的"比夏—拉埃内克"临床装置不同，也与精神病学的装置不同。在器官医学中，我们对病人发出最少量的指令，如"躺下！咳嗽！"等，剩下的完全交给医生的检测，通过刺激与效果的手段来实行。我曾经指出，在精神病学中，讯问是捕捉的关键所在，是器官医学中检测技术的替代品。当然，讯问取决于观察对象的意志，对精神病学家而言，讯问中的反应并不构成对真相的测试或对疾病进行鉴别辨认的可能性，而仅仅是对真实性的检验。讯问只回答一个问题，那就是"他疯了吗？"

神经病学既不是病理解剖学意义上的检查，也不是讯问，而是一种新的装置，用指令取代讯问，并力图通过指令获得反应。得到的反应并不是像讯问中那样的观察对象的口头回答，而是他的身体反应，是临床上从身体角度可辨认的反应。因此，我们可以接受鉴别检查，不必担心被应答对象所欺骗。现在我们知道，不想说话的人和失语症病人之间是有差别的。也就是说，对于这些行为，以前我们一直不知道怎么做，只从绝对诊断方面进行讯问，而现在，我们可以从中建立鉴别诊断，无需再检验真实性。至少在某个特定领域，临床神经病学会为抓住鉴别诊断提供可能性，就像器官医学一样，只不过基于完全不同的装置。总之，神经病学家说：服从我的命令，但要闭上嘴巴，你的身体会替你做出反应，给出只有我（因为我是医生）才能从真相上辨认和分析的反应。

"服从我的命令，保持沉默，你的身体会做出反应"，正是这样，癔病发作会很自然地加快进程。癔病将进入此项装置之中。我并没有说它会出现：在我看来，这个问题，从癔病的历史存在上提出来是无意义的。我的意思是，癔病在医学领域的出现，把它当作疾病的可能性，其医学操作，都只有在引入了新的临床装置（最初并非精神病学的而是神经病学的），设置了新的圈套之后才有可能。

"服从，沉默，你的身体会说话。"好吧，您想让我的身体说话！我的身体一定会说话，而且我向您保证，在给您的反应中，真相会比您想象的多得多。并不是说我的身体比您知道的更多，而是因为在您的指令中，有些东西您没有明确表示，而我却听到了某种无声的指令，我的身体会对其做出反应。*这便是您的无声指令的效果，您会称其为"本性中的癔病"。总之，癔病病人的歇斯底里就这样在我所描述的圈套中加速

*307*

---

\* 手稿补充说："我会听你没说出来的话并且遵照执行。同时为你提供一些症状，你必须承认其真相，因为它们会在你不知情的情况下回应你未说出的指令。"

　　　　　　　　　　　　　1974年2月6日

爆发。

那么，关于圈套，引入新的捕获装置，这些将如何发生？

可以说，在神经病学和其特有的临床装置出现之前，疾病主要分为两大领域：精神疾病和其他疾病（即真实的疾病）。精神疾病与其他疾病相互对立，一边是精神的疾病，另一边是身体的疾病，我认为这样说并不足够。这是不准确的。首先，对许多精神病学家而言，从 1820 年代到 1870—80 年代，精神的疾病仅仅是指以症状或精神综合征为特征的身体疾病。其次，当时也完全承认所谓的痉挛性疾病——医学和临床上并未有效区分癫痫和其他疾病 [18]——是精神疾病。因此，不管理论上如何讨论，在对疾病的器质性基础进行理论性讨论后 [19]，我并不认为身体与精神、器质性疾病与精神性疾病的对立是 19 世纪 20 年代至 80 年代期间划分医学的真正区别。实际上，唯一真正的区别我上次已经讲过。也就是说，有一些疾病可以通过鉴别诊断来判断，这些是确定的、真实的疾病，由真正的、严肃的医生来负责。还有一些疾病，鉴别诊断无法对其产生影响，只有通过真实性检验才能确认，这些就是所谓的精神疾病，只能用"他确实疯了"和"他没疯"这两种形式来回答。

这就是 19 世纪前六七十年医学实践和医学知识的真正划分：介于纳入鉴别诊断的疾病和属于绝对诊断的疾病之间。在这两种类型的疾病之间，显然存在一些中间状态。我认为主要有两种状态很重要，其中包括确定的中间状态、确定的疾病，即麻痹性痴呆。从认识论上讲，这是一种确定的疾病，所以在

*308*

道德方面也是确定的。它一方面具有心理综合征（即培尔所说的谵妄[20]、巴亚尔热所说的痴呆[21]），另一方面还具有运动综合征，如舌头振颤，进行性肌群麻痹等。从病理解剖学上说，这两种综合征都与脑损伤有关。因此，确定的疾病恰好处于中间状态，介于真实性检验的疾病（即所谓的精神疾病）与差别指定及病理解剖学参照[22]的疾病之间。由于人们还不知道麻痹性痴呆来源于梅毒[23]，完全确定的疾病，更加"确定"，更加充分，为这一切提供了更多的基础。因此，我们拥有认识论上的所有好处，却没有任何道德上的弊端。

然而，作为鉴别诊断疾病与绝对诊断疾病之间的中间状态，还有另一个区域，它十分危险，如沼泽一般，当时被称为"神经症"[24]。在19世纪40年代，"神经症"到底是什么？这个词涵盖了具有各种运动或感觉成分的疾病，就像人们所说的"感受机能障碍"，但没有能确定病因的病理解剖学意义上的病变。因此，这些"感受机能障碍"疾病，不具有可确定的解剖学上的相关性，包含痉挛、癫痫、癔病、疑症等各种病症。

这些疾病是不确定的，主要有两个原因。从认识论上讲不确定，是因为在这些疾病中存在某种混乱和症状上的不规则。例如，在痉挛的范围内，由于神经病理学装置不能对行为进行精确的分析，人们无法在不同类型之间做出划分。在痉挛的情况面前，人们会说"这是痉挛"，但对我刚才说过的细微的身体解读却无能为力。因此，他们所面对的是混乱且不规则的

"区域"。1843 年出版的《医学心理学年鉴》第一卷中，编者们说：一定要应对精神病，也有必要对付神经症，但这实在太难了，"因为这些障碍短暂、多样、千变万化、不同寻常、难以分析和理解。人们将其从观察中排除和移开，就像从脑海中移除讨厌的记忆一样[25]"。

这些障碍不仅从认识论上讲不确定，从道德上讲也同样不确定。原因在于极易假装，除此之外，还有行为上持续的性的成分。儒勒·法雷特（Jules Falret）在一篇文章（1890 年被收入其《临床研究》一书）中说："癔病病人的人生不过是一个持续的谎言。她们装出怜悯和虔诚的样子，竭力将自己扮作圣徒，却暗自沉醉于最可耻的行为。在家里，她们对丈夫和孩子制造最暴力的场面，并在其中表现自己的粗俗甚至是下流[26]。"

神经病学意义上的身体的产生，更确切地说，由神经病学的临床捕获设备和相关联的神经病学意义上的身体构成的体系的产生，将会消除失格现象。认识论和道德的双重失格以神经症为对象，一直持续到 19 世纪 70 年代。这种失格现象将被消除，因为人们最终不会把这些所谓的"神经症"疾病（即具有感觉及运动成分的疾病）归入纯粹的神经性疾病的范畴，而是会放在一旁，所依据的不是它们的原因，而是它们的形式。也就是说，有了神经病学的临床装置，就能够检查神经性疾病中诸如小脑肿瘤引起的障碍、痉挛、癔病性震颤等，实行鉴别诊断。这种多次提到的鉴别诊断从未能运用于精神病，也没能真正对精神疾病产生影响。由于精神病首先且主要属于绝对诊断的范畴，鉴别诊断无法在普通疾病和精神病之间进行。借助于我所描述的设备，根据可确定的解剖学意义上的损伤，我们将能够对神经性障碍即所谓的"神经症"实行鉴别诊断。因此，从道德上和认识论上讲，神经症是精神疾病领域的最后一种类型。借助于新的神经病学分析和临床神经学工具，这种病症一下子就上升到接近于真正严重的疾病了。也就是说，通过使用鉴别诊断，能够对神经症这一不具备资格的区域进行病理学确认。

在一本（不太出名的）书中，一位名叫吉兰（Guillain）的当代精神病学家大力歌颂他的前辈夏尔科，他满心欢喜地说："夏尔科总算把癔病从精神病医生手里夺了回来"，也就是说，他真正地将其带入唯一的医学领域，即鉴别诊断的医学领域[27]。实际上，弗洛伊德在把夏尔科与皮内尔相提并论时也怀有同样的想法。他说：皮内尔打破了精神病人的枷锁，让他们被当作病人看待。而为了让癔病病人能被当作病人，夏尔科也费尽心力，对他们做了病理分析[28]。

\*

如果这样定位夏尔科的操作，我们就能看到萨尔佩特里尔医院所谓的"关于癔病的高明手段"是怎样展现和形成的。我分析问题的角度绝对不是癔病病人的历史，也不是关于癔病病人的精神病学知识，而是医生与癔病病人之间斗争、对抗、互相包围、互设圈套、围困与反围困、试图抢夺控制权。\*我并不认为这只是一种歇斯底里式的流行病。癔病是现象的集合，是围绕着新的医学装置即临床神经学，在精神病院内部及外部发生的所有冲突现象。正是这场斗争的旋涡让所有真正参与其中的人都产生了歇斯底里的症状。它不仅是一种流行病，还是一场旋涡，一种在精神病学的权力及其惩戒体系内吸入歇斯底里症状的装置。那么，它是怎样运作的呢？我们可以在神经病学家和癔病病人的冲突中区分出一系列的手段。

　　第一种手段，即所谓的构建症状学情景。我们可以作如 *311*
下概括：要让癔病能够处于与器质性疾病相同的水平，使其成为属于鉴别诊断范围的真实疾病，也就是使医生作为真正的医生，癔病病人必须表现出稳定的症状。因此，作为神经病学家的医生，与精神病医生不同，要得到他的确认，必须悄悄地对病人发出指令（这些话精神病医生已经说过）："给我一些症状，不过得给我一些稳定的、经过编码的、有规律的症状"。而这种规律性，这种症状的稳定性，应该有两种形式。首先，任何时候进行神经病学检测，病人症状的稳定性都应该是显而易见的。我们不要那些时而出现、时而消失的疾病，其症状只是一时的动作或病情再度发作。我们要的是稳定的症状，任何时候需要都可以看到。夏尔科和他的后继者所谓的癔病的"痕迹"就是这样定义的。"痕迹"，也就是在任何癔病病人身上都

---

\*　手稿补允说："还有相互妥协和达成默契。"

可以看到的现象，就算他没有病情发作[29]也能看到，如视野狭窄[30]、半身或全身麻木[31]、咽部感觉缺失、关节周围的圆形区所引起的挛缩[32]等。夏尔科还说：所有的痕迹都是癔病的特征。尽管它们具有稳定性，我还是得承认，人们往往无法看到所有，在最坏的情况下，甚至连一种都看不到[33]。然而，认识论的要求还在，指令也还在。我要指出的是，这些痕迹显然都是对命令的反应，如摆动，感受对身体的摩擦或接触等。

其次，病情发作本身必须是有条理、有规律的，必须通过某个非常典型的情景来展现。该情景要与现有的神经性疾病足够接近，才能真正符合鉴别诊断的要求，并且还要有所不同，这样鉴别诊断才能进行。如此一来，就有了以癫痫为模型对癔病发作进行编码[34]。这一领域在夏尔科之前被称作"癔病性癫痫"和"痉挛"，如今已一分为二[35]。这当中存在两种疾病，一种包含癫痫发作的主要元素，即紧张期、阵挛期和迟钝期；另一种要和在癫痫状态中一样，有紧张期和阵挛期，还要有一些细微迹象、阶段差异，以及完全属于癔病的要素：首先是行动不合逻辑的阶段，即行动无序；然后是态度热情的阶段，即行动富于表现力，想要表达，也就是所谓的"可塑性"阶段，模仿和表达诸如淫荡、恐惧之类的各种情感；最后是谵妄阶段，在癫痫状态下同样存在。这些就是对比癔病与癫痫的经典表述[36]。

可见，这种手段中存在着一种双重博弈。一方面，医生寻求关于癔病的所谓稳定的痕迹和有规律的病情发作，借此消除自身的痕迹，即事实上他只是一名精神病医生，不得不时时刻刻在每一次讯问中发问："你疯了吗？给我看看你的疯癫表现！把你的疯癫变成现实。"医生寻求痕迹和发作的规律性，要求病人给他机会，进行严格意义上的医学行动，也就是鉴别诊断。这对癔病病人来说是有益的，也是他对精神病医生的要求做出积极回应的原因。但与此同时，他将借此逃脱医学上的治外法权，简单来说，他将逃脱精神病院的治外法权。换言之，从癔病病人能真正提供症状那一刻起，神经病学家能够根据其症状的稳定性和规律性进行鉴别诊断，他就不再只是精神病院里的疯子了。他将在一所名副其实的医院、一所不再只是精神病院的医院里获得"公民权"。癔病病人获得不当疯子当病人的权利，要归功于其症状的稳定性和规律性。

那么，癔病病人所获得的权利基于什么呢？基于医生最终对他的依赖程度。如果癔病病人拒绝提供症状，医生在病人面前就不再是神经病学家，他将退回到精神病医生的身份，不得不进行绝对诊断，回答"他是不是疯了"这种拿不出手的问题。因此，医生的神经病学功能取决于为其提供有规律症状的癔病病人。从这个意义上说，提供给精神病医生的症状，不仅能确保医生作为神经病学家的身份，还能确保病人对医生的控制。通过提供症状，病人可以掌控医生，把他奉为真正的医生，而不再是精神病医生。

不难理解，当我们向癔病病人要求有规律的症状时，病人的所有快乐都涌入赋予他的额外权力之中。也可以理解为什

313

么他们会毫不犹豫地提供我们想要的症状，甚至提供的症状比我们想要的更多。原因在于，提供的症状越多，他们对医生的控制权也就越肯定。而且，有证据显示，他们提供的数量相当多。夏尔科的一名女病人（这只是诸多例子中的一个）在萨尔佩特里尔医院待了34年。15年来，她常常表现出同一种症状，即"左半身完全麻木"[37]。如此一来，就有了想要的持续时间。同样，想要数量也是有的。夏尔科的一名女病人曾经在13天内发作了4506次，她对此不甚满意，于是几个月之后，她在14天内发作了17083次[38]。

第二种手段，我称之为"功能模型"手段[39]。它始于第一种手段，原因是医生在所谓的症状扩散中（其身份及权力都有赖于此），既得到确认又遭受失败。实际上，过多的次数，14天内发作17083次，显然远远超出了他的控制能力，那小小的一台临床神经学设备根本无法记录。因此，医生要做的，不是控制过多的癔病症状，而是找到一种工具，能触发典型且唯一的癔病现象，而不会在这么短的时间内任由病情不断发作。（这与迪歇恩的情况有点相似，他的问题是：怎样限制电刺激法，使之只作用于某块肌肉。）

在需要的时候及时提出，表明所有这些现象天生就是病理学的。要达到这个目的，在一定程度上绕过夸张的手段，绕过癔病病人过分慷慨的手段，躲避过剩的状况，有两种技术可以采用。

*314* 首先是催眠暗示技术，也就是将对象置于某个情境之中，

发出一个明确的指令，就能从他那里获得肌肉麻痹、无法说话、震颤等完全孤立的癔病症状。简单来说，就是把病人置于某个情境，在我们需要的时候，他会准确地表现出我们想要的症状，而非其他症状。催眠的作用便在于此。夏尔科并未用催眠来增加癔病现象。这是一种限制且能随心所欲地引发癔病现象的方式[40]，与迪歇恩的"局部带电"相类似。然而，就算我们用催眠随意引发哪怕只有一种癔病症状，从那一刻起，我们就不会遭遇困难了吗？假如是我引起的，我对一个被催眠的病人说"你不能走路"，他就瘫痪了，我对他说"你不能说话"，他就失语了，这真的算是一种病吗？这不就是病人身体内对强加给他的症状的反应吗？所以，如果催眠是一种孤立癔病现象的正确技术，那么它也是一种危险的方法，因为它很可能只是某一既定指令的效果，是效果而不是反应。

因此，医生在进行催眠时必须有一种催眠技术以外的关联手段，保证由此所引起的现象的本质特性。要找到这样一些病人：他们不受任何精神病院文化的影响，不受任何医学权力的影响，当然也不受任何催眠和暗示的影响，只呈现出住院的病人根据要求能够被观察到的身体障碍。换言之，必须有一种天生的癔病，不受医院、医生和催眠技术的影响。而事实上，这些病人为夏尔科所用，面对催眠时，他们在一定程度上起到了自然化催眠干预效果的作用。

关于夏尔科对病人的利用，还需要简单参考另外一个故事。这个故事与癔病史的关联相当奇特，但并非没有重大的历史影响。1872 年，夏尔科致力治疗癔病性癫痫[41]，1878 年，他开始使用催眠手段[42]。那是一个以工伤和铁路事故、事故与疾病保险制度为主的时代[43]。并不是说工伤事故是从那个时代开始的，而是说当时医疗实践中出现了一种全新类型的病人，他们既不付费也不接受救助。（只可惜医学史家很少提及这一点。）换句话说，18 世纪和 19 世纪初的医学中实际上只有两类病人，即付费的病人和接受医院救助的病人。而现在出现了一种新型的病人，他们既没有全额付费，也没有全然接受救助，即投保型的病人[44]。基于完全不同的要素，同时出现了投了保的病人和神经病学意义上的身体，这可能是癔病史上最重要的现象之一。实际上，事情已经发生：社会希望从健康最大化中受益，于是从 18 世纪末起，逐渐探求出一系列技术，如监视、分区、疾病保障、疾病及事故保险等。

　　然而，为了从身体中获得最大的利益，社会不得不进行分区治疗，监视健康状况，并为事故和疾病投保。同样，当社会为了获得最大利益建立这些技术，对生病的人而言，疾病就变成了有利可图的东西。18 世纪，接受救助的病人从疾病中获得的唯一利益，就是在医院待久一点。这种小问题在 18 世纪医疗机构的历史中十分常见。从始于 19 世纪的分区治疗和对疾病现象的普遍保障开始，通过医学和保险，疾病本身就可以成为治疗对象的利益来源和从该体系中获得利益的方式。

　　当疾病在普遍层面提出社会的利益问题时，疾病就变得有利可图。因此，疾病与关于利益的一切经济问题息息相关。

　　　　　　　　　　　　　　1974年2月6日

于是，出现了一些新的病人，也就是投了保的病人，他们表现出麻痹、感觉失灵、没有可确定的解剖学载体、挛缩、疼痛、痉挛等所谓的后创伤性障碍。此时的问题在于，从利益的角度来看，他们是否应该被视为病人且真正受保险保障，抑或是应该将他们视为装病者[45]。关于铁路事故后果的文献数量庞大，——也有工伤事故的，但等级低，时间晚，几乎到了世纪末——，而且，我认为这涉及一个大问题，这个问题一定程度上支持了我所说的神经病学技术、检测技术的发展[46]。

*316*

投了保的病人，与神经病学意义上的身体相结合，拥有能够用神经病学的临床设备捕获的神经学意义上的身体，这将是癔病病人对面的另一个人物，是我们所寻找的那个人。我们将让两者相互对抗。一方面，连同这些病人，我们会找到一些尚未入院治疗的人，他们没有被催眠，不受医学权力的控制，在不受刺激的情况下表现出某些本性的现象。另一方面有癔病病人，他们身处医疗体系之中，受医学权力控制，人们通过催眠把人为的疾病强加于他们。于是，在面对精神创伤的状况时，癔病病人就能够辨认出精神受创者是不是在装病。两种情况必有其一：要么精神受创者表现出和癔病病人相同的症状，——当然，我所说的精神受创者并没有任何损伤痕迹——，我们就可以说"他得了和癔病病人一样的病"，既然第一种手段说明癔病病人患了病，那么癔病病人就会证实精神受创者的病症。要么精神受创者没有得同样的疾病，不会表现出与癔病病人相同的症状，那么他就不在病理学范围之内，我们就可以确定他

1974年2月6日

是在装病。

然而，从癔病的角度看，对抗会导致以下结果：如果我们能在某个未被催眠的人身上发现一些症状原本就与通过催眠手段在癔病病人身上发现的症状相似，那就表明从癔病病人身上得到的催眠现象确实是出于本性的。精神受创者还原癔病病人的本性，癔病病人则揭露精神受创者可能在装病。

如此一来，便有了夏尔科的著名场景。在这个场景中，他找来了一名癔病病人并且对他的学生说"你们看看她得了什么病"，再把症状强加给女病人。的确，这样做与我所说的第一种手段相符，但我认为，夏尔科最特别、最巧妙、最反常的手段恰恰就是将这两种人物相提并论。当有一些外来的精神受创者、事故受害者前来就诊时，他们没有可见的损伤痕迹，只有麻痹、髋痛、感觉失灵等症状，他就会叫来一位癔病病人，给她催眠，并且对她说"你不能走路了"，然后看癔病病人的麻痹是否与精神受创者的情况相似。有一个关于铁路职员创伤性髋痛的著名病例。夏尔科几乎确定这种髋痛并无损伤来源，但在他的印象中这也不是简单纯粹的装病。他找来两位癔病病人，对她们进行催眠，并给她们一些提示。通过提示，他最终在成为功能模型的癔病病人身上重新构建了这名职员的髋痛问题，于是该职员就被当作癔病病人了[47]。

这对各方而言都有益处。首先是对保险和要买保险的人有益，当然在一定程度上也对病人有益。因为从他不是装病者那一刻起，夏尔科就会说：我们不可以拒绝接受他没有表现出像

354                                    1974年2月6日

有真正的损伤一样。于是，双方达成了妥协。然而，这显然不是重点，重点在于对医生也有益。医生将癔病病人用作功能模型，就能够对装病者进行鉴别诊断。19世纪上半叶，对装病者的担忧和害怕给医生造成了极大的困扰。而现在，有了癔病病人，就能够控制这种担忧和害怕。他们在一定程度上背叛自己的谎言，就能够揭露其他人的谎言，于是医生就可以战胜模拟病症（即装病）的现象了[48]。

最后，当然是对癔病病人也有益。如果她们作为功能模型证实疾病就像当时人们所说的那样是非损伤性的、功能性的、"动态的"，如果癔病病人的目的是为了证实疾病，她就必须摆脱一切装病的嫌疑，只有在此基础上我们才能揭发其他人的装病行为。要再次强调，正是因为有了癔病病人，医生才能够确保自己的权力。医生逃脱装病者的陷阱，正是因为癔病病人能够实现双重鉴别诊断，诊断出是器质性疾病、动态疾病，还是装病。所以，癔病病人再一次胜过了医生。她在催眠状态下严格遵守医生给出的指令，最终在一定程度上验证了疾病与谎言之间的真相。这是癔病病人的第二次胜利。癔病病人毫不犹豫地按要求重建了髋痛、感觉失灵等在催眠状态下所要求的症状。

第三种手段，即对精神创伤的重新分配。在第二种手段中，医生再一次依赖癔病病人。病人依照命令复制障碍，如此慷慨，如此顺从，同时又对权力如此渴望，正如伯恩海姆（Bernheim）所说，这难道还不能证明一切都是造出来的吗？[49] 最终，萨尔佩特里尔医院出现伟大的癔病症状学，这难道不是医院内正在行使的各种医学权力所致？

因此，要让医生不完全依赖于制造出来的癔病行为，再次确保对所有现象的控制权并重新掌控一切，他必须在严格的病理学方案中考虑到人可以被催眠并且在催眠状态下会重现病理型现象的事实，同时他还必须将夏尔科所展示的与癔病现象极其相近的功能型障碍置于病理学范围之中。要有一个病理学的范围，既包括催眠和催眠状态下所产生的癔病症状，也包括引起非催眠病人功能性障碍的事件。身体不能说话，也不存在损伤，所以对病理学范围的研究将引导夏尔科探求确定之法。我们不得不寻找某种东西，从病因学上固定所有现象，进而从严格的病理学上加以确定。也就是说，必须找到某个事件。

如此一来，夏尔科便提出了精神创伤的概念[50]。

对夏尔科而言，什么是精神创伤？是暴力事件、撞击、跌倒、恐惧、惊奇等，它会导致某种隐蔽的、局部的催眠状态，有时会持续很长时间。有了精神创伤，想法就会钻进个人的头脑，深入皮层，成为永久的指令。

有一个关于精神创伤的例子。一名儿童被车撞倒，晕了过去。在晕倒前的一瞬间，他感觉车轮从身上碾过。实际上，他只是被撞到，车轮并没有从他的身上碾过。等他清醒过来，又过了一会儿，他发觉自己无法动弹。也正因为如此，他认为车轮碾过了他的身体[51]。这种想法已经根深蒂固，并且继续在一连串微催眠、相关的局部催眠状态下发挥作用。在一定程度上，正是这样的想法变成了催眠指令，才会导致双腿麻痹[52]。

如此一来，既确立了对未来至关重要的精神创伤概念，又留出了与关于谵妄的旧概念之间的位置。他要是动弹不得，就会认为车轮碾过了他的身体。这样我们就用关于精神病（一直包括谵妄在内）的旧概念进行固定[53]。所以，只是在这一点上精神创伤导致局部且永久的催眠状态。

而催眠又是什么呢？这也是一种精神创伤，但却以完整、短促、暂时的打击为形式，它因医生单方面的意愿而中止，却覆盖了个人的一般行为。在这种催眠状态（即某种全身性的、暂时的精神创伤）中，医生的意愿和医生的话语可以向对象灌输一些想法和影像，它们具有与我所说的那些自然的、非催眠性的精神创伤具有同样的作用、同样的功能、同样的指令效果。因此，在催眠中产生的癔病现象与事件后发生的癔病现象之间，存在一种聚合，指向基本的精神创伤概念。精神创伤是引起催眠的原因，而催眠则是按照医生的意愿对精神创伤进行激活。

由此可见，在夏尔科的实践中，有必要对精神创伤本身进行研究。

也就是说，为了最终确定癔病病人就是癔病病人，她表现出的所有症状，无论是处于催眠状态还是在催眠状态之外，都必须是病理性的。要确定这一点，必须对病因了然于胸。这种精神创伤是看不见的病理性损伤，把一切变得病态。* 因此，

---

\* 手稿补充说："要做双重研究。（a）对易受创伤的神经素质的研究，即遗传研究。（b）对创伤本身的研究。"

无论癔病病人是否处于催眠状态，都有必要讲述他们的童年和生活，找出癔病综合征中持续且一直持续的主要事件。在某种程度上，癔病综合征就是事件的不断更新[54]。*

然而，在这项指令中，——这里会再一次出现癔病病人及其反抗手段——，要发现在症状中持续存在的精神创伤，病人会做些什么呢？她们会在指令所打开的突破口中加快生活节奏，加快真实的生活、日常的生活，也就是性生活。她们会细致地讲述性生活，真正将性生活与医院相连接，不断更新其状况。要拿出证据，证明通过对性生活的叙述来研究精神创伤的反向投入，我们不能寄望于夏尔科的文章，原因是他并未谈及这些。而另一方面，当我们查看夏尔科的学生所做的观察报告，会看到整个病史是关于什么，问题是什么，我们在谈论什么，在假性癫痫的病情发作中，实际上问题是什么。我只举一个例子，即布尔纳维尔（Bourneville）所收集的一个病例。

来看看病人怎样描述她的生活。从 6 岁至 13 岁，她曾寄宿在一所修道院，"地点是拉费泰苏茹瓦尔（La Ferté-sous-Jouarre），在那里她享受着相对的自由，在乡间漫步，为了得到糖果任由他人拥抱"。以下是夏尔科的一名学生根据病人自己的叙述所作的记录。"她常常去拜访一个画工的妻子。这个画工名叫儒勒，他嗜酒成性，家中屡屡发生激烈的争吵。他殴

---

* 手稿补充说："反对伯恩海姆的声音极其强烈：如果所有人都能被催眠，那就是大厦将倾。"

打他的妻子，拖拽她，抓着她的头发把她绑起来。露易丝（病人；福柯注）有时会目睹这些场面。有一天，儒勒试图抱住她，甚至想对她施暴，这令她十分恐惧。放假的时候，（在她6岁到13岁期间），她来到巴黎，和大他一岁的哥哥安东尼奥在一起待了几天。安东尼奥相当早熟，教了她许多不该知道的东西。他嘲笑她的天真令她听信别人的解释，还向她说明怎样可以生出孩子。假期中，她也有机会在父母工作的房子里见到C先生。他是房子的主人，也是她母亲的情人。母亲强迫露易丝拥抱这位先生，并希望她能叫他父亲。永久回到巴黎以后，露易丝（确切地说，是在她13岁结束寄宿生活以后；福柯注）被安排住在C先生家里，借口是学习唱歌和缝纫。她睡在一个单独的小房间里。C先生与他的妻子关系疏远，他总是趁妻子不在家，企图与十三岁半的露易丝发生关系。第一次，他想让她在他的面前躺下，结果失败了。第二次，由于她的反抗，只达到了些许亲近的程度。第三次，C先生在向她许下各种承诺并送给她许多漂亮的裙子之后，看到她仍不愿顺从，于是他就用一把剃刀威胁她，趁她害怕的时候，让她喝下一杯酒，脱掉她的衣服，把她扔到床上，和她发生了关系。第二天，露易丝觉得痛苦极了"。[55]

夏尔科的病人讲述的所有癔病生活都属于这样的范围和程度。至于病情发作中发生的事，夏尔科说，这种病情发作与癫痫发作极其相似，如果不是优秀的神经病学家，很难将其与癫痫发作区分开来。看看夏尔科的学生为他做的观察记录，这种病情发作中究竟发生了什么呢？

在话语方面，露易丝是这样说的："告诉我！……你想告诉我吗！粗俗的人！你一定很卑鄙！你更相信这个男孩……我向你发誓他从未把手放在我身上……我没有回应他的抚摸，我们当时在田野里……我向你保证我不愿意……你叫他们啊（命令的表情）。怎么样？（她突然向右看）……可这并不是你对他们说过的话！……安东尼奥，你重复一下他对你说的话……他碰过我……但我不愿意。安东尼奥，你撒谎！……是的，他的裤裆里有一条蛇，他想把它放到我的肚子里，可他甚至都没看见我。我们结束这一切吧。我们当时坐在长凳上。你不止一次抱过我，而我并没有抱你。我是反复无常的疯子……安东尼奥，你笑了……"[56]

像这样的话语发生在所谓的谵妄期，即夏尔科的精神分析治疗的最后一个时期。倘若我们回到"激情态度"的"塑造"阶段，就会看到另一个病人的情况："赛琳娜·M 很小心，觉察到面前有人，便示意他过来。她张开双臂环抱着，仿佛在拥抱想象中的存在。脸上先表现出不满和失望，然后突然换成愉快的表情。这时，我们注意到她的腹部起起伏伏。她双腿弯曲，跌回到床上，又一次做出阵挛性的动作。她快速移动，身体靠在床的右侧，头挨着枕头。她的面部充血，身体半倚着，右脸颊贴在枕头上，脸朝着床的右侧，臀部高高翘起，下肢弯曲。过了一会儿，她保持着淫荡的姿势，做出阵挛性的动作。最后，她做鬼脸，哭泣，似乎十分不快。她还在配合，往左

322

　　　　　　　　　　1974年2月6日

看，用头和右手示意。她目睹了各种场景，从她的面部表情来判断，她仿佛在轮番体验着愉悦和痛苦。突然，她把身体放回到床上，稍稍抬高，做出捶胸的动作，然后扭曲着，做鬼脸。接着，她发出尖锐的叫声'啊！啊！啊！'，微笑着，带着淫荡的表情看着。她坐下来，似乎看到了欧内斯特（Ernest），于是她说'来啊！快来啊！'"[57]

从夏尔科的学生对病人所作的日常观察来看，这些病情发作的真实内容就是如此。

这就是癔病病人第三次掌握对精神病医生的权力。因为夏尔科以"假性癫痫"或"癔病发作"之名对这些话语、场景和姿态进行编码，这一切与癫痫类似，但并不相同。事实上，夏尔科无法接受日常观察中显现的真实内容。他为什么无法接受呢？并不是出于道德或假正经，就是单纯的无法接受。大家应该还记得，我谈过神经症如何存在，如何在 1840 年代失格，如何在夏尔科的时代仍然被儒勒·法雷特取消资格。为什么神经症失格了呢[58]？一方面，它是装病，——夏尔科力图排除对装病的异议——；另一方面，它是关于性的，包含许多淫乱的成分。如果我们真想要表明癔病确实是一种疾病，想让它在鉴别诊断体系中起作用，不想让它在疾病身份上受到质疑，它必须不带有这种和装病一样有害的失格成分，即淫乱或性。* 因

323

---

\* 手稿补充说："如果允许它再出现，那么在与癔病病人竞争中建立的整个病理化结构都将坍塌。"

此，这不可以发生，不可以被提及。

然而，夏尔科无法阻止这种情况的发生，因为他自己就是症状和病情发作的要求者。实际上，病人提供了许多病情发作的状况，其症状表面和基本情形都遵守夏尔科所提出的规则。但在这种情形的掩护下，她们放纵个人的生活、性和记忆，性关系混乱，甚至在医院里和医生乱搞。既然夏尔科无法阻止事情的发生，他就只剩下一件事可以做，那就是不说或者反着说。事实上，当我们知道夏尔科所说的话是基于什么样的观察，就会觉得它是自相矛盾的。他是这样说的："我根本不认为癔病中存在淫乱，我甚至坚信情况相反[59]。"

还记得发生在1885—1886年冬天的那段插曲吧。当时，弗洛伊德在夏尔科那里实习。有一天晚上，他受邀去了夏尔科的家，他惊愕地听到夏尔科私下对某个人讲："哦！关于癔病，大家都知道与性有关。"弗洛伊德评论说："当我听到这些的时候，我感到非常惊讶。我心里想：'他要是知道，为什么不说出来呢？'[60]"我认为，夏尔科当时不说是有原因的。我们所质疑的是，弗洛伊德在萨尔佩特里尔医院度过了六个月，每天都目睹我所列举的各种场景。当谈到在萨尔佩特里尔医院的经历时，他怎么也绝口不提？仅仅几年以后，他怎么又发现癔病中有性的存在呢[61]？对夏尔科而言，唯一的可能性就是不去看也不去说。

为了解闷，我再给大家讲一段我在夏尔科的档案里发现的小插曲。这是一名学生的记录，他没有任何讽刺意味："夏尔科先生叫来热纳维芙。她患有癔病性挛缩症，躺在担架上。住院医生和主任医师以前给她做过催眠。她正遭受着癔病发作的痛苦。夏尔科用他的技术展示了催眠不仅可以引起和诱发癔病现象，同样也可以阻止癔病现象。他拿起手杖，按压病人的腹部，准确地说是按压卵巢。按照这种情况的传统，病情发作得到遏制。夏尔科收回手杖，病情又再度发作。经过紧张期、阵挛期，最后进入谵妄期。在妄想的时候，热纳维芙会大声叫喊：'卡米尔！卡米尔！抱抱我！把你的那玩意儿给我！'夏尔科教授让热纳维芙的病症消失，但她的妄想仍在继续。"[62]

在我看来，这种放荡，这种带有性意味的姿态，并不是癔病综合征尚未被破解的残余。必须把这种与性相关的放浪形骸作为反抗手段，癔病病人以此来对精神创伤的确定作出反应：你想找到我的症状的原因，它能让你对这些症状进行病理学诊断，发挥医生的作用；你想要这种精神创伤，你就会拥有我的整个人生，会情不自禁想听到我讲述我的生活，看到我又一次对自己的生活指手画脚，在病情发作中不断地重新开始。

所以，这种性欲并不是一个无法破解的残余，而是癔病病人胜利的呐喊，是癔病病人最终战胜神经病学家并让他们闭嘴的最后手段：如果你也想要症状和功能，想让你的催眠显得自然，如果你希望对我下达的每一个指令都能引起一些症状，而你可以视其为正常的症状，如果你想利用我来揭发装病者，你就不得不看到并听到我想说的话和我想做的事！什么都逃不过夏尔科的眼睛，在斜掠过的日光下，他甚至看得到麻痹症病人脸上最细小的坑坑洼洼 [63]。可当病人对他说话的时候，他就不得不把他那令人钦佩的目光移开。

在神经病学意义上的身体之下，在神经病学家和癔病病人之间的大战之中，围绕着神经病理学的临床装置，在表面上被捕获的神经病学的身体之下 *，神经病学家期望并认为自己真正捕获的是一个全新的身体。这个身体，不再是神经病学意义上的身体，而是与性相关的身体。癔病病人把这个新角色强加给神经病学家和医生，它不再是拉埃内克和比夏所说的病理解剖学的身体，不再是精神病学中惩戒的身体，也不再是迪歇恩或夏尔科所说的神经病学的身体。它是性的身体，在它面前只会有两种态度。

要么是夏尔科的后继者巴宾斯基（Babinski）的态度，即癔病失格，因为癔病有诸多内涵，所以不再是一种疾病 [64]。要么是一种新的企图，想要绕过癔病的发展，再次致力于攻克新的医学难关，即围绕着医生们所制造的神经病学意义上的身体而出现的新问题。这项新投入将从医学、精神病学、精神分析学的角度对性进行研究。

强行打开精神病院的大门，停止做疯子，成为病人，最终进入真正的诊所，也就是神经科诊所，给医生提供真实的功能性症状。就这样，癔病病人促成了性医学的建立，这对他们而言是最大的快乐，但对我们而言也许是最大的不幸。

---

\* 手稿的修改："由此来判断精神病，讯问真相……"

## 注释

1. "如果我做到将对神经中枢的病态解剖真实地展示于人前，大家就不会错过了解所有研究中显现出来的主要趋势。从某种意义上说，一切似乎都被所谓的定位思想所支配，而这只是分析思想的流露。"（J.-M·夏尔科，《巴黎医学院；神经系统病理解剖学》，《医学进步杂志》，第7年，第14期，1879年4月5日，第161页。）

2. 关于比夏，参见上文，1974年1月9日的课程，注释38。

3. 关于拉埃内克，同上。他从1803年起开设病理解剖学的私人课程，希望将其法阵称为一门独立的学科。他提出了一种器质性疾病的病理解剖学分类法，它来源于比夏的分类法，但相比而言更加完整。参见：《病理解剖学》，出自《医学词典》，第二篇，巴黎，C·L·F·潘库克出版社，1812年，第46—61页。另见米歇尔·福柯谈论病理解剖学的章节《可见的不可见物》，出自《临床医学的诞生》，第151—176页。

4. 指1891年2月18日对患有左眼睑下垂的18岁女病人进行诊断时的观察报告：参见J.-M·夏尔科，《神经系统疾病的临床教学（1889—1891年）》，在G·吉农的指导下发布的课程，1891年2月24日的课程（由A·苏克收集），第一篇，巴黎，医学进步署/巴贝出版社，1892年，第332页。

5. 关于"临床解剖学的视角"，见《临床医学的诞生》，第八章《解剖一些尸体》，第136—142页，及第九章《可见的不可见物》，第164—172页。

6. 同上，第六章《征候与病例》，第90—95页。

7. 米歇尔·福柯指的是"叩诊"式临床检查法，让·尼古拉·科维萨特在翻译和评注了维也纳人利奥波德·奥恩布鲁格（1755—1821年）的论著后也成为该方法的捍卫者，论著名为《用叩击胸腔的方式探查胸内科疾病的新方法》，文多波纳，托马斯·特拉特纳出版社，1761年/《叩击胸腔——探查胸内科疾病的新方法》，由J·N·科维萨特翻译和注释，巴黎，米涅雷出版社，1808年。1816年9月，拉埃内克在内克尔医院开发调试了听诊器，参见《间接听诊法，或论基于这一新探查手段的肺病和心脏病的诊断》，巴黎，布罗森与肖德出版社，1819年，第二卷。

8. 以众多研究为基础［其中包括1826年生理学家弗朗索瓦·马让迪（1783—1855年）用电刺激法研究神经兴奋和肌肉收缩的机理］，迪歇恩·德布洛涅使用"感应电疗法"来探查肌肉和神经的兴奋性，从而确定疾病的诊断和治疗。他在 1847 年提交给科学院的第一篇论文中展示了相关成果：(1)《限制器官带电的技术：一种叫做"局部感应电疗"的新电疗方法》，转载于《医学档案》，1850 年 7 月和 8 月，1851 年 2 月和 3 月。1850 年，他在第二篇论文中展示了一种使用直流电的"直流电疗法"，用于研究肌肉功能并提供"麻痹症鉴别诊断"的方法；(2)《局部直流电疗法在肌肉功能研究中的应用》，巴黎，J.-B·巴耶尔出版社，1851 年。他的所有研究成果都汇集在一本论著中：(3)《局部感应电疗法及其在生理学、病理学和治疗学中的应用》，巴黎，J.-B·巴耶尔出版社，1855 年。参见：上文，1974 年 1 月 30 日的课程，注释 61；R·A·亚当斯，《阿芒·迪歇恩》，出自 W·海梅克和 F·席勒编注的《神经病学的奠基人》，第二篇，斯普林菲尔德，C·C·托马斯出版社，1970 年，第 430—435 页。

9. 1861 年 4 月 18 日，比塞特医院的外科医生皮埃尔·保罗·布罗卡（1824—1880 年）向巴黎人类学学会提交了一份笔记：(1)《对分音节语言能力中枢的分析，失语症的观察报告》，是关于一个名叫勒博涅的病人，在比塞特精神病院住了 21 年，近期失去了讲话能力，只能发出重复两次的音节"tan"。1861 年 4 月 11 日，他被转到布罗卡的部门，随后在 4 月 17 日去世。其尸检显示大脑左侧第三额叶回下部有软化病灶，布罗卡将失去分音节语言能力与此联系起来。参见《巴黎人类学学会简报》，第一卷，第二篇，1861 年 8 月，第 330—357 页；转载于 H·埃卡昂和 J·杜布瓦，《语言神经生理学的诞生（1825—1865 年）》，巴黎，弗拉马利翁出版社（"新科学丛书"），1969 年，第 61—91 页。1861—1865 年间，其他的观察报告也向布罗卡证明了左侧第三额叶回的功能，参见 (2)《大脑功能的区域定位，分音节语言能力中枢》，《巴黎人类学学会简报》，第一卷，第六章，1863 年，第 200—204 页；(3)《关于分音节语言能力中枢》，同上，第一卷，第六篇，1865 年，第 377—393 页；转载于 H·埃卡昂和 J·杜布瓦，《语言神经生理学的诞生》，第 108—123 页。

10. 迪歇恩·德布洛涅对梅毒引起的"进行性运动共济失调"（又称脊髓痨）进行了描述，其特征是运动失调，通常伴有反射消失和本体感觉。参见《进行性运动共济失调——以全身运动协调障碍为特征的疾病研究》（见上文，1974 年 1 月 30 日的课程，注释 61）；转载于《进行性运动共济失调》，巴黎，里努出版社，1859 年。

11. 迪歇恩，《小脑疾病和进行性运动共济失调的鉴别诊断》（摘自《外科医学周报》，1864 年），巴黎，马丁内特出版社，1864 年。

12. 同上，第 5 页："一旦一个人开始感受到酒精麻醉的影响，他在站立时身体就会四处摆动。而患有共济失调的人站立时的身体摆动具有显著不同的特征。醉酒的摆动像是一种摇摆，运动性共济失调的摆动是突然的，更短促，更迅速。我将站立式共济失调者与没有平衡棒站在钢丝绳上的舞者进行了对比。"参见《进行性运动共济失调》，第 78 页："在某种程度上，病人就像是没有平衡棒站在拉紧的绳索上难以保持平衡的人。"

13. 迪歇恩，《小脑疾病和进行性运动共济失调的鉴别诊断》，第 5—6 页。

14. 同上，第 6 页："醉酒的人走路左右交替画曲线，走之字，不能走直线。共济失调的人通常会摇晃着直走，但不会像醉汉那样画曲线或走之字。"

15. 同上，第 7 页："我问他们，在站立或行走时是不是不像喝多了葡萄酒或甜烧酒一样感觉到沉重或旋转。他们回答说，头是完全自在的，只是腿不能保持平衡。"

16. 指布罗卡所做的分析，来自其 1861 年的文章《对分音节语言能力中枢的分析，失语症的观察报告》，他在当中提出了"运动性失语"的概念（参见上文，注释9），用来表示"词语表达能力"的丧失（出自 H·埃卡昂和 J·杜布瓦，《语言神经生理学的诞生》，第 63 页）。

17. 皮质性发音困难是一种失语症，与位于大脑半球外表面第三额叶回下部的布罗卡区受损有关，其特征是发音障碍，但不损害发声器官。皮埃尔·玛丽（1853—1940 年）将其描述为"失语症（字盲、语聋、运动性失语、失写）"，《医学杂志》，第三卷，1883 年，第 693—702 页。

18. 使用"癔病性癫痫"一词来表示以痉挛发作为特征的混合形式证明了这一点，正如 J.-B·洛多伊斯·布里弗所说："看到癔病变成癫痫，两种状况兼而有之，这就构成了癔病性癫痫，或者癫痫越来越占主导地位，在一定程度上消灭了最初的癔病"[《癔病与癫痫的关系》，《巴黎医学理论》，第 146 期；巴黎，（出版信息不详），1851 年，第 24 页]。参见 E·J·若尔热（在他看来，癔病是一种痉挛性神经障碍，与癫痫形成连续的统一体），《癔病》一文，出自《医学词典》，第 11 卷，巴黎，贝歇·热内出版社，1824 年，第 526—551 页。关于混淆癫痫和其他"痉挛性障碍"的问题，参见 O·特姆金，《癫痫症：从希腊人到现代神经病学形成之初的癫痫故事》（1945 年），第二版，巴尔的摩，约翰·霍普金斯出版社。1971 年，第 351—359 页。

19. 米歇尔·福柯谈到了两个标志性的日期：

（1）1820 年。关于精神病原因的辩论始于 1820 年 2 月 8 日艾蒂安·若

*328*

尔热答辩的论文《论精神病的原因》(参见上文, 1973 年 12 月 12 日的课程, 注释 18)。1843 年 1 月, J·巴亚尔热, L·塞里斯及 F·隆热出版了《医学心理学年鉴——神经系统解剖学、生理学和病理学报刊》, 专门收集所有与身体和精神关系的科学、精神病理学、精神病法医学和神经病临床教学相关的文件 (巴黎, 弗尔丹和马森出版社)。这本刊物见证了一场关于精神病的器质性原因和精神原因的持久辩论。19 世纪 40 年代, 脏器学说的支持者们纷纷发出反对的声音, 辩论达到高潮。如: (a) L·罗斯坦, 《对医学怀疑论的反思及对脏器学说原理的阐述》, 巴黎, 阿瑟林出版社, 1846 年。(b) A·德·福维尔与 J.-B·德莱耶, 1821 年获得"埃斯基罗尔奖"的论文《对精神病的原因和行为方式的论述以及对其本质和特殊病灶的研究》, 《新医学杂志》, 第十二篇, 1821 年 10 月, 第 110 页; 还有 G·费鲁斯, L·卡尔梅尔。(c) J·J·莫罗·德图尔, 1830 年 6 月 9 日进行论文答辩, 论文题目是《在埃斯基罗尔称为偏狂的谵妄中与智力障碍相关的身体影响》(《巴黎医学理论》, 第 127 期, 巴黎, 迪多出版社, 1830 年), 提出"脏器学说""脏器学家"等说法 [心理学派的支持者更愿意自称为"二元论者": P.-N·热尔蒂, 弗雷德里克·杜布瓦 (1799—1873 年), Cl·米歇亚, 路易·弗朗索瓦·埃米尔·雷诺丹 (1808—1865 年)]。(d) J.-B·巴尔沙普, 论文《精神原因在精神病的产生中占主导地位》(《医学心理学年鉴》, 第二篇, 1843 年 11 月, 第 358—371 页)。(e) L·F·雷鲁特, 在《对急性谵妄和精神病中大脑变化价值的归纳》一文中批判了病理解剖学在精神医学中的使用, 巴黎, 特兰卡尔出版社, 1836 年。

(2) 1880 年。随着马尼昂和夏尔科的工作的展开, 第三次脏器学说潮蓬勃发展, 他们觉得已经掌握了大脑病理生理学, 认为如今已经到了得出明确结论的时候。

20. 关于 A·L·J·培尔的概念, 参见上文, 1973 年 12 月 12 日的课程, 注释 17 及注释 2。

21. 与培尔承认"疯狂、痴呆和麻痹三种基本症状"不同, 巴亚尔热坚持认为这一疾病的基本症状有两种, 一种由麻痹现象构成, 另一种由痴呆现象构成, 没有它们疾病就永远不会存在, 而谵妄的存在仅仅构成"一种附属的症状"(《麻痹性痴呆的症状及其与精神病的关系》, 《格里辛格论著》译文附录, 第 614 页和第 612 页)。

329 22. "确定的疾病"或者像米歇尔·福柯在《疯狂史》(1972 年版, 第 542 页) 中所说的"确定的形式, 支配精神病所有感觉的完整体系在对神经性梅毒进行精神病学症状分析中得到了准确呈现"。1955 年，亨利·艾从中得出一个"原型"，"对精神病医生而言具有无法遏制的吸引力"（《精神病学史》，出自《外科医学百科全书——精神病学》，第一篇，1955 年，第 7 页）。在病理解剖学形成时，培尔从精神病学中分离了一个符合医学模型的疾病实体（参见上文，1973 年 12 月 12 日的课程，注释 17）；它具有从病理解剖学角度可确定的原因，呈现出特定的症状，包含由导致运动性残废和痴呆症的三个时期所定义的过程。关于这个问题的历史，参见 J·巴亚尔热，《麻痹性痴呆的发现和早期作者发表的学说》，《医学心理学年鉴》，第三卷，第五篇，1859 年 10 月，第一部分，第 509—526 页；第三卷，第六篇，1860 年 1 月，第二部分，第 1—14 页。

23. 参见上文，1974 年 1 月 30 日的课程，注释 1。

24. 40 年代，"神经症"的定义几乎没有改变。苏格兰医生威廉·库伦在《疾病分类工具或学生在疾病分类学讨论中的使用》最早引入了这一术语，后因《医学实践前沿》（爱丁堡，埃略特出版社，1777 年，第 4 卷）的出版而闻名："我建议以神经症或神经性疾病为主题了解所有违反感觉和运动本质的疾病（其中发热并不是原发疾病的一部分），所有这些疾病不属于器官的局部疾病，而属于一种更普遍的疾病，即神经系统以及感觉和运动特别依赖的系统能力的疾病。"（《实用医学基础知识》，第四版，由 M·博斯基永翻译并注释，第二篇，巴黎，巴罗瓦与梅基尼翁出版社。1785 年，第 185 页。）1843 年，《医学心理学年鉴》导论（第一篇，1843 年 1 月，第 23—24 页）在"神经症"一项中指出："与在不同形式的精神错乱中一样，在神经症中也是关系活动的功能障碍占主导地位。这种障碍以各种方式体现在疑病、癔病、僵住症、癫痫、梦游症、神经痛等病症中。（……）它们在一定程度上介于营养活动障碍和精神疾病之间，似乎这两种性质兼而有之。这边器官活动的功能性障碍主导发病；那边智力障碍支配发作。"参见：(a) A·德·福维尔，《神经症》一文，出自《实用医学外科词典》，第十二卷，巴黎，加蓬出版社，1834 年，第 55—57 页。(b) E·莫纳雷和 L·弗勒里，《神经症》一文，出自《实用医学概要》，第六卷，巴黎，贝歇出版社，1845 年，第 209 页。(c) E·利特雷和 C·罗宾，《医学、外科学、药剂学、附属科学和兽医学词典》，巴黎，1855 年，词条"神经症"："发生在神经系统中的疾病的总称，与功能性障碍相关，局部结构中无明显病变，也不存在适于产生病变的物质因素。"(d) J.-M·布鲁丹，《19 世纪上半叶关于癔病的不同理论》，苏黎世，朱利斯出版社，1969 年。

25. 《医学心理学年鉴》引言，第一篇，1843 年 1 月，第 25 页。

26. 儒勒·法雷特，《偏执狂或精神狂》(1866 年 1 月 8 日在医学心理学会宣读)，《医学心理学年鉴》，第四卷，第七篇，1866 年 5 月，第 406 页："癔病病人的另一个主要特征是口是心非和谎话连篇。这些病人最大的乐趣莫过于欺骗和误导他们所接触的人。癔病病人甚至会夸大抽搐动作（通常是部分假装的），也会伪装和夸大所有心理活动。总之，癔病病人的生活不过是无休止的谎言。"转载于《精神疾病和神经疾病的临床研究》，第十二册，巴黎，J.-B·巴耶尔出版社，1889 年，第 502 页。

27. 1911 年 3 月 31 日，儒勒·德杰林在《神经系统疾病临床教学第一课》(《医学报刊》，1911 年 4 月 1 日，第 253—258 页)中说："通过对癔病的研究，夏尔科从精神病医生手里拿走了一个领域，他们试图夺回这个领域的举动只能是徒劳。当然，夏尔科关于癔病的学说并不完整。但他的功劳是让医生明白，除了有形的病变，某些精神障碍造成的问题也为他们的活动提供了相当大的空间，应该感谢他。"(出自 G·吉兰，《夏尔科 (1825—1833 年)：他的生平，他的著作》，巴黎，马森出版社，1955 年，第 143 页。)这方面的一个例证是，医学百科全书和词典中有关癔病的文章的作者身份转让给了神经病学家。

28. 米歇尔·福柯指的是 1893 年 8 月弗洛伊德撰写并发表在《维也纳医学周刊》(第 43 卷，第 37 期，1893 年，第 1513—1520 页)上的讣告："他授课的房间里装饰着一幅画，画上描绘了'公民'皮内尔为萨尔佩特里尔医院里可怜的精神病人脱去锁链的场景"[《夏尔科》，出自 S·弗洛伊德，《弗洛伊德文集》，第一篇，1952 年，第 28 页／《夏尔科》，由 J·阿尔图尼安，A&O·勃艮第，G·格朗，J·拉普朗什和 A·洛兹翻译，出自《成果、思想与问题集》，第一篇 (1890—1920 年)，巴黎，法国大学出版社("精神分析丛书")，1984 年，第 68 页]。

29. J.-M·夏尔科，《神经系统疾病课程》，第一卷，第十一课"卵巢感觉过敏"，第 320—345 页："痕迹"指的是"癔病病人痉挛发作期间持续存在的大多数并发症。由于这些症状所表现出的特点，即使在没有痉挛发生的情况下，它们也可以用来识别严重的神经症"。以及"偏身麻木、麻痹、挛缩、存在于身体不同部位的固定痛点"(第 320 页)。

30. J.-M·夏尔科，(1)《萨尔佩特里尔医院的临床内科——癔病病人的视觉障碍》，《医学进步杂志》，第六年，第 3 期，1878 年 1 月 10 日，第 37—39 页；(2)《神经系统疾病课程》，第一卷，附录五"癔病病人的视觉障碍"，第 427—434 页。

31.《神经系统疾病课程》，第一卷，第十课"癔病性偏身麻木"，第300—319页。

32. 同上，第十二课"癔病性挛缩"，第347—366页；同上，第三篇，第七课"由外伤引起的癔病性挛缩"，以及第八课《续篇》，巴黎，勒克洛斯尼耶和巴贝出版社，1890年，第97—107页，第108—123页。

33. 在1888年2月21日教学诊疗所临床教学的课程《年轻男孩的癔病》中，夏尔科承认："很奇怪，心理形式中并没有痕迹存在。"《1887—1888年教学诊疗所临床教学——萨尔佩特里尔医院星期二的课程》，第一篇，第208页："所有痕迹都是永远存在于癔病之中的。尽管痕迹一直都在，但我得承认我们常常发现不了所有的痕迹，在最坏的情况是，连一个都找不到。"

*331*

34.《神经系统疾病课程》（第一卷，第十三课"癔病性癫痫"，第373—374页，以及附录六"对严重癔病发作的描述"，第435—448页）早在1972年就开始拟定，1878年进行系统整理，夏尔科将其简化为"一个非常简单的程式"："所有这些看似无序、多变的现象都依照一定的规律发展。完全发作包括四个时期：1. 癫痫样时期。这个时期看起来且通常确实类似于真正的癫痫发作。癫痫期应该分为三个阶段：a. 紧张性阶段；b. 阵挛性阶段。四肢和整个身体以短暂而快速的震动开始，以大范围的摇晃结束。c. 消散阶段。2. 扭曲和大动作时期。3. 情欲姿势时期。幻觉显然主导了这个时期。病人亲自深入场景，通过她所做出的生动活跃的手势和面部动作，很容易了解她认为正在经历并在当中扮演主要角色的剧情的所有变化。4. 结尾时期。病人最终回到现实世界。"（《对严重癔病发作的描述——以萨尔佩特里尔医院为例》，由P·里歇记录，《医学进步杂志》，第七年，第2期，1879年1月11日，第17—18页。）

35. 尽管如夏尔科所说，"癔病性癫痫"一词涵盖了"两种神经症的可变剂量组合"，构成"一种混合形式，一种由半癔病半癫痫组成的混合体"[《神经系统疾病课程》，第一卷（第三版，1877年；第五版，1884年，第368页）]，他还是将癫痫和癔病性癫痫区分为不同的病理实体，两者不可相互结合以形成某种"混合"疾病。他还区分了"明显发作的癔病性癫痫"（其中癫痫是原发性疾病，癔病加入进来）和"混合性发作的癔病"（其中癫痫式痉挛的出现仅作为"辅助因素"）："在这些病例中，只会且总会涉及披着癫痫外衣的癔病"（同上，第十三课"癔病性癫痫"，1872年6月11日，第368—369页）。"癔病性癫痫"一词不再仅指发展到极致的癔病的最终程度或大发作性癔病。后来，他甚至放弃了这种说法："出于对传统的尊重，我曾经一直保留癔病性癫痫的名称；但我得承认，它让我很困扰，因为它很荒谬。癫痫与癔病性癫痫之间没有丝毫关联，哪怕是混合性发作的癫痫也一样"（《萨尔佩特里尔医院星期二的课程》，第十八课，1889年3月19日，第424—425页）。1975年2月26日，米歇尔·福柯也谈到了这个问题：参见《不正常的人》，第167页。另见 Ch·费雷，《癔病性癫痫史摘录》，《神经病学档案》，第三卷，1882年，第160—175页，第281—309页。

36. 关于差异列表，参见《医学进步杂志》中的总结课程"癫痫与癔病性癫痫的区别特征"，第二年，第2期，1874年1月10日，第18—19页；以及《精神系统疾病课程》，第一篇，第十三课"癔病性癫痫"，第374—385页。

37. 指62岁的奥雷尔从1851年开始出现"左半身完全麻木"，"直到今天，也就是在漫长的34年之后，她身上仍然有这种症状！对这位病人，我们已经观察了15年，相关的偏身麻木症状从未消失"（《神经系统疾病课程》，第三卷，巴黎，勒克洛斯尼耶和巴贝出版社，第十八课"关于男性癔病的六个病例"，由 G·吉农收汇编，第260—261页）。

38. 指阿比尔"在1885年12月出现了两轮病情发作：第一轮持续了12天共计4506次；第二轮持续了14天共计17083次"（《萨尔佩特里尔医院星期二的课程》，第二篇，第四课，"1888年11月13日星期二教学诊疗所的临床教学：癔病性睡眠发作"，第68页）。

39. 指人为重现夏尔科所说的催眠状态下的癔病表现："在我们眼前就是简简单单的人体机器，这正是德拉梅特里梦寐以求的"（《两例由外伤引起的癔病性手臂单瘫病例》，出自《神经系统疾病课程》，第三卷，第337页）。参见朱利安·奥弗雷·德拉梅特里（1709—1751年），《人体机器》，巴黎，出版信息不详。

40. 夏尔科，《萨尔佩特里尔医院星期二的课程》，第一篇，1888年1月24日星期二教学诊疗所的临床教学："由催眠暗示引起的癔病性创伤麻痹"，第135—136页："这种麻痹在某些情况下可以人为地复制，这是极致的方式和病理生理学的理想状态。能够复制病理状态是完美的，当我们掌握了复制疾病现象的手段，也就掌握了这一理论。"参见：同上，1888年5月1日教学诊疗所的临床教学："催眠状态下人为产生的麻痹——实验性麻痹的治愈方法"（作用于可催眠的癔病性癫痫病人），第373—385页。

41. 1870年，由于路易·德拉西奥弗的部门中精神病人、癫痫病人和癔病病人所住的圣劳尔楼进行翻新，管理部门将精神病人和被视作精神病人的癫痫病人安置到巴亚尔热的部门，同时为其他癫痫病人和癔病病人单独开设了一个部门，即"普通癫痫病专区"，并于1872年交由夏尔科负责。参见神经系统疾病临床教学讲坛"开场第一课"，出自《神经系统疾病课程》，第三卷，第2—3页。

42. J.-M·夏尔科，《金属疗法与催眠疗法——电疗法》，出自《全集》，第九篇，勒克洛斯尼耶和巴贝出版社，1890年，第297页："夏尔科以及在他的指导下诸多学生在萨尔佩特里耶医院所进行的关于催眠疗法的研究可以追溯到1878年。"夏尔科在《癔病病人催眠疗法课程》中阐述了最初的研究成果，他向科学院递交了一份学术报告，从神经学方面进行描述，旨在赋予催眠科学的身份。报告题为《病理生理学——催眠癔病病人所导致的不同神经状态》，《科学院会议周报》，第94卷，第1期，1882年2月13日，巴黎，戈蒂埃·维拉尔出版社，1882年，第403—405页。参见A·R·欧文，《癔病、催眠和治疗：夏尔科的研究》，伦敦，D·多布森出版社，1971年。

43. 19世纪60年代，出现了与工伤事故或铁路事故的后续相关的问题，如鉴定、赔偿、无工作能力的确定等。关于工伤事故，1865年11月14日的法令创立了保险局，得到工商信贷银行的支持。1868年7月11日的法案建议设立两个国家保险管理机构，以应对因工农业操作造成的死亡和事故。1868年8月10日的法令对法案进行了明确说明。1880年5月，马丁·那铎提出了一项关于"工人在工作中受伤的事故责任"的法案；直到1898年4月9日关于工伤事故的法案才获得投票通过。参见：(a) G·阿蒙，《法国及国外保险的历史》，巴黎，A·贾尔和F·布里埃尔出版社，1897年。(b) V·塞内斯，《保险公司的起源》，巴黎，L·杜拉克出版社，1900年。(c) J.-P·理查，《法国保险机构的历史》，巴黎，阿尔戈斯出版社，1956年。(d) H·哈茨费尔德，《从贫困到社会保障（1850年至1940年）》，巴黎，1971年。1974年10月，米歇尔·福柯也谈到了这个问题，参见《言与文》，第三卷，第170篇，第54页。

44. 1867年1月至2月，亨利·勒格朗·杜索勒（1830—1886年）针对这个问题开设了一系列课程，发表于论著《关于人寿保险的法医学研究》，巴黎，萨维出版社，1868年。

45. Cl·吉尔莫在其论著《铁路事故及其在医疗与法律上的后果》中谈到了探查模拟病症的问题，巴黎（出版信息不详），1851年，第40—41页；再版，里昂，A·斯托克出版社，1891年。A·苏克的论文主要研究模拟病症的问题，论文题目是《对研究脊髓器质性疾病模拟癔病的贡献》，《巴黎医学理论》，第 158 期，巴黎，勒克洛斯尼耶和巴贝出版社，1891 年。另见上文，1973 年 12 月 12 日的课程，注释 20，以及 1974 年 1 月 30 日的课程，注释 20。

46. 参见上文，1974 年 1 月 9 日的课程及 1974 年 1 月 23 日的课程。19 世纪下半叶，关于这些事故后果的完整文献得以保留：a. 盎格鲁—撒克逊文献，将事故后果归因于脊髓（《铁路事故导致的脊柱损伤》）或大脑（《铁路事故导致的大脑损伤》）的炎症。参见：(a) J·E·埃里克森，《铁路及神经系统的其他损伤》，费城，H·C·雷阿出版社，1867 年；以及《脊柱震荡、神经性休克以及神经系统的其他不明损伤》，纽约，伍德出版社，1875 年；(b) H·W·佩奇，《从外科学和法医学角度看没有明显机械性损伤和神经性休克的脊柱和脊髓损伤》，伦敦，J·丘吉尔出版社，1883 年；以及他的论著（他寄了一本亲笔签名版给夏尔科）《铁路事故造成的损伤，特别是从法医学和临床医学角度看的背部及神经系统的损伤》，伦敦，格里芬出版公司，1891 年。b. 德国文献，认为事故的后果构成了特殊的"创伤性神经症"。参见：(a) H·奥本海姆和 R·汤姆森，《感觉缺失在中枢神经系统疾病中的发生及其重要性》，《精神病学档案》，柏林，第 15 卷，1884 年，第 559—583 页，第 663—680 页；(b) H·奥本海姆，《创伤性神经症》，柏林，赫施瓦尔德出版社吗，1889 年。早在 1877 年夏尔科就针对这个问题开设了一门课程，主题为"创性病变对局部癔病现象进程的影响"（1877 年 12 月在萨尔佩特里尔医院开设的课程），《医学进步杂志》，第 6 年，第 18 期，1878 年 5 月 4 日，第 335—338 页。他不承认特殊临床实体的存在，认为在催眠条件下有可能复制与创伤性麻痹相类似的麻痹症状，定义了另一种癔病，即"创伤性癔病"。从 1878—1893 年，夏尔科发表了二十余个因工伤事故或铁路事故而导致的瘫痪病例：(1)《神经系统疾病课程》，第三卷，第十八课（他在当中批评了德国的观念），第 258 页；第二十二课"两例癔病性手臂单瘫病例"，第 354—356 页；第二十三课"两例癔病性髋痛病例"，第 370—385 页；第二十四课（第 386—398 页，他将英国人的"神经性休克"与催眠暗示状态进行了类比），以及附录一，第 458—462 页；(2)《萨尔佩特里尔医院星期二的课程》，第二篇，1888 年 12 月 4 日教学诊疗所的临床教学，第 131—139 页，附录一"癔病与创伤性神经症——火车碰撞事故与随之而来的癔病"，第 527—535 页；(3)《神经系统疾病的临床教学（1889—1891 年）》，第一篇，第三课，1889 年 11 月 13 日，第 61—64 页；(4) J.-M·夏尔科和 P·玛丽，《癔病，特别是癔病性癫痫》（与德国关于特殊"创伤性神经症"的概念形成对比），出

1974年2月6日

自 D·哈克·图克，《心理医学词典》，第一卷，伦敦，J.&A·丘吉尔出版社，1892 年，第 639—640 页。另见：（a）Ch·维贝尔，《创伤性神经症——关于铁路事故及其他类似外伤造成的创伤的法医学研究》，巴黎，J.-B·巴耶尔出版社，1893 年。（b）E·费舍尔-霍姆伯格，《铁路事故导致的脊柱损伤和创伤性神经症——灵魂与脊髓》，《金盏花杂志》，第 27 卷，1970 年，第 96—111 页；以及其论著《创伤性神经症——从身体苦难到社会苦难》，伯尔尼，汉斯·胡贝尔出版社，1975 年。

47.《神经系统疾病课程》，第三卷，第二十四课"由外伤引起的癔病性髋痛病例"，由 P·玛丽医生收集。为了证明锯木工人 C（1883 年 5 月的一场工业事故的受害者）患有癔病性髋痛且并无器质性病变，夏尔科在两名处于"催眠状态"的女病人身上复制了这种症状。（同上，第 391—392 页）。

48. 关于模拟病症，参见上文，注释 45。相关参考文献：（a）A·洛朗，《关于模拟精神病的法医学研究》。（b）E·布瓦索，《模拟病症》，出自《医学百科词典》，第二卷，第四篇，巴黎，马森 / 阿瑟林出版社，1876 年，第 266—281 页。（c）G·图尔德，《关于模拟病症》，见上文，1973 年 12 月 12 日的课程，注释 20。夏尔科也多次谈及这一问题：（1）《萨尔佩特里尔医院星期二的课程》，第一篇，1888 年 3 月 20 日教学诊疗所的临床教学，"异常形式——运动性共济失调"，德拉哈耶及勒克洛斯尼耶出版社，1892 年，第 281—284 页；（2）《神经系统疾病课程》，第一卷，第九课"癔病性尿闭"，"模拟病症"一章（1873 年），第 5 版，德拉哈耶及勒克洛斯尼耶出版社，1884 年，第 281—283 页；第三篇，神经系统疾病临床教学讲坛第一课，1882 年 4 月 23 日，第七章"模拟病症"（1887 年），勒克洛斯尼耶和巴贝出版社，1890 年，第 17—22 页，以及第二十六课"模拟病症——癔病性缄默症的病例"，第 422 页。

49. 早在 19 世纪 80 年代，医学教授及南锡医学会主席伊波利特·伯恩海姆（1840—1919 年）就对夏尔科的试验进行了评论：《催眠状态和清醒状态下的暗示》，巴黎，杜安出版社，1884 年。他在《催眠、暗示、心理》（巴黎，杜安出版社，1891 年，第 172 页）中评论说："无法相信他对患神经病和癔病的病人作出了多少无意识的暗示；他创造了神经痛、引起癔病的区域，让他的想法在病人身上显露出来，用他头脑中的先入之见来制造观察结果"。1891 年 1 月 29 日，他在《时报》上发表的一篇文章中说："我认为，萨尔佩特里尔医院作为经典病例向我们展示的癔病发作，展现出清晰而精确的阶段，是一种培育出来的癔病。"此外，他拒绝将催眠疗法写入病理记录，认为"所谓的催眠疗法无非是激活大脑的正常属性，即可暗示性，也就是受已接纳的想法影响并力图实现这一想法的能力"。关于夏尔科和伯恩海姆的争论，参见希尔曼，《一项对癔病的科学研究》(1817—1868年)，《医学史简报》，第29卷，第2期，1955年，第163—182页。

50."精神创伤"的概念早在1877年就已经出现，最初被理解为一种易引发癔病意外的"机械性动作"；参见《神经系统疾病课程》，第一卷，附录七"创性病变对局部癔病现象进程的影响"(1877年12月)，第446—457页。从1885年起，这一概念进一步深化，将"创伤性暗示"机制考虑在内；参见《神经系统疾病课程》，第三卷，第二十课"两例由外伤引起的癔病性手臂单瘫病例"，第299—314页；第二十一课"两例由外伤引起的癔病性手臂单瘫病例"后续部分，第315—343页；第二十二课"两例由外伤引起的癔病性手臂单瘫病例"结尾部分，第344—369页(有一段专门讲"催眠疗法和神经性休克"，第354—356页)。

51.勒隆热的病例。29岁的男孩，当差跑腿为生，1885年10月21日被一辆马车撞倒。他在两次住院(分别在博戒医院和住宫医院)后表现出麻痹和四肢麻木的症状，1886年3月21日被收入夏尔科的部门。参见《精神系统疾病课程》，第三卷，附录一"车祸后由外伤引起的癔病性麻痹的案例"(由M·贝尔贝兹收集的观察结果)，第441—459页。车祸"让勒隆热确信，撞倒他的那辆车的车轮，如他所说是'从他的身上碾过'。这个信念一直缠着他，连梦里都不放过，而事实上是绝对错误的"(第555页)。

52.同上，第553—554页："必须在部分休克的事实特别是与之相关联的感觉和运动现象中寻找暗示的来源。由于梦游症的精神状态对暗示的有效性极为有利，肢体不能运动的想法经过酝酿会得到相当程度的发展，最终在客观上以全身瘫痪的形式呈现出来。"

53.埃斯基罗尔的言论所阐明的理念，《关于躁狂症》一文，出自《医学词典》，第三十篇，巴黎，C·L·F·潘库克出版社，1818年，第454页："精神病人的行为一直以来都是谵妄的结果。"另见E·J·若尔热，《精神病——对该疾病的论述》，第75页："没有谵妄就没有精神病。"又见F·E·弗德雷，《论法医学与公共卫生》，第一卷，巴黎，马姆出版社，1813年，第184页。

54.关于童年的讲述，参见奥古斯丁的病例，出自《萨尔佩特里尔医院影像集》，由D·M·布尔纳维尔、德拉哈耶和勒尼亚尔发表，第二篇，巴黎，德拉哈耶出版社，1878年，第167页。

55. 指露易丝·奥古斯丁，她在15岁半时已进入夏尔科的部门进行治疗。参见《神经系统疾病课程》，第二部分"癔病性癫痫"，观察报告2，第125—126页。

56. 指她在哥哥面前呼唤朋友埃米尔的场景，她这样做是为了在面对哥哥的责备时为自己辩解。同上，第149页。

57. 赛琳娜的病例，她于1870年进入夏尔科的部门进行治疗。参见《神经系统疾病课程》，第一卷，观察报告5，1877年2月9日，巴黎，德拉哈耶和勒克洛斯尼耶出版社，1877年，第132页。

58. 参见上文，注释26。以及儒勒·法雷特，《精神病人的法律责任》中《癔病》一章（1876年），出自《精神病人与精神病院》，第189页："这些病人往往都有明显的性格障碍，这些障碍给他们打上了特殊的烙印，人们通常称之为癔病病人的特征。她们异想天开，乐于撒谎和编造；她们浪漫热情，喜爱支配且反复无常。"

59. 夏尔科的话是关于保罗·布里盖的论著《论癔病的临床和治疗》（巴黎，J.-B·巴耶尔出版社，1859年）。参见《神经系统疾病课程》，第一卷，第十课"癔病性偏身麻木"，由D·M·布尔纳维尔收集，1872年，第301页。

60. 指弗洛伊德在一次晚宴中参与了夏尔科和法医学教授保罗·布鲁阿代尔之间的讨论。关于某个女病人，夏尔科说："在同样的病例中，都是生殖器的问题，都是"……我知道有那么一刻我陷入了一种近乎震惊的状态，我心想："他如果知道，为什么从来不说呢？"（《精神分析的历史记录》，1914年，出自《弗洛伊德文集》，第十卷，1946年，第51页。）

61. 弗洛伊德得到一笔补助金，在夏尔科的部门待了一段时间（从1885年10月30日到1886年2月28日）。参见S·弗洛伊德，《使用大学禧年基金会旅行补助金的巴黎和柏林学习之旅的报告》（1886年），出自J·R·吉克尔霍恩，《从文献看西格蒙德·弗洛伊德的学术生涯》，维也纳，厄本与施瓦岑贝格出版社，1960年，第82—89页/《使用大学禧年基金会旅行补助金的巴黎和柏林之行的报告（1885年10月至1886年3月）》，由安娜·伯尔曼部分翻译，刊登于《法国精神分析杂志》，第二十卷，1956年，第3期，第299—306页。在早期的文章中，弗洛伊德尝试从性病因角度对神经症进行分析，这些文章涉及神经衰弱和焦虑性神经症：参见《精神分析的诞生》，手稿A，1892年末，第59 60页；手稿B，1893年2月8日，第61—65页。

1974年2月6日

1894 年，他将这种假设扩展到防御性精神神经症：参见《防御性精神神经症》（出自《弗洛伊德文集》，第一篇）/《防御性精神神经症——关于后天性癔病、诸多恐怖症和强迫症以及某些幻觉性精神病的心理学理论》，由 J·拉普朗什翻译，出自《神经症、精神病和反常现象》，第 1—14 页。另见对问题进行概括的文章《神经症病因学中的性欲》（1898 年），出自《弗洛伊德文集》，第一篇，第 489—516 页 /《神经症病因学中的性欲》，由 J·阿尔图尼安，A&O·勃艮第，G·格朗，J·拉普朗什和 A·洛兹翻译，出自《成果、思想与问题集》，第一篇（1890—1920 年），第 75—97 页。

62. 指热纳维芙的"色情妄想时期"，她 1843 年 1 月 2 日出生在卢丹，1872 年以"普通癫痫病人"的身份进入夏尔科的部门。参见《萨尔佩特里尔医院影像集》，"色情妄想时期"："观察者还不习惯这些场景，看到她面目扭曲可憎，表现得极度淫荡，感到十分震惊。她朝着其中一名助手走去，猛地倒向他，嘴里说着'抱我！给我！'"（第一篇，第 70 页）。观察报告来自米歇尔·福柯的《认识的意志》，第一篇，巴黎，伽利玛出版社（"历史文库"），1976 年，第 75 页。

63. 参见上文，注释 4。

64. 约瑟夫·弗朗索瓦·菲利克斯·巴宾斯基（1857—1932 年），1885—1887 在夏尔科的部门担任主治医生，并在夏尔科去世之后远离了他的理念。1901 年 11 月 7 日，巴宾斯基在巴黎神经病学协会的一次报告中提议将"癔病"一词替换为"暗示病"（说服疗法），以指明一类由暗示引起并可能通过暗示治愈的疾病现象，从而将癔病和催眠状态区分开来。"希腊语中 peithô 和 iatos 的意思分别是'说服'和'可治愈的'，所以新词 pithiatism 能够很好地指明以通过说服可以治愈的障碍为表现的精神状态，并有利于取代'癔病'的说法。"（《癔病的定义》，《神经病学杂志》，1901 年，第 9 期，第 1090 页；转载于《科学著作集》，第九部分"癔病—暗示病"，巴黎，马森出版社，1934 年，第 464 页）。1906—1909 年间，巴宾斯基进一步深化了他的理念：（1）《我对癔病和催眠（暗示病）的想法》（巴黎医院住院医生协会举行的会议，1906 年 6 月 28 日，同上，第 465—485 页）；（2）《传统癔病的分化——暗示病》（《医学周刊》，1909 年 1 月 6 日，第 66—67 页），他在文章中称："从具有四个著名阶段的病情发作中，以嗜睡症、僵住症、梦游症为特征的催眠状态不复存在。读过当时的论著中对这些障碍的描述的学生或年轻医生认为，这涉及古病理学"（转载于《科学著作集》，第 500 页）。

1974年2月6日

# 课程概要 [1]

---

[1] 发表于《法兰西学院年刊第 74 年度——思想体系史（1973—1974 年）》，1974 年，第 293—300 页。转载于《言与文（1954—1968 年）》，由 D·德福尔和 F·埃瓦尔德主编，J·拉格朗日合作出版，巴黎，伽利玛出版社（"人文科学书库"），1994 年，第 4 卷；参见，第二篇，第 674—685 页。

　　长久以来且一直到今天，医学、精神病学、刑事审判学、犯罪学仍然处于在认识的标准中显示真理和在检验的形式中产生真理的边缘。这一门学科往往隐藏在那一门学科之内并通过它为自己论证。这些"学科"当前的危机不仅仅是质疑认识领域中的局限性或不确定性，也是质疑认识、认识的形式、"主体—客体"的标准，（不是在内容的真假上，而是在权力—知识功能上）对社会的经济和政治结构与认识之间的关系提出疑问。因此，这是历史与政治意义上的危机。

　　首先以医学为例，包括与之相关的空间，即医院。一直以来，医院都是一个模糊的场所，其功能是确定被隐藏的真理和检验要产生的真理。

　　医院对疾病的直接作用是，不仅能够揭示疾病在医生眼中的真相，而且能够产生真相。医院是真实疾病的诞生地。我们假设病人在自由的状态下（在他的"环境"、家庭、和圈子里，包括饮食、习惯、偏见、幻想）只能患有某种复杂、混乱、纠结的疾病，即一种违背本性的疾病，既混合了多种疾病又阻止了真实疾病真切地发生。因此，医院的作用是，通过排除这种多余的赘生物、这些畸变的形式，不仅显示疾病本身的样子，而且在受到围困和束缚的真理中产生疾病。其自身的属性、主要特征、具体发展最终都将能够通过住院的效果变为真实。

在 18 世纪，医院的作用是为显露病痛的真相创造条件。因此，它是观察和示范的场所，也是净化和检验的场所。它构建了一种复杂的装置，真正地显露并产生疾病，是思索疾病种类的植物园，也是制造病理物质的提炼所。

19 世纪所建立的大型医疗机构都具有这种双重功能。整整一个世纪（1760—1860 年），入院治疗的实践和理论，疾病的概念，都受制于这种模糊性：医院作为接收疾病的机构，应该是认识的空间或检验的场所吗？

由此，医生们的思想和实践中产生了一系列的问题。主要有以下几种：

1．治疗的目的是消除病痛，将病痛化为无形。然而，要使治疗具有合理性并建立在真理之上，是否不应该任由疾病发展？应该什么时候进行干预，朝哪个方向干预？是否应该干预？是否应该采取行动促使疾病发展或停止？是为了减轻疾病还是为了引导疾病走向终结？

2．存在疾病和疾病变化。疾病有纯粹与混杂、简单与复杂之分。最终难道没有一种疾病，其他所有的疾病或多或少都是由其衍生而来？是否应该接受顽固的疾病？（布鲁塞和他的对手对刺激的概念所进行的讨论。原发性发热问题。）

3．什么是正常的疾病？什么是顺其自然的疾病？导致死亡的疾病或自愈的疾病，其进化已经完成了吗？由此，比夏对疾病在生存与死亡之间所处的位置展开研究。

众所周知，巴斯德的生物学理论极大地简化了所有这些问题。通过确定致病的因素并将其固定为单一机体，让医院成为观察、诊断、临床及实验测定的场所，也成为即时干预、反击细菌入侵的场所。

至于检验的功能，则可以消失了。疾病产生的地方将会是实验室或试管。但疾病不会在某一次病情发作中实现。我们按照某种放大的机制将其过程缩小，将其带回到某个可验可控的现象。对疾病而言，医院不再是对决定性事件有利的场所，只允许进行缩小、迁移、放大和确定。检验变成了实验室技术结构中的与医生表述中的证据。

如果想对医生进行"人种认识论"研究，就不得不说，巴斯德的革命性理论剥夺了一千年来医生在传统生产和疾病检验中的作用。其作用的消失是戏剧化的，因为巴斯德并非简单地表明医生不一定是"基于真理"的疾病生产者，而是说医生由于对真理的无知，无数次让自己成为疾病的传播者和复制者。医院里的医生在病床间来来去去，这是传染的主要因素之一。巴斯德给医生带来了巨大的自恋式创伤，他们对此耿耿于怀：医生的双手本应掠过病人的身体，进行触诊和检查，本应发现、暴露和展示疾病，巴斯德却将其指定为携带病痛的工具。至此，医院的空间和医生的知识起到了产生"关键"疾病的作用。于是，医生的身体和拥挤的医院似乎像是疾病真实性的生产者。

我们给医生和医院消毒，赋予他们新的纯洁，他们从中获得新的权力和人们想象中的新身份。而这又是另一个故事了。

*

这几个标记有助于理解精神病人和精神病学家在精神病院中所处的位置。

在两种事实之间可能存在着某种历史关联：18 世纪以前，精神病并未得到系统地封闭治疗，而主要被视为某种错误或幻想的形式。甚至在古典时代初期，精神病被认为属于人们的妄想。精神病可以在幻想中存在，只有当精神病采取极端的或危险的形式时，才要与幻想分开。不难理解，在这些条件之下，能够且应该真实显现精神病的优先场所并不是医院的人造空间。公认的治疗场所，首先是自然界，因为它是真理的有形形式，拥有消除错误、破灭幻想的权力。因此，医生开出的处方往往是旅行、休息、散步、退隐、与城市非自然且虚幻的世界相隔离。埃斯基罗尔记忆犹新，在规划精神病院的平面图时，他建议每一个院子都通向花园。另一个投入使用的治疗场所是剧院，即被颠覆的自然界：我们给病人演一场戏，将他自己的精神病搬上舞台，短暂地给他一个虚构的真实。运用布景和装扮，就像精神病是真的一样，而落入陷阱以后，错误最终会在受骗者眼中显现出来。直到 19 世纪，这种技术仍未完全消失。例如，埃斯基罗尔建议对忧郁症病人提起诉讼，以激发他们的精力和战斗欲。

拘禁的做法实行于 19 世纪初期。当时，人们认为精神病与错误的关联少于它与固定和正常行为的关联。精神病不再是混乱的判断，而是在行动、意愿、体验激情、做出决定以及自由的方式中的障碍。简而言之，当精神病不再以"真理—错误—意识"为中心，而是以"情感—意志—自由"为导向，便有了霍夫鲍尔（Hoffbauer）和埃斯基罗尔的著名时刻。"有些精神病人的谵妄是几乎看不见的。没有人的激情和精神情感是混乱、堕落或颓丧的。只有当精神病人恢复到最初的情感时，谵妄现象的减少才是一种治愈的确定征候。[①]"治愈的过程究竟是怎样的？是通过行动让错误消失，让真理重见天日？不是。而是"精神情感回归到合理的限度，渴望再次见到朋友和孩子，流下感性的眼泪，想要倾诉心声，回归家庭，重拾习惯[②]"。

那么，在这场回归正常行为的行动中，精神病院将会起到什么样的作用呢？首先当然是具有 18 世纪末医院的功能，能够发现精神疾病的真相，排除病人周围掩盖和扰乱疾病的一切因素，赋予疾病非常规的形式，维护并重启疾病。然而，埃斯基罗尔所确立的模式下的医院，不仅是揭露的场所，也是对抗的场所。精神病混乱的意志和堕落的情感，必定会在这里与正当的意志和正统的情感交锋。它们之间的对立，它们之间不可

*345*

---

①② J·E·D·埃斯基罗尔，《精神病》（1816 年），出自《从医学、卫生学及法医学角度判定的精神疾病》，巴黎，J.-B·巴耶尔出版社，1838年，第一篇，第 16 页（再版，巴黎，精神类书籍出版社，"精神病学中的稀有内容"丛书，1989 年）。

避免甚至是期望之中的冲突，将产生两种结果：由于没有在任何谵妄中表现出来，病态的意志往往难以觉察，它会在光天化日之下通过反抗医生正当的意志来制造病痛；另一方面，如果由此建立的对抗进展顺利，必将导致正当的意志获胜，病态的意志屈服和放弃。因此，这是一个对立、对抗和支配的过程。"要采用一种扰乱性的方式，以痉挛打破痉挛。要掌控某些病人的整体特性，战胜其自负，驯服其怒气，粉碎其傲慢，同时还要激发和鼓励其他[①]。"

由此形成了 19 世纪的精神病院极为独特的功能；它是诊断及分类的场所，就像长方形的植物园，不同种类的疾病按区域分布，其布置让人联想到宽阔的菜园；但也是封闭的对抗空间、争夺的场所，有关胜利与屈服的研究领域。精神病院的名医，无论是勒列特、夏尔科还是克列普林，既能通过对疾病的认知来讲述疾病的真理，也能借助他的意志对病人本人所行使的权力在真理中产生疾病，在真实性中抑制疾病。19 世纪的精神病院中实施的所有技术或程序，包括拘禁、私下或公开讯问，淋浴之类的惩罚处置，道德谈话（鼓励或告诫），严厉的惩戒，强制劳动，奖赏，医生和某些病人之间的优先关系，病人与医生之间的附庸、占有、仆役甚至是奴役关系等。其功能都是使医生的角色成为"精神病的主人"，当精神病躲藏、被掩盖或保持沉默时，让它真实地显现出来，同时，在巧妙地激

---

① Ｊ·Ｅ·Ｄ·埃斯基罗尔，第五章"精神病的治疗"，第 132—133 页。

　　　　　　　　　　　　　　　　课程概要

起精神病之后，控制、缓和并消除它。

概括地说，在巴斯德的医院中，疾病"产生真理"的功能越来越模糊，医生作为真理的生产者在认识结构中消失。而在埃斯基罗尔或夏尔科的医院中，"产生真理"的功能过度发展，围绕着医生的角色愈演愈烈。作为处理癔病的魔术师，夏尔科无疑是此类功能最具有象征意义的人物。

这种狂热所发生的时代，医学的权力在认识的优先权中得到保证和证明。医生具备能力，了解疾病和病人，拥有与化学家或生物学家相同类型的科学知识，这便是他进行干预和做出决定的基础。因此，必须通过产生可纳入医学的现象来证明精神病院赋予精神病医生的权力（同时也掩盖其重要的权威）。我们可以理解为什么多年来（至少从1860—1890年）催眠和暗示技术，模拟的问题，器质性疾病和精神性疾病之间的鉴别诊断一直是精神病学实践和理论的中心。当夏尔科治疗的病人按照医学权力—知识的要求复制癫痫病的标准症状时，也就是可以被解读、认识和确认为器质性疾病时，就达到了奇迹般的完美境界。

决定性的情节是，精神病院的两种功能被重新分配并精确地重叠，一方面是检验和产生真理，另一方面是评定和认识现象。医生的权力使他能够制造精神疾病的真实性，其特性是复制完全可以认识的现象。癔病病人是完美的病人，她让人了解到，她自己以医生根据医学上可接受的话语描述的形式重新记录了医学权力的效果。至于使一切操作成为可能的权力关系，如何能显示出它的决定性作用？（鉴于癔病的极大效力，独一无二的顺从，认识论上的绝对纯洁），病人自己重新掌控权力关系并承担责任。在症状学上，它体现为疾病的暗示感受性。一切都基于从权力中提炼出的认识的清晰度，在认识的主体与被认识的客体之间展开。

\*

假设病情已经发作，当人们怀疑进而确定夏尔科的确在制造他所描述的癔病发作时，隐约显现的反传统精神病学时代也就开始了。这一点与巴斯德的发现（即医生正在传播他本要抗击的疾病）有些相似。

我认为，19 世纪末以来震撼神经病学的所有重大动荡基本上都在质疑医生的权力。除了他的权力和他对病人的影响，还有他的知识和他所说的关于疾病的真理。更确切地说，从伯恩海姆（Bernheim）到莱恩（Laing）或巴萨格利亚（Basaglia），所质疑的是医生的权力如何参与到他所说的真理之中，反之，真理又如何由权力制造并受其影响。库珀（Cooper）说："暴力是问题的核心所在。"[1] 巴萨格利亚则说："这些机构（学校、工厂、医院）的特征是掌握权力的

---

[1]  D·库柏，《精神病学与反传统精神病学》，伦敦，塔维斯托克出版社，1967 年 /《精神病学与反精神病学》，由 M·布罗多翻译，巴黎，门槛出版社（"弗洛伊德的研究领域"丛书），1970 年，第一章"暴力与精神病学"，第 33 页。

人与没有权力的人之间有显著的区别。"[1] 所有重大的改革，不仅精神病学实践的改革，还有精神病学思想的改革，都围绕着这种权力关系，进行了许多尝试来转移、掩盖、排除和取消它。反传统精神病学实际上贯穿了整个现代精神病学。如果是这样，精神病医生在医院中负责制造疾病真理的作用会再度遭到质疑。

因此，我们可以谈谈已经贯穿现代精神病学历史的反传统精神病学。但对从历史、认识论和政治的角度看完全不同的两个过程，最好进行细致的区分。

首先是在夏尔科之后便出现的"去精神病治疗"运动。不是取消医生的权力，而是以更准确的知识为名转移医生的权力，赋予其另外的用处和新的措施。对精神疾病进行去精神病治疗，以有效地恢复某种医学权力，夏尔科的轻率（或无知）曾导致这种权力过度制造了虚假的疾病。

1. 第一种形式的去精神病治疗从巴宾斯基开始，将他作为批判的中心人物。与其戏剧性地制造疾病的真理，不如设法将其简化为最起码的真实。它也许只是让自己变得戏剧化的能力，即暗示病。因此，不仅医生对病人的支配关系不会丧失效力，而且其效力会集中于将疾病简化到最低限度：必需和足够的征候使之能够被诊断为精神疾病，必要的手段使其症状

348

---

① F·巴萨格利亚，《否定的机构——精神病院的报告》，《新综合理工》，都灵，第 19 卷，1968 年 /《暴力机构》，出自《否定的机构——格里齐亚精神病院的报告》，由 F·博纳鲁米翻译，巴黎，门槛出版社（"争论"系列丛书），1970 年。

消失。

在某种程度上，就是要按照巴斯德的方式改造治疗精神病的医院，在精神病院中获得与巴斯德赋予医院的作用相同的简化效果：直接将诊断和治疗联系起来，认识疾病的本质，消除疾病的症状。检验的时刻，疾病真正表现出来并最终完成的时刻，无需再度体现在治疗过程中。医院可以变成一个安静的场所，在这里，医学权力的形式保持在更低的限度之内，不必遭遇或面对精神病本身。我们把去精神病治疗的"无菌"且"无症状"的形式称之为"零生产的精神病学"，精神外科学和药理精神病学是其中最重要的两种形式。

2. 另一种形式的去精神病治疗与前一种恰恰相反。要尽可能激烈地制造疾病的真理，但尽量使医生与病人之间的权力关系完全投入到真理的制造中，与之相符合，不疲于应付，并且能够保持控制权。维持"去精神病化"医学权力的首要条件是消除精神病院所特有的一切影响。首先要避开夏尔科的神奇医术曾掉入的陷阱，防止医院的服从机制无视医学权威，防止在这种彼此串通且集体认知模糊的地方，医生至高无上的医学权力被它无意间制造的机制所掩盖。于是，有了面对面的规则，医生和病人之间的自由契约，对话语关系所有效果的限制（"我只问你一件事，那就是真正说出脑子里闪过的一切念头"）；有了言语自由的规则（"你再也无法吹嘘能欺骗医生，因为你将不再回答提出的问题。你会直抒胸臆，甚至不必询问我对此有何看法。若是你想违反此规则来欺骗我，我也不会当

349

真受骗上当。你将作茧自缚，因为你破坏了真理的产生，亏欠我更多。"）；有了沙发规则，只让真实性在优先场所和行使医生权力的单一时刻起作用。这一权力隐匿于沉默和无形，因此无法产生任何回报效果。

从历史的角度来说，精神分析学可被解读为去精神病治疗的另一种重要形式，它是夏尔科的创伤理论所引起的：从精神病院中退出，以消除精神病学强权的反常效果；但是要在一个经过调整的空间里重塑医学权力，做真理的制造者，让真理的产生与医学权力保持一致。作为治疗的主要过程，迁移是从概念上以认识的形式思考这种一致性的方式。作为迁移的货币对等物，付钱是真正确保一致性的方式，防止真理的产生变成阻碍、取消和推翻医生权力的抗衡力。

与反传统精神病学截然不同，这两种去精神病治疗的重要形式都是权力的捍卫者，一种取消了真理的产生，另一种试图让真理的产生与医学权力保持一致。

与其退出精神病院，不如通过内部作用对其进行系统性破坏；与其尽力将权力简化为零，不如将制造精神病和精神病真理的权力转移给病人本人。由此便可知晓反传统精神病学的关键所在，并且就认识（诊断的准确性或治疗的效果）而言，这根本不是精神病学的真理价值。

反传统精神病学的核心是与机构一同对抗，在机构中对抗，进而对抗机构。19世纪初建立大型精神病院时，人们用社会秩序的要求（要求受到保护，对抗精神病人的混乱状态）

与治疗的需要（要求对精神病人进行隔离）之间奇妙的和谐统一为其正名。为了论证隔离精神病人的合理性，埃斯基罗尔给出了五个主要理由：第一，确保病人自身及其家人的安全；第二，使病人免受外界的影响；第三，人的抵触情绪；第四，使病人服从某种医疗体制；第五，赋予病人新的知识和道德习惯。可见，一切都与权力有关。掌控属于精神病人的权力，遏制可能作用在精神病人身上的外部权力，在病人身上建立某种治疗和矫正的权力（即"矫形"的权力）。作为权力关系的场所、布局形式和机制，机构就是反传统精神病学所攻击的对象。拘禁能够在一个净化过的场所确定是什么，在什么时间和什么地点进行必要的干预。机构以拘禁为由，显露制度上的联系所特有的支配关系。巴萨格利亚（Basaglia）指出了20世纪埃斯基罗尔治疗方法的效果，"医生纯粹权力的上升与病人权力的下降同样显著，病人一旦被拘禁，便成为无权之人，交由医生和护士任意处置。医生和护士可以随心所欲地对待他，绝无申诉的可能。"[①] 在我看来，可根据不同形式的反传统精神病学对机构权力博弈所采取的策略来对其进行定位：在双方达成默契一致赞同的情况下逃避（萨斯）；布置一个专门的场所，一旦形成就被中止叫停或穷追猛打（金斯利厅）；逐一发现，并在传统类型的机构中逐渐将其摧毁（库珀）；将其与在精神病院外就能够确定把个体作为精神病人隔离的其他权力关

---

① F·巴萨格利亚，同上，第111页。

系联系起来（格里齐亚）。权力关系构成了精神病学实践的先验因素：决定精神病院的功能，在精神病院中安排人与人之间的关系，主导医学干预的形式。反传统精神病学特有的颠覆在于，将权力关系作为核心问题并以原始的方式对其进行询问。

然而，在这些权力关系中，主要涉及的是非精神病对精神病的绝对控制权。权力化为作用于无知的能力，纠正错误（幻想、幻觉、幻影）的理智（进入真实），强加于混乱和偏差的正常状态。正是这种三重权力让精神病成为医学可能的认识对象，让精神病成为疾病，尤其在患病的"主体"没有资格被当作病人，也就是被剥夺关于其病症的一切权力和知识的时候。"对于你的苦难和独特之处，我们有足够的认知（这一点你无需怀疑），承认这是一种疾病。但这种疾病，我们足够了解，知道你无法对它行使任何控制权，也无法行使关于它的任何控制权。科学允许我们把你的精神病叫做疾病，从那时起，我们医生就有资格干预并在你身上诊断出某种病症，它阻止你成为和其他人一样的病人。于是，你就会成为精神病人。"权力关系产生了认识，认识又反过来建立权力中的控制权，这种作用体现了"传统"精神病学的特征。反传统精神病学试图解开的正是这个环：给个人以任务和发疯到底的权利，借鉴他人可贡献的经验，但绝不以理性或正常状态赋予他们的权力为名；将行为、痛苦和欲望与赋予他们的医学身份分开，使其摆脱诊断和症状学的束缚，此二者不仅具有分类的价值，还有决策和指令的价值；最后，取消将精神病重新纳入精神疾病的做法，这一过程从 17 世纪开始，到 20 世纪结束。

精神病脱离纯医学领域与反传统精神病学实践对权力最初的质疑有关。我们如何衡量它与"去精神病治疗"的对立，后者似乎既体现了精神分析学的特征，又体现了精神药理学的特征，而二者都源于精神病的过度医疗化。突然间，可能将精神病从权力—知识的单一形式即认识中解放出来的问题就出现了。精神病真理的产生是否有可能以非认识关系的形式发生？可以说，这是一个假想的问题，只能发生在乌托邦之中。实际上，在去精神病治疗的行动中，每天都会提出关于医生角色的问题。

*

352　　本研修课程交替讨论了两个主题：医院机构和建筑布局的历史；1820 年以来对精神病学方面的法医学鉴定的研究。

# 授课情况简介

雅克·拉格朗日

　　1973 年 11 月 7 日至 1974 年 2 月 6 日期间所讲授的课程主要探讨"精神病学的权力",与前面的课程保持着一种矛盾的关系。这一关系是连续性的,正如米歇尔·福柯本人所说,此课程属于"我以前在《疯狂史》当中所做成果的终点或中止点"(1973 年 11 月 7 日的课程)。实际上,这项工作为将来的研究打开了一个突破口,将重建"从历史角度看具有流动性的构成基础,使概念的发展成为可能,从埃斯基罗尔和布鲁塞(Broussais)开始,一直到雅内(Janet)和弗洛伊德[①]"。1978 年 4 月 3 日,与科林·戈登和保罗·巴顿的一次(未发表)的访谈证实了这一点:"当我写《疯狂史》时,我心里认为这是第一章,或者说这是一种一直持续到现在的研究的开端。"

　　但是,正如对变动表示担忧的言论所示,这一关系也是不连续的。用他自己的话说,"以不同的角度,在更清晰的光线下看我们做过的事[②]"。最初几部著作的兴趣点是"精神疾

----

① 《古典时期疯狂史》,第二版,伽利玛出版社("历史文库"),1972 年,第 541 页。

② 《言与文》,1854 年至 1988 年,由 D·德福尔和 F·埃瓦尔德主编,J·拉格朗日合作出版,巴黎,伽利玛出版社,1994 年,第 4 卷(新版《言与文》也参考了这个版本);参见第四卷,第 338 篇《自我乐趣和技巧的使用》(1983 年 11 月),第 545 页。

病"，而不是"精神医学"③。《疯狂史》第一版的序言将精神病史阐述为"不是精神病学的历史，而是精神病本身的历史，生动却又不为人所知④"。同样，如果课程在《疯狂史》的结尾处再次进行分析，便是动摇其根本，改变其开展的基础及使用的概念工具。那么问题来了，是什么让这些变动成为可能且很有必要？这就意味着，不仅要从赋予权力及其配置有意义的和战略性位置的概念动力方面，还要在 70 年代精神病学所必须面对并使权力问题摆上台面的难题范围之内，来理解课程的产生。

## 1. 课程的关键点

第一课以反传统精神病学对围绕着"制约精神病院功能的权力关系，(……) 支配医学干预形式⑤"等问题的重组所作出的贡献为依据，得出精神病学的现状，并以此为出发点，对精神病院这一权力装置的历史形成进行回顾性分析。这一做法让书写精神病学历史的方式变得特殊⑥。不同于重建概念及学说的演变或分析精神病学发挥作用的机构的功能所采用的方法，

---

③ (1)《精神疾病与人格》，巴黎，法国大学出版社（"哲学启蒙"丛书），1954 年；《精神疾病与心理学》，修订版，巴黎，法国大学出版社（"哲学启蒙"丛书），1962 年。

④ 《疯狂与非理性：古典时期疯狂史》，巴黎，普隆出版社，1961 年，前言，第 7 页；《言与文》，第一卷，第 4 篇，第 164 页。

⑤ 《言与文》，第二卷，第 143 篇，第 685 页；见上文，《课程概要》。

⑥ 与课程前后精神病学史研究相比的特殊性。参见 E·H·阿克内西，《精神病学的故事》，纽约，哈夫纳出版社，1968 年。

这种研究精神病学装置历史的方式旨在揭示力量或脆弱的界线，可能的抵抗或攻击点。因此，不再像最初的著作中那样，谴责精神病学在疾病分类学抽象概念和因果论的思维方式下掩盖精神病理学的真实状况[⑦]；也不再像《疯狂史》中那样，去了解为什么在我们与精神病人的关系史中，某一时刻他们被安置到专门用于照顾他们的特定机构。而是将历史用于揭示某些模糊的连续性关系，这些关系把现有的装置并入与权力体系相关联的旧基地，目的是确定对抗的目标。"在精神病学领域"，1973 年 5 月，米歇尔·福柯说，"在我看来，如果我们现在想对抗所有标准化的实例，（……），了解 19 世纪初精神病学知识和精神病学机构如何建立，这是很有趣的。[⑧]"于是就有了本课程提问方法的创新。如果有时会怀疑医学真理的阐述由力量关系暗中推动[⑨]，而这种力量关系以权威和控制的形式表现出来，那么对精神病院极其细致地、巧妙地分级和对构成的权力进行分析还远没有开始。关于权力，福柯后来承认："我很清楚

----

⑦ 引言，L·宾斯旺格，《梦与存在》（由 J·维尔多翻译），揭示出精神病医生倾向于"将疾病视为一个'客观的过程'，将病人视为这一过程中发生的惰性物"（巴黎，戴克雷·德布劳出版社，"人类学文本与研究"丛书，1954 年。第 104 页）。另见，《言与文》，第一卷，第 109 页。

⑧ 《言与文》，第二卷，第 139 篇："真理与法律形式"（1974 年 6 月），第 644 页。另见 1976 年 10 月 8 日在法国广播电台的谈话，主题为"惩罚或治愈"："我认为这种历史分析从政治角度来说很重要，因为我们必须准确定地位斗争的对象。"

⑨ "如果说医生能确定精神病的范围，不是指他认识精神病，而是指他控制精神病。对实证主义而言，看似客观的只是另一面，即这种支配的减弱"（《疯狂史》，1972 年版，第 606 页）。

我并没有真正用过这个词，这一分析领域并没有为我所用⑩。"

精神病学权力的问题之所以突显出来，可能是因为两个要素的结合：一个是福柯的研究特有的概念动力，另一个是70年代的形势。

正是福柯所做的变动使他转而参照在1971—1972年法兰西学院的课程中所说的制度"暴力"和"统治"模式，即"刑事理论与刑事制度"，"权力—知识的基本形式"⑪。重新确定中心也许与他对法医学鉴定的兴趣（其课程的研讨对象）有关，这些让他不得不思考具有科学意图但又令人怀疑的话语怎样且为什么会在刑罚方面导致这样的权力效应。兴趣的保持来自一些引起广泛共鸣的案例，如1955年丹尼斯·拉贝（Denise Labbé）和雅克·阿尔加隆（Jacques Algarron）的案例，或者1960年乔治·拉宾（Georges Rapin）的案例，都曾在福柯1975年1月8日的课程《不正常的人》中被提及⑫。也正是对监狱问题的关注使他确信要"从技术角度，从策略和战略角度"来讨论权力问题⑬。但同时，要确保不再像19世

358

---

⑩ 《言与文》，第三卷，第192篇《与A·冯塔纳和P·帕斯基诺的谈话（1976年6月）》，第146页。

⑪ 《言与文》，第二卷，第115篇《理论与刑罚制度》（1972年），第390页。

⑫ 《不正常的人——1974—1975年法兰西学院课程》，由F·埃瓦尔德和A·冯塔纳指导，V·马尔凯蒂和A·萨洛莫尼编辑，巴黎，伽利玛出版社/门槛出版社（"高等研究"系列丛书），1999年，第35页。第16—20页，第143—144页。

⑬ 《言与文》，第三卷。第197篇《权力关系在身体内部传递》（1977年1月），第229页。

纪 50 年代那样从理论证明的角度提出精神病学的问题（当时，福柯先生回忆说，"主要问题之一是科学的政治地位及可传递的意识形态功能⑭"），而是要一举显露其基石，即权力。谁掌控权力？权力施加于谁？施加在哪个方面？如何发挥作用？在其他权力当中地位如何？⑮

的确，战后对精神病学危机的第一反应至少在政治上和医学上是一样的。共产主义精神病学家吕西恩·博纳菲（Lucien Bonnafé）在他发起的"反传统精神病学"运动中，将目标定为"借助'精神病'的科学，目光聚焦于集精神错乱与束缚于一身的人［……］按照一定社会秩序下的原则和习惯，排除干扰因素⑯"。

然而，对精神病学与歧视程序和排斥行为相关联的揭露，最终并没有形成精神病学的"权力"问题。造成这种情况有几个原因。

首先，战争遗留所导致的，更多的是"精神病学的苦难⑰"问题，而不是精神病学的权力问题。其次，正如米歇尔·福柯

---

⑭ 《言与文》，第三卷，第 192 篇，第 140 页。

⑮ 参见上文《课程概要》部分。

⑯ L·博纳菲，《消除异化的根源》，选自《摆脱异化？精神病与社会》，图卢兹，米哈伊大学出版社，1991 年，第 221 页。

⑰ 《精神杂志》，第 20 年，1952 年 12 月，《精神病学的苦难，精神病院的生活，社会的态度（来自病人、医生及一名护士的文章，揭露长期在精神病院的生活，人数过多，1838 年示范条例等）》。米歇尔·福柯在《精神疾病与人格》中也提到了这一本引人注目的《精神杂志》，第 109 页。

所说，因为"在法国，出于政治选择的原因，精神病医生本可以对精神病学装置提出疑问，[……]，却发现自己被某种政治环境所阻碍。由于苏联正在发生的事，人们根本不希望提出这种问题"[18]。最后，批评可以质疑精神病学实践所采取的方式，揭露精神病学机构声称要做的事情和实际所做的事情之间的矛盾，结果却只根据机构的设想及其自身设立的标准进行说明，提出一些新的干预方式，更加灵活，与"医学"模式相去甚远，呼吁建立一种"不同的精神病学"，以使用吕西恩·博纳菲和托尼·莱内（Tony Laîné）所提出的说法[19]。如果对精神病学实践的质疑并未通往"精神病学权力"的问题，可能是因为所进行的对抗无法超出精神病学行会主义和精神病院医生团体防卫的范围，就像米歇尔·福柯所强调的那样："由于精神病医生的身份大多是公务员，许多人在工会防卫方面对精神病学提出质疑。这些人，以其能力、兴趣及对待诸多事物的

---

[18] 指任意拘禁案件，其中最著名的是格里戈连科将军的案件，1964 年 2 月他因反苏活动的罪名被捕，关押在莫斯科塞尔布斯基修会；以及弗拉基米尔·鲍里索夫的案件，他被拘禁在列宁格勒的特殊精神病医院（为了他的释放，维克多·费恩伯格组织了一场运动，得到了大卫·库珀和米歇尔·福柯等知识分子的支持）。参见《言与文》，第三卷，第 209 篇《拘禁、精神病学、监狱》(1977 年 10 月)，第 332—360 页。还有 1971 年秋天拘禁反政府分子弗拉基米尔·布科夫斯基，参见 W·布科夫斯基，《苏联的一种新精神疾病：对抗》，巴黎，门槛出版社（"争论"系列丛书），1971 年。

[19] T·莱内，《针对生存不适的一种不同的精神病学》，《新评论杂志》，第 59 期，1972 年 12 月；由新评论出版社再版，1973 年 4 月，第 23—26 页。

开放态度，本可以提出精神病学的问题所在，最终却陷入了绝境。"⑳ 于是，权力问题只能以一种迂回的方式表达出来，即精神病院医生团体的工会斗争。正如米歇尔·福柯所说，精神病医生"已经能够反对医学和用药，却无法将自己从中解放出来"㉑。

因此，要向精神病学提出其"权力"问题，必须从外部进行干预。这是一种新的政治行动主义，在 1968 年以后的时期，质疑医生所掌握的决定某一个人精神状态的权力，建议代之以另一种对待精神病的方式，摆脱精神病学的结构和意识形态。于是，部门的、分散的和局部的斗争发展起来，米歇尔·福柯能够从中看到"屈从性认知（即被认定为理论上发展差、等级上较低的认知）的反抗"。以年轻精神病医生的反抗为例，他们对行会主义的忧虑更加细微，加入了更多的政治性立场。1972 年，为了揭露任意拘禁的丑闻，他们在监狱信息小组（GIP）模式的基础上创建了精神病院信息小组（GIA），很快就被"接受精神病治疗者"所接替。由此，与"接受精神病治疗者"结成新的同盟，产生了日志《对抗中的接受精神病

*360*

---

⑳ 《言与文》，第四卷，第 281 篇《与 D·特龙巴多里的谈话》（1978 年末），第 61 页。

㉑ 《言与文》，第二卷。第 163 篇《与 C·博琼加和 R·罗博的谈话》（1975 年 11 月），第 813 页。

治疗者》，并将话语权交给精神健康的积极参与者和病人[22]。这与 1974 年 9 月在欧塞尔举行的精神病学及神经病学会议是对位的，其主题为《精神科护士的培训与职责》。这是一场由护士发起的运动，他们急于从被控掩盖其行为和知识的医疗监督中解脱出来，把被精神病学"机构"边缘化的社会和政治成分重新纳入其工作之中。因此，诞生了精神病学机构白皮书研究及编写协会（AERLIP），并发表了反对会议的报告《精神科护士发声[23]》。在提及"专业能力"时，所谓的"反传统精神病学"派别认识到赋予精神病医生的"权力"社会合法性的因素，要与一切将病人情况复杂性降低为应由专业人士处理的技术问题的处理方式决裂。罗杰·让迪斯（Roger Gentis）的某一部作品就反映了这一点，其标题为《精神病学必须由所有人建立或摧毁》[24]。

---

[22] 1970 年 4 月，一份旨在与"阶级精神病学"作斗争的极左翼报纸《精神病手册》问世，1973 年 6 月，该报纸推出期特刊《亨利·科林的解决方法》，专门介绍了维勒瑞夫精神病院为疑难病人设立的拘禁所。报纸《边缘》在 1970 年 4—5 月那一期着重讨论了这种"精神病学的腐烂物"。1973 年 11 月出现了一本题为《精神病学：恐惧改换阵营》的小册子，1973 年 12 月《精神病学与阶级斗争》创刊号发行，提出要成为"理论阐述的'前沿'阵地，最终形成口号，促进与工人阶级斗争有关的'社会'劳动者产生革命意识"（第 1 页）。关于"年轻精神病医生"起到的作用，参见《言与文》，第四卷。第 281 篇，第 60 页。

[23] 《精神科护士发声》，巴黎，卡佩迪特出版社，1974 年。

[24] M·伯顿和 R·让迪斯，《精神病学必须由所有人建立或摧毁》，巴黎，马斯佩罗出版社，1973 年。

　　　　　　　　　　　　　　　　授课情况简介

1973年6月，米歇尔·福柯从这些行动中吸取教训，提出"反传统精神病学的重要性在于质疑医生掌握决定个人精神健康状态的权力"[25]。

## 2. 课程的记录

确定"历史政治"的问题，即分析精神病学知识和实践的形成条件以定义"对抗策略"，需要改变探究问题的重点。实际上，只要是参照某种构建的"基础"或像《精神疾病与心理学》中那样参照"真人[26]"的原始经验将历史情况相对化，这样的分析就很难进行。同样，尽管《疯狂史》想重新诠释"在垂直的维度上[27]，（……），引导理性思考将精神病作为精神疾病来分析的美好正念"，本课程还是放弃了对深度的想象，坚守具有表面效果的真实，致力于掌握精神病学的话语实践，即建立某种权力"装置"，连结话语、治疗方式、行政措施与法律、规章条文、建筑改造等不同要素[28]。因此，问题在于"接近"而不是"创建"。这是一种遵循"分散"原则的分析方式，它强化知识与实践以得出其构成，复原其关联空间，建立联系，从

---

[25] 《言与文》，第二卷，第126篇《世界是一个大型精神病院》（1973年6月），第433页。

[26] 《精神疾病与心理学》，第2页。

[27] 《疯狂史》，1972年版，第40页。

[28] 《言与文》，第三卷，第206篇《米歇尔·福柯的手段》（1977年7月），第299页。1978年4月3日，在与保罗·巴顿和科林·戈登的一次未公开的谈话中，福柯说："我所研究的是一种结构。"

而为所调用的大量文献"正名"。

### 3. 概念工具

花费力气重拾《疯狂史》所开启的工作，需要改变其使用的概念工具。首先，按照米歇尔·福柯自己的说法，用"权力装置"代替《疯狂史》所保留的"表象"形式，代替以"表象性核心"[29] 为中心的分析方式，如为精神病塑造的形象、精神病引起的恐惧、象征着"死亡已经降临"[30] 的精神病等。本课程用"权力装置"进行替换，在特定时刻具有主导性的战略功能。

其次，放弃使用"暴力"的概念。这一概念为本书第二和第三部分所介绍的治疗方式奠定了基础，而实际上，它所隐含的意义并不适用于分析权力关系和影响精神病学实践的策略。它提出要即时强制，无规律且不假思索地行使权力。它无法恢复在精神病院中有计划地、小心翼翼地行使权力的想法，"暴力"只是其中一种极端情况。此外，它将权力作为具有排斥、压制、禁止等负面作用的反证，并未考虑到精神病学权力的生产力。实际上，精神病学的权力能产生话语，形成认知，引起愉悦等。总之，这一概念带有权力关系不平衡的意味，让人除了做被迫的事别无他法，它几乎无法复原权力博弈的复杂性。面对医学权力，萨尔佩特里尔医院里的癔病病人做出的"大动

---

㉙ 参见上文，1973 年 11 月 7 日的课程，第 14 页。
㉚ 《疯狂史》，1972 年版，第 26 页。

作"将这一点体现得淋漓尽致[31]。

最后，不再将精神病院"机构"作为主要所指对象，而是转向其"外部"，在社会特有的权力技术中重置其结构与功能。这就与《疯狂史》有了距离，用米歇尔·福柯自己的话说，他想要一种"精神病学制度的历史"，将精神病学知识的形成与精神医学"制度化"的过程联系起来[32]。

这使得本课程与战后发展起来的所有重大趋势相比具有独特之处，这些趋势的共同点就是以精神病院"机构"为对象，要么进行改革，要么进行升华，要么否认其合法性。

---

[31] 参见上文，1974 年 2 月 6 日的课程，当中显示出米歇尔·福柯提出的问题与盎格鲁—撒克逊和意大利的反传统精神病学运动问题之间的差异，后者以社会尤其是神经病学所使用的"暴力"为对象，围绕着"精神分裂症病人"的典型形象展开，他拒绝构建一个精神错乱且被社会要求所奴役的"假我"，撕开了普通暴力的面具。因此，正如莱恩所说，"我们的封闭思想有了裂缝，光开始从那里穿透出来"(《经验政治与天堂之鸟》，伦敦，塔维斯托克出版社，1967 年 /《经验政治——论精神错乱与天堂之鸟》，由 Cl·埃尔森翻译，巴黎，斯托克出版社 1969 年版，第 89 页)。参见大卫·库珀的论著，(1)《精神病学与反精神病学》，伦敦，塔维斯托克出版社，1967 年 /《精神病学与反精神病学》，由 M·布罗多翻译，巴黎，门槛出版社（"弗洛伊德的研究领域"丛书），1970 年；(2) D·库珀和 R·莱恩，《理性与暴力》，伦敦，塔维斯托克出版社，1964 年 /《理性与暴力——萨特哲学的十年（1950—1960 年）》，由 J.-P·克特罗翻译，J.-P·萨特作序，帕约出版社（"帕约系列丛书"第 202 册），1972。另见 F·巴萨格利亚等，《否定的机构——精神病院的报告》，《新综合理工》，都灵，第 19 卷，1968 年 /F·巴萨格利亚，《暴力机构》，出自《否定的机构——格里齐亚精神病院的报告》，由 F·博纳鲁米翻译，巴黎，门槛出版社（"争论"系列丛书），1970 年。

[32] 《言与文》，第二卷，第 216 篇《权力与知识》(1977 年 12 月)，第 414 页。

3.1 *改革精神病院机构*。在此之前，人们一直将其视为护理环境和隔离空间。战争之后，一场运动不但揭露出某位精神病医生被指控与歧视程序和排斥行为有关，而且试图把精神病学干预从粗糙破烂且"腐败发臭"的精神病院中解放出来，使其成为"完全以治疗为导向的活动"[33]。这就是为什么吕西恩·博纳菲将其评论命名为"后埃斯基罗尔主义"，以此表明要将继承下来的隔离环境转变为真正的治疗工具，并表示"突变是在 1822 年提出的关于护理机构的基本想法中实现的，而且从埃斯基罗尔那里可以清楚地知道：'精神病院是精明的医生手中的治愈工具，是对付精神疾病最强有力的治疗手段'[34]。"

依据 1838 年 6 月 30 日的法案所建立的精神病院机构几乎是精神病学干预的唯一场所。通过主张"预防措施、预防方法、治疗及康复期的统一性和不可分割性"[35]，这场运动逐渐脱离了上述精神病院机构的单一功能，不再让它只作为与群体直接相连的某种装置的要素之一[36]。然而，精神病学改革的核心并

*364*

---

[33] L·博纳菲，《从治疗角度看医院——精神病院的理论和实践》，《论证杂志》，1958 年，第 17 期，第 7 页。

[34] L·博纳菲，《后埃斯基罗尔主义的一般问题》，《精神病学信息》，第一篇，第 4 期，1960 年 4 月，第 423 页。参见埃斯基罗尔，《关于精神病的统计学和卫生学论文集——序言》，出自《从医学、卫生学及法医学角度判定的精神疾病》，第二篇，巴黎，J.-B·巴耶尔出版社，第 398 页。

[35] L·博纳菲，《1945 年 3 月精神病主题日的结论》，出自《精神病学信息》，第 22 年，第 2 期，1945 年 10 月，第 19 页。

[36] L·博纳菲，《后埃斯基罗尔主义的应用实例》，第一篇，第 5 期，1960 年 5 月，第 580 页："服务的枢纽不再是精神病院，而是城市，在中心区域精神病学家行使保护精神健康的职能。"

未与精神病学机构的核心背道而驰，它将符合"病理学"的社会行为作为医学干预的对象，建立装置用于开展治疗活动。由于评论的发表仅依据机构计划和自身设定的标准，为了使这场运动能够发现机构想做的事和真正实现的事之间的矛盾所在，精神病学"权力"的问题最终并没有提出来。

3.2 *升华精神病院机构*。第一种"机构精神治疗"的拥护者接受其所分配场所的存在，试图在治疗上最大程度地加以利用，而第二种"机构精神治疗"的拥护者则从假定精神病学和精神分析之间的不连续性出发，对护理机构进行根本的改变。基于完全不同的场景，涉及病人和治疗师之间完全不同的关系类型，建立话语形成及分配的另一种方式，精神分析通过重新调整护理结构，成为精神病院生活所提出问题的永久来源。机构通过分析性概念的集体化从内部"升华"，迁移变成"机构的"迁移[37]，幻想变成"集体的"幻想。然后，以无意识逻辑的名义，阐述对精神病学的"政治性"评论，像许多对抗欲望真理的地方一样，揭露护理人员与病人所处的机构等级结构

---

[37] （a）H・托鲁比亚，《对向机构治疗迁移的分析和解释》，《机构精神治疗杂志》，第一卷，1965 年，第 83—90 页。（b）J・乌里，（1）《机构精神治疗中幻想、迁移和行动的辩证法》（1968 年 1 月 24 日），《精神病学研究界》，1968 年 2 月，巴黎，特殊实验出版机构；（2）《机构精神治疗：迁移与陈述的空间》，《精神病学信息》，第 59 篇，第 3 期，1983 年 3 月，第 413—423 页。（c）J・艾姆，Ph・拉帕尔，H・托鲁比亚，《机构精神治疗》，《精神医学百科全书》，第三卷，1964 年 10 月，第十篇，第 1—12 页。

和精神疾病的社会文化表象。圣阿尔班（Saint-Alban）医院（洛泽尔省）是第一种"机构精神治疗"的样本，而1953年4月让·乌里（Jean Oury）和菲利克斯·加塔里（Félix Guattari）在库谢韦尔尼（卢瓦尔—谢尔省）所开设的拉波尔德（la Borde）诊所则是分析型"机构精神治疗"的模型及主要传播场所[38]。

然而，从以"内部"机构为中心的角度看，很难再回到机构外部决定其组织和作用的因素上来。尤其是法律主导的与精神病学公开挂钩，使得精神病医生在行使公共职务时必须承担的某些职能，在话语和想象的范围中消失。由此，托斯奎尔斯（Tosquellès）提出，"在医疗卫生团体中发挥权力的问题，往往作为相关团体所形成的集体话语中的假想投射，本身就在言语之中有所表达[39]"。

相应的意大利版本—尽管"反传统精神病学"的标签遭到弗朗科·巴萨格利亚（1924—1980年）[40]的质疑—，从政治角度批评精神病院机构，认为它是体现资本主义社会矛盾的最佳场所。1904年2月14日法案实质上赋予了警察和法官

---

[38] 关于拉波尔德诊所，见《研究杂志》特刊，第21期，1976年3—4月：《拉波尔德的历史——在库谢韦尔尼诊所十年的机构精神治疗》，补编部分，第19页。

[39] F·托斯奎尔斯，《精神病护理团体中的权力问题》，《殿堂杂志》，第28年，第42期，1971年1—3月；《反精神病学》，第98页。

[40] 正如1971年2月5日他在万塞讷大学的发言中所说："我个人并不接受反精神病学的标签。"

援助精神病人的责任，从 1961 年巴萨格利亚掌管的里雅斯特（Trieste）附近的格里齐亚（Gorizia）精神病医院时亲历的恶劣住院条件方面来看，意大利的思潮产生于这一法案的特定背景之下，其角度具有绝对的革命性[41]。这一思潮与精神病院可能转型的想法背道而驰，因为无论以"分区化"的形式还是以"治疗性团体"的形式进行，都被质疑是以宽容的方式更新旧的社会控制机构[42]。它所进行的实践建立在所有机构机制破裂的基础之上，这些机制会继续造成与精神病学打交道的人同社会生活分离和隔离开来："巴萨格利亚说，我们只能在逆境中继续行动，这本身就是一种破旧立新，它超越了精神病院机构的"强制—惩治"体系，专注于社会政治体系固有的暴力和排

---

[41] 关于意大利的运动，参见：(a) F·巴萨格利亚，(1)《什么是精神病学?》，都灵，埃诺迪出版社，1973 年 /《什么是精神病学?》，由 R·马吉奥里翻译，巴黎，法国大学出版社（"批判性观点"丛书），1977 年；(2)《否定的机构》一文 /《否定的机构》译文；(3)《的里雅斯特报告》，出自《精神病的实践——实践与精神病》，巴黎，索林出版社，1981 年，第 5—70 页。关于这一思潮，另见 (b) G·杰维斯，《反精神病学的神话》，《皮亚琴蒂尼手册》，第 60—61 期，1976 年 10 月 /《反精神病学的神话》，由 F·德·弗雷曼维尔翻译，巴黎，索林出版社，1977 年。(c) R·卡斯特尔，《"马可·卡瓦洛"的故乡——反精神病学的标志》，《评论杂志》，第 435—436 期。1983 年 8—10 月，第 628—636 页。更广泛来说，关于欧洲的反精神病学运动，参见 (d)《联络网，精神病学的替代品，国际团体》，巴黎，出版总联盟（"10—18"系列丛书），1977 年。

[42] F·巴萨格利亚，《反机构精神病救助：意大利的经验》，《精神病学信息》，第 47 卷，第 2 期。1971 年 2 月："宽容的机构是暴力机构的另一面，它继续执行原来的功能，其战略和结构上的意义没有改变，所依据的权力手段也没有改变。"

斥。"<sup>43</sup> 为了启动病人管理的去机构化工作，意大利的运动采取了向非专业人员开放以及与左翼政治和工会力量结盟的做法，并于 1974 年集结成《精神病学与民主》一书。

而在法国引起最大反响的是英国的思潮，来自大卫·库珀（1931 年—1989 年）、亚伦·埃斯特森和罗纳德·莱恩（1927 年—1989 年）对精神分裂症病人及其家庭圈的研究<sup>44</sup>。20 世纪 60 年代，这项运动从库珀身上获得"反传统精神病学<sup>45</sup>"的标签，对精神病学及其象征性的机构暴力进行彻底的批判。实际上，暴力不仅是进行拘禁约束的身体暴力，也是由精神分析的合理性所施加的暴力。这种合理性属于专业能力的范围并要求建立监督关系，根据疾病分类学上的分类，把治疗对象试图应对自己从出生起就受到的压迫并通过社会委派的机构（家

---

㊹ F·巴萨格利亚，《暴力机构》，出自《否定的机构》译文，第 137 页。

㊺ 1967 年秋，库珀和莱恩受邀参加了机构研究与学习团体联合会（FGERI）在巴黎组织的研讨会。此后，英国的反精神病学著作开始在法国翻译并传播开来。参见：(a) R·卡斯特尔，《风险管理——从反精神病学到后精神分析法》，第一卷，"争议性的规模与限制"一章，巴黎，午夜出版社（"常识"系列丛书），1981 年，第 19—33 页。(b) J·博斯特尔和 D·F·艾伦，《法国的历史与反精神病学》，出自 M·米卡莱和 R·波特，《发现精神病学的历史》，牛津，牛津大学出版社，1994 年，第 384—414 页。(c)《研究杂志》，《精神病儿童》特刊，第二篇，1968 年 12 月，当中包括 D·库珀的成果《精神错乱与社会异化》，第 48—50 页，以及 R·莱恩的成果《转变——在金斯利厅的经历》，第 51—57 页。

㊻ "更彻底的质疑导致我们当中有些人提出的理念和程序似乎与传统的理念和程序背道而驰，而这实际上可以被视为反精神病学的萌芽。"（D·库珀，《精神病学与反精神病学》译文，第 9 页。）

庭、学校、工作单位等）持续下去的方式当作是"精神疾病"。因为精神病院机构"歪曲"这种"经历"，所以治疗对象为了有机会领悟到"变化"，应该继续坚持，直到最后的极限（在这一过程中，莱恩借用了福音词汇中的 metanoia 一词，意为"转变"），应该取消精神病院空间的医疗属性并排除当中所体现的权力关系。"我们所需要的不是像修理厂一样的精神病医院，而是有一个地方，比精神病医生见识更广的人和公认心理健康的人有可能进一步深入其内部空间和时间，并且来去自由⑩。"因此，1965 年 4 月，库珀、埃斯特森和莱恩成立了"费城协会"，目的是"为正在遭受或曾经遭受过精神疾病之苦的人设立接待场所"，并"改变看待关于'精神健康'和'精神疾病'事实的方式⑪"。

---

⑩ R·D·莱恩，《经验政治与天堂之鸟》译文，第 88 页。

⑪ 费城协会（1965—1967 年）工作报告，摘自 G·巴永的文章《反精神病学》，《反精神病学导论》，《殿堂杂志》，第 28 年，第 42 期，1971 年 1—5 月，第 23 页。1973 年 5 月 9 日，H·埃伦伯格在蒙特利尔组织了一次关于"是否应该把精神病医生关在精神病院里？"的研讨会，米歇尔·福柯在会上的主题发言"精神病与反精神病学的历史"中说（他在斯蒂芬·里金斯所做的采访中也提到了这一点（《言与文》，第四卷，第 336 篇，1982 年 6 月，第 536—537 页））："莱恩和库珀所实践的反精神病学的形式，就是取消精神病发生空间的医疗性质。因此，在反精神病学中归零的是权力关系。这种医疗性质的取消并不只意味着精神病院的机构重组，也不止是一次简单地打破认识论，甚至也不止是一场政治性的革命，而应该是人种学上的突破。或许不是我们的经济体系，也不是如今的理性主义形式，而是在历史上自希腊人时代起我们所孕育的巨大的社会理性不愿意在当前社会中证实精神病的经历。这种经历是在无医学权力管控的条件下对真理的检验。"（打字文稿，第 19 页。）

尽管这些战后发展起来的批评思潮将精神病院机构确定为深入研究的问题所在，本课程却以假设"在与机构有所关联之前，必须处理机构所采取的策略性措施中的力量关系"⑱为原则改变研究重点。实际上，机构的概念掩盖了某些不足和"危险"，这些问题米歇尔·福柯曾反复说过。首先，借助这一概念走近精神病学的问题就相当于给了自己现成的研究对象，如集体及其功能性规则、作为成员的个人等，可以从权力的规定及其个体化过程方面分析形成的步骤。其次，围绕某个微缩的机构，冒险切断其发生和发挥作用的策略，并如课程中所说，在当中"投入""所有的精神病学或社会学话语"。例如，将课程提出的问题与厄文·高夫曼（Erving Goffman）的著作《精神病院》所提出的问题相比较，福柯曾多次对其表达敬意⑲。当然，这本书的价值在于能够以"取消指定"精神病院机构的方式摆脱医学上的合理化，通过"全控机构"（即"极权"机构）的概念将精神病院重新设置在学校、监狱等一系列其他机

---

⑱ 参见上文，1973 年 11 月 7 日的课程。

⑲ E·高夫曼，《精神病院：论精神病人与其他同住者的社会情境》，纽约，双日出版社，1961 年 /《精神病院：论精神病人与其他同住者的社会情境》，由 L·莱内和 Cl·莱内翻译，R·卡斯特尔作序，巴黎，午夜出版社（"常识"系列丛书），1968 年。参见米歇尔·福柯，(1)《言与文》，第二卷，第 139 篇《真理与法律形式》(1974 年 6 月)，第 611—612 页；(2)《言与文》，第三卷，第 272 篇《与 M·迪永的谈话》(1979 年 10 月)，第 802—803 页；(3)《言与文》，第四卷，第 280 篇《福柯研究国家利益》(1980 年春)，第 38 页；第 310 篇《空间、认知和权力》(与 P·拉比诺的谈话，1982 年 3 月)，第 277 页。

构之中，这一概念体现了看管个人并控制其生活方式的专门机构的特征。然而，用近乎人种学的方法研究精神病院机构及其局限性，将精神病院机构作为独立的"整体"简单地置于其他机构之中，这种方法无法表明精神病院是对不断发展的历史性问题的一种回应。因此，精神病院构成上的断裂，其本质仍被认为是通过内部与外部、闭关与外出等二元对立建立在静态模式之上。这些对立标志着极权机构"对与外界进行社会性交流设置的障碍，且经常通过被锁住的门、高大的围墙等障碍物具体化"⑤⓪。用一个"为了对抗而关闭的空间，争斗的场所，关于胜利与服从的机构⑤①"代替"封闭"空间的形象，精神病院的断裂就有了新的维度。这种"封闭的"环境是真实存在的，即主动切断的环境，也就是在旧的管理形式下经过一定的历史进程得到的环境，这些历史进程使精神病人与家庭的区别少于它与技术行政领域的区别。1973 年 12 月 5 日的课程着重指出："精神病人出现［……］，是对社会构成的威胁，而不再是使家庭权利、财富和特权陷于危险境地的个人。"同时，高夫曼强调，精神病医生的中心地位还体现在另一个方面：精神病医生不是因其是自由的而区别于精神病人，他的特点是作为外部世界的使者，负责将社会规范强加于精神病院内部，他是"赋予现实约束力的人，借由这种约束力，控制精神病，彻底穿透精神病，使精神

---

⑤⓪　E·高夫曼，《精神病院》，第 46 页。

⑤①　《言与文》，第二卷，第 143 篇。第 679 页。

病消失"[52]。

高夫曼专注于机构本身及其运作所造成的问题，本课程则致力于了解与社会和政治结构相关的权力技术如何实现"个人管理的合理化[53]"。

由此形成对精神病院机构进行考古学研究的独特风格，从乔治三世到夏尔科，累积了令人赞叹的敞视"场景"，展示构成权力"微观物理学"权力的操作和程序，解除精神病院机构所拥有的庞大权力。关于"场景"，1973 年 11 月 14 日课程的手稿明确指出，不应理解为"戏剧性的情节，而是仪式、策略、斗争"；这些场景就像镜子的碎片一样嵌入分析之中，明确地汇集了论证将要采用的理论内涵。

因此，以权力机制为参考研究精神病学装置动摇了精神病学在理论上和实践上展开征服的基本点，即特殊性要求。实际上，从形成"特殊医学"，具有"特殊的"机构，"专门的"医生，精神病人以及"特别的"立法（即试图在战争结束后改变机构结构的 1838 年 6 月 30 日法案）来看，精神医学"特殊性"的观念构成了一条汇聚行业核心要素的动力线[54]。

370

---

[52] 参见上文，1973 年 12 月 12 日的课程。

[53] 《言与文》，第四卷，第 280 篇《与 M·迪永的谈话》（1980 年），第 38 页。

[54] 亨利·艾为在精神分析学和生物学或社会政治学的诱惑面前保持精神病学的"特殊性"而进行的争论，以及 F·卡罗利主编的文集《精神病学的特殊性》（巴黎，马森出版社，1980 年）的出版，都证明了这一点。

## 4. 问题要点

对精神病学装置的分析围绕三大主线进行：以权力为主线，精神病医生自我设定为对他人施加影响的主体；以真理为主线，精神病人被构建为知识的对象；以主体化为主线，主体必须制定自己的规范。

4.1　权力。20 世纪 70 年代，用知识—权力的问题域来界定权力，这一主线转移了先前的各种问题。实际上，最初的一些文章向精神病学提出的问题是"您所说的是真的吗？给我真理的凭证！"其问题和要求是："给我们您的权力凭证！您凭什么行使权力？以谁的名义？为了何种利益？"所以，"权力"不再是先前研究中的"暴力"。将整个社会特别是精神病学[35] 所运用的"暴力"问题即精神分裂症病人[36] 置于评论的中心，这种盎格鲁—撒克逊的"反传统精神病学家们"的评论所遵循的范式突然间发生了变化。

然而，在参考构成精神病学装置的各种权力机制来对其进行研究时，癔病病人作为范式，为掌握更高医学知识的夏尔科设置谎言"陷阱"[37]，表现出精神病学权力富于战斗性的一面。在米歇尔·福柯看来，他在 1974 年 1 月 23 日的课程中

*371*

---

[35]　参见上文，注释 31。

[36]　D·库珀，《精神病学与反精神病学》，第 33 页："只要精神病学代表正常人的利益或者说所谓的利益，我们就可以看到，实际上精神病学意义上的暴力首先就是精神病学的暴力。"

[37]　参见上文，1974 年 2 月 6 日的课程。

所说的首位"反传统精神病学斗士"的称号，癔病病人当之无愧。通过癔病病人的"操作"，福柯对医生"负责在医院空间制造疾病真理[58]"的角色提出了质疑。因此，他在1973年5月亨利·埃伦伯格（Henri Ellenberger）组织的论坛中表示："当人们产生怀疑并且很快就确定，让精神病随时出现或消失的精神病学大师夏尔科，并没有制造出疾病的真理，而是玩了些骗人的把戏时[59]，反传统精神病学的时代便开始了。"

本课程所探讨的权力具有双重特征。权力最终的作用点是身体，如身体在精神病院空间中的分配，身体的行为方式、需求、快感等，简而言之，是一种"遵守身体微观物理学所有规定"的权力。此外，精神病医生与病人之间建立的权力关系由冲突与对立构成，本质上是不稳定的，随时都存在着对抗。通过这些"反操作"，癔病病人动摇了夏尔科的权力，避开了夏尔科指定给他们的分类，借此迫使医学权力—知识装置从对抗开始反弹，直到出现米歇尔·福柯所说的"导致反传统精神病学的危机[60]"。

4.2　*知识与真理*。正如1973年12月5日的课程中所说，"作为惩戒系统的精神病院同样也是形成真理话语的地方"。由此便得出对权力装置与真理博弈相结合的方式的分析。"原精神病学"模式就是如此，在一定的"检验"制度下，围绕着谵妄性的信念形成一套规则，医生在当中充当真实性和真理的模

---

[58]　《言与文》，第二卷，第143篇。第681页。
[59][60]　《精神病史与反精神病学》（见上文，注释47），第12页；经部分修改后转载于《言与文》，第二卷（见前文注释）。

棱两可的主人⑩。又或者相反，在某种规则里，医生和病人的对抗中不再出现真理问题，因为真理问题不再只是存在于医学所建立的权力之内。可见，在这种分析模式下，更多的是从功能方面召唤真理，而不是将真理作为陈述的固有属性，通过真理所允许的排除方式，为精神病学权力发挥作用所依据的话语和实践提供合法范围。

4.3 *控制*。从外部接触待治疗个体的治疗师，在运用使其能够从个体中提取主观内在性（讯问、回顾病史等）的程序的同时，将治疗对象放在必须将施加于他的指令和规范内在化的位置。而且，在 1973 年 11 月 21 日的课程中，这一问题也从控制方式的角度得到了解决，这些方式让治疗对象表现出有关于真理机制和话语实践的复杂多变的"功能"。

然而，本课程想在新的基础上延续《疯狂史》，这将是没有结果的。这些年，情况发生了变化，正如米歇尔·福柯所说，人们更喜欢参与有效的行动，而不是"书上的胡写乱画"。因此，早在 1972 年，他就意识到"对我来说，为《疯狂史》写一个延续到现在的续篇是没有用处的。一个有利于囚犯的具体的政治行动反而更具意义⑫"。而与此同时，福柯先生正在为《规训与惩罚：监狱的诞生》一书作准备。

---

⑩ 《精神病史与反精神病学》（见上文，注释 47），第 12 页；经部分修改后转载于《言与文》，第二卷（见前文注释）。

⑫ 《言与文》，第二卷，第 105 篇《伟大的拘禁》（1972 年 3 月与 N·迈恩伯格的谈话），第 301 页。

# 概念索引

（页码为本书边码）

（惩戒体系失范）：56。

反精神病学，反精神病学的：15，18，41，136，347—351，356，360，365—367。

　　另见：癔病病人；精神分裂病人。

失语症：302—306。

　　（构音障碍型失语症）：305。

　　另见：布罗卡。

身体器具：106。

　　（获得真相）：107；

　　（作标记）：107；

　　（保障和检验）：106—107。

国家机器：17—18。

认知溯源：14，238 & 256 n.13，369。

建筑结构：76—79，92 n.17，102—104，127。

　　（18 世纪的医院建筑）：352。

　　另见：全景监狱。

金钱：145，152。

金钱与排便（金钱与粪便之间的关系）［勒列特］：153 & 169 n.35。

智力低下：210。

　　［埃斯基罗尔与贝洛姆］：203；

　　［塞甘］：205。

庇护所、收容所

　　（战场）：8，345，369；

　　（精神病医生的身体）：179—180，185—186，234—235，271；

　　（医疗空间）：6，176—186；

　　（精神病的混乱意志与医生的正确意志相对抗的场所）：345；

　　（形成真理话语的地方）：95，372；

　　（庇护所与家庭）：96—103，124；

　　（庇护所的管理部门）：181；

　　（庇护所中的现实游戏）：173—175，251，271；

　　（庇护所的整体规矩）：146，148；

　　（庇护所在恢复正常行为活动中的作用）：344—345。

同化　疯子—原始人—罪犯：111。

屈从、服从：30，87，345，372。

招认、招供

（招认的做法）：12—13，33，158—159，160，175，200—201，234，275；

（招认与对真理的神意裁判）：139 n.16 & 256 n.15。

*376*

需求、要求

（调整需求）：22，25，152—156，160—161，164，174—175，345。

生物学：13

（巴斯德生物学与医院改造）：342—343；

生物学的（生物进化）：220。

布莱德催眠疗法：287—288。

另见：布莱德。

仪式

（免职仪式）：22—23。

外科医生

（在医学领域作为精神病医生的对照）：185。

氯仿：234 & 254 n.2，235，279。

分类

（精神病分类的实际用途）：127—128，177—178；

（古典时期经验论认识的一般形式）：74。

临床

（解剖病理学临床教学）：300—301，304，305；

（神经病学临床教学）：301—307。

精神病疗养院：126—128。

殖民化、殖民控制

（青年教育殖民化）：68—69，70；

（精神病院内部的殖民控制）：127；

（对白痴的殖民控制）：209—216；

（对流浪者、乞丐、游民、罪犯和妓女的殖民控制）：71。

团体

    （非宗教团体）：42—43；

    （宗教团体）：42—43, 61 n.4, 65—70 & 89 n.1, 90 n.4, 91 n.7, 91 n.9。

行为

    （无意识行为或反射行为）：302, 303—304, 305；

    （复杂行为）：302；

    （有意识行为）；303—304, 305。

医学诊断

    （非公开诊断）：200；

    （公开诊断）：244—245。

身体约束

    （约束工具）：11—12, 106, 107—108, 124, 143, 154, 158, 161。

痉挛：307, 308, 309, 315, 311 & 331 n.35。

身体

    （病理解剖学意义上的身体）：290, 299, 325；

    （神经病学意义上的身体）：289—290, 299—310, 315, 316, 324—325；

    （与性相关的身体）：325；

    （家庭的身体）：273；

    （精神病医生的身体）：6, 15, 179, 214—215。

身体与权力

    （身体与权力的接合）：42。

罪行、犯罪

    （精神病与罪行之间的关系）：249。

犯罪学：87, 341。

病情发作：241—242, 267—269。

    （癔病发作）：311—312；

    （病情发作是疾病固有的特征）：242；

    （病情发作是对事实的检验）：269—271, 276；

    （病情发作是对真相的检验）：236—237, 269；

    （病情发作是进行治疗的时机）：33, 342—343；

    （病情是否发作作为检验手段）：244—245；

    （病情发作不在医学和精神病学的范畴之内）：247—250, 342—343。

（军队的惩戒）：48—49；

（惩戒是对身体、个人、时间、劳动能力进行分配的技术）：75；

（惩戒工具）：72。

话语：16，41

（病理解剖学和病理生理学话语）：133；

（临床和疾病分类学话语）：133，164；

（精神病学话语）：8，41；

（癔病病人的话语）：306—307；

（真理话语）：12，15，28—29，33。

机构、装置、配置

（神经病学机构）：299—307，309，316，324—325；

（惩戒机构、惩戒配置）：65—67，73，186，232；

（陈述真相的配置）：156；

（权力机构、权力配置）：14—15，356，360，361—362；

（统治机构、统治配置）：65—68。

布局、安排

（权力的战术布局）：8，17。

掩饰、掩盖：268。

淋浴，参见：勒列特。

矫正

（身体矫正）：50，214，288，350。

麻醉、麻醉剂：

（麻醉剂作为惩戒工具）：234—235；

（麻醉试验是对精神病的内在控制力）：289；

（使用麻醉剂显示精神病的原发病灶）[莫罗·德图尔]：281—282；

（麻醉剂在法医学中的使用）：279。

权利

（法律个体的权利）：58—60；

（不受时效约束的权利）[法雷特的观点]：134 & 141 n.18。

文字记录

    （文字记录作为惩戒工具）：50—53；

    （文字记录是警察的做法）：52。

电击疗法：178 & 193 n.17。

童年、儿时

    （异常童年）：219；

    （童年是精神疾病的出处）：

    （儿时的记忆）：125，160。

儿童、孩子

    （发疯的儿童）：200；

    （儿童与疯子）：109；

    （野孩子）：226 n.31。

    （对异常儿童和白痴进行精神病治疗）：187—188，199—208。

调查：210—211，246—248。 *378*

癫痫：188，210，307，308，321。

劳动疗法：127。

错误

    （错误是确定精神病的标准）：8—9，29，129—130，202，343；

    （精神病人的错误）：130。

"缺氧状态"［杜朗·德格罗斯］：288。

乙醚，乙醚麻醉：178 & 193 n.18，234 & 254 n.1，235，279。

修炼、训练：

    （苦行修炼）：43，69—70；

    （身体训练）：50，72；

    （训练是惩戒权的运用方式）：49—50。

法医学鉴定：199，352，357。


家庭、家人

    （家庭是统治权的基本单位）：80，84；

    （家庭是精神病学实践的模型）：17—18，27，95—96，114—115，123—

       124，126，127；

（家庭是所有惩戒体系的连接点）：82—86；

（家庭是异常和精神病的支撑）：221；

（整个家庭是精神病的物质基体）：273；

（家庭的惩戒化）：115—117，124。

治疗环境的（以及治疗环境当中的）家庭化：109—111，114—115。

"局部感应电疗"［迪歇恩·德布洛涅］：302，314。


精神病

（精神病是对至高无上权力的肯定）：29，147—148，161；

（精神病是"真人"的原始经验）：361；

（精神病是精神疾病）：307；

（精神病是行动方式中的障碍）：344；

（精神病是反抗的意志）：9，171；

（精神病与神经系统病变）：133，268；

（精神病与幻想）：283—384；

（精神病脱离纯医学领域）：352；

（精神病病因学）：133，145，268，272—273；

（精神病非现实性的现实）：174；

（危险性与精神病）：98，250。

心理功能：86—88，186。

功能主体

（惩戒性约束关系中的功能主体）：57，58；

（统治权关系中的功能主体）：46。

力量

（力量的反抗）：9。

精神病人、疯子：

（愚蠢的疯子）［达坎的观点］：222 n.6。

暴怒：291 & 222 n.5。

"狂躁者"：9，11，21，117 n.1。

谱系

（认识谱系）：239。

痊愈、治愈：4，8。

　　（痊愈是仪式）：22—23；

　　（痊愈是对抗的场面）：11；

　　（痊愈是力量的服从）：10，30；

　　（痊愈的一般概念）：12—13；

　　（痊愈的四个特征）：175，184；

　　（确保能通向痊愈的虚构迷宫）：35—36，130—131。


幻觉：276。

　　（固有思维或幻觉）[拉比特]：128。

印度大麻：234 & 254 n.5，280。

　　（大麻中毒使一些机制在讯问中发挥作用）：285；

　　（借助大麻的治疗方法）[莫罗·德图尔]：284—285。

遗传

　　（病理性遗传）：272 & 291 n.5。

　　遗传的（遗传因素）：201，220。

历史

　　（惩戒机构的历史）：65—75；

　　（精神病学的历史）：32，33—34；

　　（真理的历史）：235—247。

医院

　　（医院是精神病成为现实的地方）：251—252；

　　（医院是认识和实现疾病的地方）：341—342，346；

　　（医院是治疗的机器）：103—106，108。

人道主义，人道主义者：15，30，59。

催眠：285—290

　　[杜朗·德格罗斯的观点]：288；

　　（催眠与暗示）：346；

　　（精神创伤与催眠）：286—287，318。

疑病：308。

癔病：100。

 （精神病院的癔病）：134—136；

 （天生的癔病）：316—317；

 （癔病是对抗精神病学权力的工具）：135—137，138；

 （癔病是检测是否模拟的工具）：316；

 （癔病之战）：137—138，310—325，363；

 （以癫痫为模型对癔病发作进行编码）：311—312，346；

 （创伤性癔病）：315—316，318—320；

 （癔病的痕迹）：311。

 另见：夏尔科。

癔病病人

 （癔病病人是完美的病人）：346；

 （癔病病人是反传统精神病学斗士）：138，253 & 265 n.48，371；

 （癔病病人对医学权力的反抗）：253，371；

 （癔病病人的强权）：188—189，271，312—313，317—318。

 癔病性癫痫［夏尔科］：311 & 331 n.35。


权力的肖像学分析：24—25，27。

白痴：217—218。

白痴或先天痴呆

 ［埃斯基罗尔和贝洛姆的观点］：203—205；

 ［雅克林·杜比森的观点］：202 & 223 n.8；224 n.12；

 ［皮内尔的观点］：224 n.13；

 ［塞甘的观点］：205，207—208；

 （白痴属于残疾、畸形和非疾病）：204—205；

 （通过精神病学权力对白痴进行实际归并）：208—216；

 （对白痴的理论规定）：201—208；

 另见：精神错乱。

痴愚：201—208，209。

 ［达坎的观点］：223 n.9；

 （痴愚是谬论变得模糊）：202 & 224 n.12。

自由

　　（自由的缺失）：154—155。

忧郁症［埃斯基罗尔］：177，204。


统治权的宏观物理分析：28。

磁疗、磁气

　　（磁疗医生行使身体权力的辅助手段）：234 & 255 n.6，285；

　　（磁疗属于惩戒机制）：235；

　　（磁气是病人了解自身病情的工具）：286；

　　（磁气与病情发作）：285—287。

教管所、教养院：80，86，117。

精神病院：111，113—116，125。

疾病

　　（精神疾病和真实的疾病）：307；

　　（鉴别诊断的疾病和绝对诊断的疾病）：307—308，309—310；

　　（疾病与关于利益的经济问题）：315—317；

　　（疾病的乐趣）：161。

"躁狂症"：4，5，22，166 n.1，177 & 192 n.12—14，201，204 & 224 n.18，
285 & 295 n.41；

　　（没有妄想的躁狂症）：9。

"功能模型"

　　（"功能模型"手段）：313—318；

　　（"功能模型手段"与催眠）：314，316。

医生

　　（医生是疾病真相的制造者）：345；

　　（精神病院的名医是精神病的主人）：345；

　　（病人对医生的依赖问题）：10，175，312—313；

　　（19世纪末以来对医生权力的质疑）：347。

医学

　　（临床医学，医学真理的认知模式）：13；

　　（统计医学）：248；

*381*

（关联原则）：100；

（分心原则）：100；

（"外部意志"原则）[法雷特；吉斯兰]：146—148；

（隔离原则）：99—100，105，114 & 118 n.5，143，153，345，350；

（个体发生与种系发生的原理）：110。

利益

（异常、违法和违规的利益）：111—113，113—117，123—124。

另见：疾病。

妓院：112—113。

精神分析

（精神分析是去精神病治疗的形式）：349，364；

（精神分析的诞生是精神病学的第一次重大退步）：137；

（在精神分析中提取精神病院机构的不同要素）：189 & 198 n.41；

（精神分析的场景）：32。

精神病医生、精神病学家

（精神病医生是强化真实的代理人）：132，164；

（精神病医生是现实的主宰）：131；

（精神病医生是掌握真理的人）：181；

（精神病医生话语的威严程度）：183—184，278—279。

另见：庇护所；身体；外科医生；权力。

精神病学

（药理精神病学）：348；

（精神病学是强权）：134，138，143，161，164—165，171，185，186，
213—214，216，233，271，283，344—345。

另见：精神病院的同义反复。

（对精神病学的"外部"制度评论）：364—367；

（对精神病学的"内部"制度评论）：41 & 60—61 n.1，252，358—359，
363—364；

（精神病学中的检验事实）：269—271，372；

（精神病学的权力是作用于精神病和异常行为的权力）：219，282—283。

原精神病学，原精神病学的：27，29，96，372。

另见：场景。

精神外科学：348。

心理学

    （精神病心理学）：145；

    （劳动心理学）：87。

精神病理学：87，205 & 225 n.25。

心理教育学：87。

精神药理学：351。

社会心理学，社会心理学的：15，42。

惩罚

    （药物治疗和惩罚的手段）：106，178 & 193 n.17，182—183，345。

自传式叙述

    （自传式叙述是精神病学和犯罪学实践的要素）：158，200—201，319—
        320 & 335 n.54。

回归家庭：87，88

    （19 世纪工人生活回归家庭）：84—85。

古典时期的监禁：71。

残余、遗漏

    （历史残余）：82，110；

    （惩戒权的遗漏：低能者、罪犯、精神病人）：55—56 & 62 n.14，110。

责任：274—275，277，346。

    另见：讯问。

约束：106。

    另见：工具；"无约束"。

幻想：283—284。

    另见：麻醉；精神病。

知识

    （医学知识）：250—251；

    （精神病学知识）：181，250—251，346；

    （精神病学知识和精神病机构是标准化要求）：199—200；

另见: 权力; 场景。

"愚蠢还是愚笨"[托马斯·威利斯]: 223 n.8。

愚蠢: 201 & 223 n.8。

　　[若尔热的观点]: 223 n.9。

　　另见: 精神病人、疯子。

暗示: 346。

　　另见: 催眠。

主体

　　(认识的主体): 341, 346。

看守: 6—8, 12。

梅毒

　　(梅毒是麻痹性痴呆的原因): 268 & 290 n.1, 308。

惩戒体系、惩戒体制: 72—73, 81, 95—96, 248, 363。


脊髓痨, 脊髓痨病人[迪歇恩·德布洛涅]: 302—303。


策略: 74—75, 99—111

　　(劳动策略): 153, 345;

　　(理论化的服装策略)[费鲁斯的观点]: 153。

精神病院的同义反复: 164—165, 173, 216, 351, 372。

剧院

　　(剧院在古典时期是精神病的治疗场所): 344。

"精神治疗""精神疗法"

　　(精神治疗是治疗活动): 10, 19 n.13, 144;

　　(欲望的不可接受性是精神疗法的要素): 175;

　　(精神治疗中的现实活动): 174;

　　(精神治疗与精神病院机构): 151, 169 n.28;

　　(精神治疗与原精神病学场景): 32 & 38—39 n.22。

"迁移"349。

精神创伤, 创伤性的: 315, 317。

　　[夏尔科的观点]: 318—319;

（精神创伤与催眠）：319。

劳动：154，345。

另见：策略。


真理、真相

（说出真理在治愈的过程中具有表述行为的特征）：12，158；

（症状中真相和谎言的规则）：135；

（精神病的真相问题）：132，133—134，136—137，156；

（真理问题与精神病学的权力）：41，233—235；

（真实计策）：34—35。

真理—论证：235—236，238，246—247，341，342—343。

（真理—论证是认识关系）：237；

（向真理—论证技术转变）：238—239，245—247，342—343。

真理—事件：236—237，238，239—247，341，342—343。

（真理—事件是权力关系）：237。

暴力：10，14—16 & 20 n.18，148，357，362，370。

巡视

（巡视仪式）：277—278。

阿克内西（欧文·海因茨）：197 n.38, 263 n.40, 356 n.6。

亚当斯（R.A）：326 n.8。

阿德尼斯（安德烈）：37 n.5。

达朗松（爱德华）：90 n.7。

达朗贝尔（让·勒隆）：259 n.24。

亚历山大四世［教皇］：257 n.17。

阿尔加隆（雅克）：357。

阿洛（勒内）：258 n.21。

艾伦（大卫·F）：366 n.44。

阿尔都塞（路易）：20 n.21。

阿曼德里（皮埃尔）：260—261 n.29。

阿玛尔（路易·维克多·弗雷德里克）：168 n.7。

阿梅（查尔斯·弗朗索瓦）［病人］：296 n.46。

阿尔诺（安托万）：139 n.15。

奥恩布鲁格（利奥波德）：326 n.7。

奥古斯丁（圣·奥勒利乌斯·奥古斯丁）：90 n.4, 91 n.7。

奥古斯丁［病人］：335 n.54—55。

奥雷尔［病人］：331 n.37。

艾姆（让）：364 n.37。

艾门（J.B.）：259 n.24。

阿赞：298 n.55。

巴宾斯基（约瑟夫·弗朗索瓦·菲利克斯）：325，336—337 n.64。

巴亚尔热（儒勒·加布里埃尔·弗朗索瓦）：196 n.33，269 & 291 n.3，292 n.5，295 n.37，308 & 328 n.21，328 n.19，329 n.22，332 n.41。

巴永（居伊）：367 n.47。

巴拉尔（安托万·杰罗姆）；293 n.21。

巴莱（吉尔伯特）：231 n.73。

巴尔维（保罗）：61 n.1，194 n.24。

巴尔巴鲁（N.）：92 n.18。

巴克（约翰）：259 n.24。

巴恩斯（玛丽）：32—33 & 33—39 n.23。

巴萨格利亚（弗朗科）：347，350，362，365，366。

博丹（路易）：91 n.11。

贝亚尔（亨利·路易）：141 n.20，193 n.18，254 n.2。

培尔（安托万·洛朗·耶西）：133 & 140 n.17，263 n.43，268—269 & 291 n.2—3，308，328 n.21，329 n.22。

培尔（加斯帕尔·洛朗）：196—197 n.38。

博谢纳（H.）：225 n.25。

博杜安（亨利）：60 n.1。

贝卡里亚（切萨雷）：18 n.3。

贝彻（于贝尔）：90 n.6。

贝洛姆（雅克·艾蒂安）：203 & 224 n.15—204，222 n.4，223 n.10，225 n.20。

贝洛克（伊波利特）：156 & 170 n.41，190 n.3。

本笃（圣）：89 n.1—3，90 n.5。

边沁（杰里米）：43 & 62 n.5，75—81 & 92 n.17，93 n.29，95，103—105，108。

伯格霍夫（伊曼纽尔）：259 n.23。

贝里永（埃德加）：297 n.54。

伯尔克（乔）：32，33 & 39 n.23。

贝利耶尔（乌尔斯莫）：89 n.1—3。

贝尔纳（克洛德）：281 & 293 n.27。

贝尔纳丹（亚历山大·埃德梅·莫里斯）：192 n.16。

伯恩海姆（伊波利特）：318 & 334—335 n.49, 320, 347。

贝尔蒂埃（皮埃尔）：102—103 & 119 n.9—12, 118 n.4, 121 n.23。

卡拉布里亚的伯特霍尔德：91 n.7。

贝特朗（亚历山大）：254 n.6。

贝斯（让·马尔斯亚勒）：89 n.3, 91 n.7。

比夏（玛丽·弗朗索瓦·泽维尔）：185 & 196 n.38, 300 & 325 n.2, 325
　　n.3, 301, 304—305, 342。

比内（阿尔弗雷德）：62 n.14。

比尼（卢西奥）：193 n.17。

宾斯旺格（路德维格）：356 n.7。

比克斯勒（伊丽莎白·S）：194 n.25。

布朗什（埃斯普里·西尔维斯特）：111 & 122 n.37, 113, 114 & 122 n.39,
　　168 n.8。

布兰多努（吉拉尔）：194 n.22。

布尔哈夫（赫尔曼）：260 n.27。

布瓦索（埃德蒙）：141 n.20, 334 n.48。

博瓦西埃·德索瓦吉（弗朗索瓦）：223 n.8—9。

博洛特（居斯塔夫）：117 n.1。

邦热尔（伊冯娜）：257 n.15。

博纳菲（吕西恩）：61 n.1, 265 n.47, 358, 359, 363, 364 n.36。

波尔度（泰奥菲勒）：259 n.24。

鲍里索夫（弗拉基米尔）：359 n.18。

博纳曼（欧内斯特）：169 n.35。

博罗梅（圣·查尔斯）：190 n.2。

布沙尔多（G.）：230 n.69。

布歇—勒克莱尔克（奥古斯特）：261 n.29。

布歇（路易）：191 n.18。

布歇（卡米尔）：167 n.5, 195 n.31。

布科夫斯基（弗拉基米尔）：359 n.18。

布尔吉（路易）：260 n.25。

布尔然（乔治）：92 n.14。

布尔纳维尔（德兹雷·玛格鲁瓦尔）：141 n.20 & 197 n.39, 215—216 &

228—229 n.56—60, 218 & 229 n.64—66, 219 & 229 n.68, 222 n.7, 224 n.10, 226 n.30—31, 227 n.36—38, 227 n.42, 228 n.43, 228 n.45, 229 n.62, 320, 335 n.54, 336 n.59。

布斯凯（J.B.E.）: 295 n.37。

布宗（让）: 93 n.33。

布拉盖特（布鲁亚尔的遗孀）[病人]: 135 & 141 n.20—136, 286 & 297 n.48。

布莱德（詹姆斯）: 287—288 & 297 n.51, 298 n.54—55。

布劳恩（吕西安）: 258 n.20。

布劳纳（阿尔弗莱德）: 225 n.25。

布雷德罗（阿德里安·亨德里克）: 89 n.2。

布雷尔·德·布瓦蒙（亚历山大·雅克·弗朗索瓦）: 111 & 122 n.36, 113 & 122 n.40—115, 119 n.7, 168 n.8。

布里弗（让—巴蒂斯特·洛多伊斯）: 327 n.18。

布里盖（保罗）: 336 n.59。

布罗卡（皮埃尔·保罗）: 278, 288 & 298 n.55, 302 & 326—327 n.9, 303—305 & 327 n.16—17。

布罗闪（伊波利特）: 166 n.1 & 193 n.18, 254 n.2。

布鲁阿代尔（保罗）: 336 n.60。

布鲁塞（弗朗索瓦）: 342, 355。

布鲁萨（J.）: 92 n.18。

布鲁（保罗）: 191 n.7。

布鲁克（约瑟夫）: 90 n.6, 91 n.11。

布鲁诺（佐丹奴）: 258 n.21。

布鲁丹（让—玛丽）: 329 n.24。

本茨（赫维格）: 258 n.21。

伯克哈特（提图斯）: 258 n.21。

布尔丹（克劳德）: 297 n.49。

伯顿（马克）: 361 n.24。

伯瓦—波雄（克里斯蒂娜）: 168 n.7。

布斯（塞萨尔·德）: 92 n.12。

巴特勒（卡斯伯特）: 90 n.5。

*387*

库尔米耶（弗朗索瓦·德）：191 n.10。

库赞（帕特里斯）：89 n.1，89 n.2。

古多（J.）：191 n.8。

考克斯（约瑟夫·梅森）：34 & 39 n.24，129 & 139 n.11，131—132，168 n.7。

克兰菲尔德（保罗）：223 n.8。

库伦（威廉）：222 n.7，329 n.24。


达坎（约瑟夫）：110 & 121 n.31，167 n.4，222 n.6，223 n.8。

达朗伯格（查尔斯·维克多）：258 n.23，260 n.26—27，262 n.37。

达尔文（查尔斯·罗伯特）：121 n.33，220 & 230 n.71，230 n.70。

达尔文（伊拉斯姆斯）：168 n.7。

多姆松（乔治）：61 n.1，118 n.6，194 n.22，265 n.47。

达文（卡西米尔·约瑟夫）：225 n.22。

达韦纳（亨利·让·巴蒂斯特）：93 n.33，225 n.21，226 n.30，227 n.40，228 n.44，229 n.63。

德尚布尔（阿梅德）：141 n.21，293 n.21。

德福尔（达尼埃尔）：38 n.11，256 n.13。

迪夫拉达斯（让）：261 n.29。

德沃西（雅克）：93 n.34。

德霍夫（热拉尔）：92 n.14。

德杰林（约瑟夫·儒勒）：230 n.70，292 n.5，330 n.27。

德拉西奥弗（路易）：332 n.41。

德莱耶（让—巴蒂斯特）：140 n.18，263 n.43，328 n.19。

德尔古（玛丽）：254 n.8，255 n.9。

德勒兹（吉尔）：88。

德尔索（皮埃尔·约瑟夫）：196 n.38。

德梅尔赛（阿尔弗莱德）：90 n.6，91 n.11。

德梅茨（弗雷德里克·奥古斯特）：94 n.35。

德里达（雅克）：295 n.39。

德塞夫（让—保罗）：262 n.38。

笛卡尔（勒内）：29 & 38 n.11，130 & 139 n.14，284 & 295 n.39。

德蒂安（马塞尔）：255 n.12。

德维尔诺瓦（皮埃尔）：264 n.44。

杜赫斯特（肯尼斯）259 n.23。

狄德罗（丹尼斯）：259 n.24。

多利安（爱德华）：92 n.14。

唐科尔（R.P.）：190 n.2。

杜特雷本特（乔治）：292 n.7。

道比金（伊恩·罗伯特）：230 n.72。

德雷夫斯（费迪南德）：93 n.34。

杜布瓦（让）：326—327 n.9，327 n.16。

杜布瓦（弗雷德里克，又称杜布瓦·德亚眠）：297 n.49，328 n.19。

杜比森（让—巴蒂斯特·泰奥菲尔·雅克林），简称：雅克林·杜比森。

杜比森（保罗）：264 n.45。

迪歇恩（纪尧姆·本杰明·阿芒，又称迪歇恩·德布洛涅）：290 & 291 n.61，
    302—303 & 326 n.8，327 n.10—15，313，314，325。

杜东（保罗）：190 n.2。

杜佩蒂厄（爱德华）：94 n.35。

杜凡（雅卡林）：197 n.38。

杜宾（亨利）：262 n.38。

杜伯特·德·森纳沃伊（儒勒）：141 n.20，254 n.6，296 n.47。

杜布伊（J.-马克）：118 n.5。

杜佩雷［病人］：144—166 & 167 n.6，168 n.15，170 n.61，174 & 190
    n.6，293 n.13。

杜朗（让—皮埃尔，又称杜朗·德格罗斯）［又名约瑟夫·菲利普斯］：288 &
    298 n.56—60。

杜瓦尔（安德烈）：90 n.4。

埃克哈特（约翰内斯，又称大师）：61 n.4。

埃德尔斯坦（路德维格）：258 n.22。

爱因斯坦（阿尔伯特）：137。

埃里亚德（米尔西亚）：257 n.19，258 n.20。

埃伦伯格（亨利·F.）：265 n.48，296 n.46，367 n.47，371。

埃里克森（约翰·艾立克）：333 n.46。

埃斯曼（埃德玛尔）：256 n.15, 257 n.16。

埃斯基罗尔（让·艾蒂安·多米尼克）：5 & 19 n.5, 19 n.7, 15, 17, 31, 96, 100—101, 103—105, 118 n.5—7, 119 n.8, 119 n.14, 119 n.16, 120 n.21, 127, 139 n.14, 139 n.17, 140 n.18, 146 & 168 n.13, 151 & 169 n.30, 179 & 193 n.19, 180 & 194 n.24, 183 & 195 n.31, 190 n.1, 192 n.10, 192 n.15, 203 & 224 n.14, 224 n.16—204 & 224 n.18—20, 205, 207, n.25, 263 n.43, 264 n.45, 274, 281, 284 & 294 n.35, 291 n.5, 297 n.48, 328 n.19, 335 n.53, 334—336, 350, 355, 363, 364 n.36。

埃斯特森（亚伦）：366—367。

埃瓦尔德（弗朗索瓦）：38 n.11, 117 n.1, 190 n.2。

艾（亨利）：295 n.36, 329 n.22, 370 n.54。


费伯（克努德）：259 n.23。

费恩伯格（维克多）：359 n.18。

法雷特（让—皮埃尔）：118 n.5—6, 120 n.16, 140 n.18, 141 n.19, 146, 151, 167 n.3, 183—184 & 196 n.34—37, 195 n.28—29, 198 n.39, 210 & 227 n.33, 226 n.32, 263—264 n.43, 293 n.15。

法雷特（儒勒·菲利普）：229 n.63, 309 & 329—330 n.26, 335 n.58。

法斯宾德（玛丽亚）：91 n.11。

费雷（查尔斯）：230 n.69, 331 n.35。

费尔纳德（瓦尔特）：211 & 218 n.45。

费鲁斯（纪尧姆·玛丽·安德烈）：121 n.27, 153 & 169 n.36, 196 n.32, 197 n.39, 210 & 227 n.34—35, 229 n.63, 328 n.19。

菲奥雷利（皮埃罗）：257 n.17。

费舍尔—霍姆伯格（埃斯特）：334 n.46。

弗拉斯里耶尔（罗伯特）：254 n.8, 255 n.9, 261 n.29。

弗勒里（路易·约瑟夫·德兹雷）：329 n.24。

弗德雷（弗朗索瓦·埃马纽埃尔）：3 & 18 n.1, 6—8 & 19 n.8, 31 & 38 n.16, 96, 99 & 118 n.3, 167 n.4, 222 n.7, 335 n.53。

弗瓦萨克（皮埃尔）：296 n.44。

弗林（欧仁·弗朗索瓦）：298 n.55。

264 n.43—44, 286—287 & 297 n.48—50, 328 n.18, 328 n.19, 335 n.53。

热尔蒂（P.-N）：328 n.19。

格斯帕奇（爱德华）：62 n.9, 62 n.11。

吉克尔霍恩（约瑟夫）：336 n.61。

吉克尔霍恩（勒内）：336 n.61。

吉拉尔·德卡约（亨利）：102 & 119 n.9, 154 & 170 n.40, 167 n.6, 169 n.39, 179 & 193 n.21, 180 & 194 n.22—23。

吉罗迪（查尔斯·弗朗索瓦·西蒙）：191 n.10, 195 n.30。

格罗茨（古斯塔夫）：256 n.15。

高夫曼（厄文）：368—369。

贡塔尔（莫里斯）：227 n.41。

古贝尔（皮埃尔）：262 n.38。

格拉西安（巴丹）：90 n.7。

格林伍德（梅吉尔）：264 n.41。

格雷戈里九世［教皇］：257 n.17。

格里辛格（威廉）：193 n.18, 291 n.3, 293 n.17, 328 n.21。

格里戈连科（彼得）：359 n.18。

格默克（米尔科·德拉岑）：197 n.38。

*389*格鲁特（热拉尔）：61 n.4, 68。

加塔里（菲利克斯）：88, 365。

盖斯代尔（查尔斯）：1691 n.39。

吉兰（乔治）：191 n.8, 310 & 330 n.27。

吉尔莫（克洛德）：333 n.45。

吉尔雷特［织毯工人］：121 n.23。

吉耶穆（阿兰）：90 n.6。

吉里（保罗）：298 n.61。

吉罗（让）：257 n.17。

吉斯兰（约瑟夫）：31 & 38 n.18, 118 n.5, 120 n.20—21, 121 n.23—24, 166 n.1, 167 n.4, 168 n.7, 168 n.14, 192 n.15, 193 n.16。

基佐（弗朗索瓦·皮埃尔·纪尧姆）：210 & 227 n.41。

圣道明：90 n.4。

阿比尔［病人］：332 n.38。

哈克·图克（达尼埃尔）：334 n.46。

哈里代（威廉·雷金纳德）：261 n.29。

阿姆兰（G.）：259 n.25。

阿蒙（乔治）：333 n.43。

阿莫尼约（M.）：92 n.18。

汉纳威（卡罗琳娜）：262 n.38。

哈斯拉姆（约翰）：5 & 18 n.6, 10 & 19 n.13, 31 & 38 n.13, 120 n.18。

哈茨费尔德（亨利）：333 n.43。

奥斯曼（乔治·欧仁，省长）：169 n.39, 194 n.22, 194 n.26。

海梅克（韦伯）：326 n.8。

埃贝尔［病人］：296 n.46。

埃卡昂（亨利）：326—327 n.9, 327 n.16。

赫凯（菲利普）：1661 n.1。

海德格尔（马丁）：255 n.11。

爱尔维修（克洛德·亚德里安）：80 & 93 n.29。

艾利欧（R.P.）：89 n.1—3, 90 n.4—6, 90—91 n.7, 92 n.12。

赫尔曼斯（弗朗西斯）：91 n.9。

希波克拉底：241 & 258 n.22, 242 & 260 n.28, 244, 255 n.10, 259 n.25, 261 n.30—33。

霍布斯（托马斯）：59 & 63 n.15。

霍夫鲍尔（约翰·克里斯托夫）：264 n.45, 344。

霍夫曼（弗里德里希）：247 & 262 n.37, 260 n.27。

何诺三世［教皇］：90 n.4。

瓦尔（皮埃尔）：197 n.38。

亨特（理查德）：37 n.2。

胡塞尔（埃德蒙）：255 n.11。

于松（贝尔纳）：258 n.21。

于松（亨利·玛丽）：141 n.21, 254 n.6, 296 n.47。

于坦（塞尔吉）：258 n.21。

于维林（亨利）：190 n.2。

希玛（阿尔伯特）：61 n.4。

拉埃内克（勒内·泰奥菲勒·海金斯）：196—197 n.38, 300 & 325 n.3, 301 & 326 n.7, 304, 305, 325。

拉封丹（查尔斯）：297 n.51。

拉耶［药剂师］：254 n.2。

莱内（托尼）：359。

莱恩（罗纳德·D.）：347, 362 n.31, 366—367, 371。

兰吉（安德烈）：117 n.1。

拉勒芒（莱昂）：93 n.33。

拉梅特里（朱利安·奥弗雷·德）：332 n.39。

兰斯洛特（克洛德）：139 n.15。

朗德雷—博韦（奥古斯丁·雅各布）：296 n.41。

拉吉耶（雷欧）：191 n.8。

洛朗（阿尔芒）：141 n.20, 293 n.20, 334 n.48。

罗泽尔（让）：60 n.1。

利亚（亨利·查尔斯）：90 n.7, 257 n.16—17。

李尔王［莎士比亚作品］：23 & 37 n.5。

勒布朗·塞巴斯蒂安：191 n.10。

勒博涅［病人］：326 n.9。

勒布雷顿（雅克）：122 n.37。

勒克莱尔（约瑟夫）：89 n.1。

勒克莱尔克（亨利）：257 n.17。

勒菲利亚特（古斯塔夫）：290 n.1。

勒高菲（居伊）：194 n.22。

勒高夫（雅克）：91 n.7。

勒格兰（保罗·莫里斯）：230 n.70。

勒格朗·杜索勒（亨利）：117 n.1, 166 n.1, 333 n.44。

勒吉兰（路易）：265 n.47。

莱博维奇（马塞尔）：261 n.29。

乐盖（路易·尤里乌斯）：90 n.3。

勒隆热［病人］：335 n.51。

雷鲁特（路易·弗朗索瓦）224 n.19, 328 n.19。

勒保罗米耶（克洛德·斯蒂芬）：221 n.2。

罗伊·拉杜里（伊曼纽尔）：262 n.38。

勒列特（弗朗索瓦）：19 n.13, 32 & 38—39 n.22, 108 & 121 n.28, 118 n.6, 122 n.37, 130 & 139 n.14, 144 & 168 n.8, 146, 148—163 & 168 n.19, 165, 169 n.28, 169 n.31, 170 n.43, 170 n.52—62, 172 & 190 n.1, 173 & 190 n.4, 174 & 190 n.5—6, 177 & 192 n.11, 182, 196 n.32, 213, 224 n.19, 263 n.42, 279, 292 n.12, 345。

莱维（让—菲利普）：256 n.15, 257 n.16。

里贝尔（吕西安）：117 n.1。

利希滕塞勒（查尔斯）：259 n.22。

李比希（尤斯图斯）：254 n.2。

利特雷（埃米尔）：255 n.10, 329 n.24。

隆热（弗朗索瓦·阿希尔）：328 n.19。

鲁尔多（威廉）：61 n.4。

卢比莫夫（阿列克谢）：222 n.3。

卢卡斯（查尔斯·让·玛丽）：92 n.18。

卢贡（克洛维斯）：91 n.11。


麦卡尔平（艾达）：37 n.2。

麦克弗森（克劳福德·布拉夫）：63 n.15。

马让迪（弗朗索瓦）：326 n.8。

马尼昂（瓦伦丁）：121 n.23, 230 n.69—70, 328 n.19。

曼恩（让—伯特霍尔德）：89 n.3。

迈松纽夫（亨利）：257 n.17。

马尔森（吕西安）：226 n.31。

芒多内（皮埃尔）：90 n.4。

马克（查尔斯·克雷蒂安·亨利）：226 n.32, 264 n.44, 265 n.46, 293 n.20。

马戈林（让—克洛德）：258 n.20。

玛丽（皮埃尔）：327 n.171, 334 n.46—47, 346 n.17。

马林（路易）：139 n.15。

马林达兹（乔治）：191 n.7。

马里沃（皮埃尔·卡尔莱特·得尚布兰·德）：80 & 93 n.30。

马特尔（让·乔治·伊波利特）：193 n.20。

马丁（J.G.G.）：225 n.25。

梅森·考克斯：考克斯。

马瑟（L.）：262 n.38。

马修（保罗）：191 n.8。

马顿（西尔万）：258 n.20。

莫里（阿尔弗雷德）：294 n.36。

麦克斯韦（詹姆斯·克拉克）：137。

梅杜纳（拉斯洛·冯）：193 n.17。

麦斯麦（安东尼）：296 n.46，297 n.54。

迈耶（让）：262 n.38。

米亚勒（西蒙）：296 n.46。

米卡莱（马克）：366 n.44。

米歇亚（克洛德·弗朗索瓦）：166 n.1，292 n.5，328 n.19。

米歇尔（埃尔伯特）：257 n.15。

米什莱（马塞尔）：61 n.4。

米尼翁（亨利）：265 n.47。

米勒皮埃尔（弗朗索瓦）：262 n.34。

米尔（加布里埃尔·科迪纳）：62 n.13。

莫里哀（让—巴蒂斯特·伯克兰）：244 & 261 n.34。

蒙法尔肯（让—巴蒂斯特）：93 n.33。

莫纳雷（爱德华）：329 n.24。

蒙特吉亚（乔瓦尼·巴蒂斯塔）：293 n.20。

蒙瓦尔（让）：191 n.10。

摩尔（斯坦福）：292 n.1。

摩尔曼（约翰）：91 n.7。

莫罗·德图尔（约瑟夫·雅克）：166 n.1，195 n.30，254 n.5，280—285，292 n.5，292 n.7，293 n.25—26，294 n.29—33，295 n.37—38，295 n.40，296 n.42，328 n.19。

莫罗·德图尔（保罗）：221 n.2。

莫雷尔（本尼迪克特·奥古斯丁）：120 n.19，121 n.27，193 n.18，220 & 230 n.70—71，279 & 293 n.24，292 n.7。

穆埃尔（弗朗辛）：63 n.14。

穆勒（查尔斯）：37 n.1。

穆拉托尼（洛多维科·安东尼奥）：91 n.11。

米尔沃尔德（雷纳特）：224 n.10。


那铎（马丁）：333 n.43。

内特辛（加比）：63 n.14，224 n.10。

牛顿（艾萨克）：80。

尼克（皮埃尔）：139 n.15。

野口（勇）：291 n.1。

诺塔普（赫尔曼）：257 n.15。

纳顿（维维安）：261 n.35。

尼弗勒（约翰·鲁道夫）：121 n.31。


奥伯伦斯基（迪米特里）：89 n.1。

奥克斯林（R.L.）：90 n.4。

奥里耶（让—雅克）：190 n.2。

奥尔夫—加利亚德（米歇尔）：190 n.2。

奥本海姆（赫尔曼）：333 n.46。

奥西巴尔（让）：91 n.9。

乌里（让）：364 n.37，365。

欧文（阿伦·罗伯特·乔治）：332 n.42。


帕考特（马塞尔）：89 n.1。

佩奇（赫伯特·威廉）：333 n.46。

巴尔沙普·德维内（让—巴蒂斯特·马克西米扬）：179 & 193 n.20，198
    n.39，212 & 228 n.46，328 n.19。

巴朗·德寇松（伊曼纽尔）：93 n.33。

帕里戈（J.）：121 n.30。

巴门尼德：254 n.7。

巴斯德（路易）：342—343，347—348。

保罗三世［教皇］：90 n.6。

博美乐（菲利普）：265 n.47。

雷卡米耶（约瑟夫）：254 n.6。

雷奇·德蒙彼利埃（阿尔芒·菲利普·伊波利特）：167 n.6。

莱塞森（弗朗索瓦—达尼埃尔）：264 n.44。

雷诺丹（路易·弗朗索瓦·埃米尔）：328 n.19。

雷伊（菲利普）：210 & 228 n.43。

理查（让—皮埃尔）：333 n.43。

理查三世［国王，莎士比亚作品］：23 & 37 n.4。

里歇（玛丽·路易·皮埃尔）：331 n.34。

里斯（沃尔瑟）：298 n.61。

里蒂（安托万）：223 n.8，290 n.1—2。

里维埃（皮埃尔）：264 n.44，274 & 292 n.11。

罗贝尔·德莫莱斯梅（圣）：89 n.3。

罗宾（查尔斯·菲利普）：329 n.24。

罗查尔（儒勒·欧仁）：197 n.38。

罗什蒙泰（卡米尔·德）：62 n.12。

罗莱（克洛德）：93 n.33。

罗森—兰奇（海因茨）：258 n.21。

罗森（乔治）：262 n.39，263 n.41。

罗斯坦（路易·莱昂）：139 n.18，141 n.21，254 n.6，297 n.48，328 n.19。

罗斯舒（卡尔·E.）：260 n.27。

鲁耶（欧仁）：121 n.23。

胡（乔治）：254 n.8。

罗耶—克拉尔（安托万·阿塔纳斯）：140 n.17，263 n.43。

鲁卡特（马克）：60 n.1。


萨克勒（阿瑟·M.）：193 n.17。

萨德（唐纳蒂安·阿尔丰斯·弗朗索瓦·德）：19 n.1。

萨加尔（让—米歇尔）：222 n.7。

圣—伊夫（伊莎贝尔）：225 n.25。

桑松（卡特琳娜）［病人］：254 n.6，296 n.47。

索泽（马克）：92 n.14。

席勒（弗朗西斯）：326 n.8。

席佩奇（海因里希）：258 n.21。

塞甘（奥内西姆·爱德华）：203，205—210 & 225—226 n.25—30，227 n.35，
　　212—215 & 228 n.47—55，218，224 n.10。

塞梅莱涅（勒内）：120 n.18，121 n.27，194 n.25，195 n.31。

塞内斯（V.）：333 n.43。

塞黎约（保罗）：117 n.1，230 n.69。

塞尔旺（约瑟夫·米歇尔·安托万）：18 n.3，42 & 61 n.3。

塞斯瓦莱（弗朗索瓦·德）：91 n.7。

塞维斯特（皮埃尔）：191 n.10。

莎士比亚（威廉）：37 n.4—5。

西卡尔（R.-A.）：226 n.31。

西蒙（纳丁）：191 n.8。

西蒙（泰奥多尔）：62 n.14。

苏格拉底：254 n.7。

苏贝朗（欧仁）：254 n.2。

苏克（亚历山大·阿希尔·希普里安）：333 n.45。

斯宾诺莎（巴鲁）：294 n.34。

斯特劳斯（查尔斯）：192 n.10。

绪尔祖尔（让·马塞尔·约瑟夫）：191 n.7。

西德纳姆（托马斯）：166 n.1—2，223 n.8，241 & 258—258 n.23—24，
　　260 n.26。

萨斯（托马斯）：265 n.48，350。


达农（塞莱斯丁·路易）：256 n.15，257 n.17。

泰勒（弗兰克·希伍德）：258 n.21。

泰尔姆（让—弗朗索瓦）：93 n.33。

特姆金（奥塞）：197 n.38，328 n.18。

托马斯·阿·垦皮斯 [亦称托马斯·哈默尔坎]：61 n.4。

汤姆森（R.）：333 n.46。

蒂利埃（居伊）：225 n.25。

托鲁比亚（赫瑞斯）：364 n.37。

托斯奎尔斯（弗朗索瓦）：265 n.47，365。

图卢兹（爱德华）：60 n.1。

图尔德（加布里埃尔）：141 n.20，334 n.48。

特雷拉（尤里斯）：168 n.8。

特雷内尔（马克）：117 n.1。

特里尔（罗伯特）：89 n.3。

楚迪（雷蒙）：90 n.5。

图克（塞缪尔）：120 n.18。

图克（威廉）：19 n.13，120 n.18。

杜尔戈（安·罗伯特·雅克，欧讷男爵）：262 n.38。


瓦坎达尔（埃尔费奇）：257 n.15，257 n.17。

瓦伦丁（路易）：192 n.15。

瓦莱里—拉多（勒内）：122 n.37。

瓦鲁（居伊·德）：89 n.2。

范·布洛克（纳迪亚）：260 n.25。

范·艾尔蒙（让—巴蒂斯特）：166 n.1。

范·鲁斯布鲁克［罗斯布鲁克］（扬［约翰尼斯］）：61 n.4，68 & 91 n.9。

维思（伊尔扎）：259 n.23。

维尔博（阿尔弗莱德·阿尔芒·路易·玛丽）：298 n.55。

维尔南（让—皮埃尔）：261 n.9。

维尔内（菲利克斯）：91 n.7。

维亚拉（卡西米尔·让）：93 n.34。

维贝尔（查尔斯）：334 n.46。

维凯尔（玛丽·亨伯特）：90 n.4。

维耶（雅克）：191 n.9，223 n.8。

维克多（德阿韦龙）：226 n.31。

维古鲁（奥古斯特）：264 n.45。

文森特（弗朗西斯）：190 n.2。

文森特·德保罗：190 n.2，191 n.9。

文雄（让）：223 n.8。

弗拉斯托斯（格雷戈里）：255 n.9。

瓦赞（奥古斯特）：121 n.23，227 n.32，292 n.5。

夏尔特勒兹［修道院］：1。

汉韦尔，英国［医院］：120 n.18.
亨利·罗素［医院］：60 n.1。
主宫医院（巴黎）［收容所，医院］：122 n.34，141 n.20 & 191 n.8 & n.10，196 n.38，254 n.6，296 n.47，355 n.51。

伊西莱穆利诺［低能儿教育机构］：227。

金斯利厅，英国［精神病院］：32，39 n.23。

拉波尔德［诊所］：365。
列宁格勒［特殊精神病医院］：359 n.18。
林肯精神病院，英国：120 n.18。

梅特赖［教养院］：86 & 94 n.35，110 & 121 n.32。
蒙马特［布朗什医生的精神病医院］：122 n.34。

内克尔［医院］：312 n.55，343 n.7。

帕西（布朗什医生的诊所）：123 n.38。
本顿维尔，英国［监狱］：75 & 92n.17。
佩雷·沃克吕兹［庇护所，教养院］：62 n.14，208 n.22，227 & 248 n.37，234。
小丘［监狱］：75 & 92 n.18。

圣阿尔班［医院］：61 n.1，209 n.24，369。
圣安东尼［郊区］：114，122 n.39。
圣詹姆斯［疯人院，后成为皮内尔的精神病医院］：122 n.5。
圣卡扎尔［麻风病医院，后成为医院和女子监狱］：187 & 205 n.9。
圣芒代［布雷尔·德·布瓦蒙医生的精神病医院］：123 n.37。
圣皮埃尔（马赛）［庇护所］：228 n.43。

圣永［庇护所］：120 n.18, 145, 157, 183 & 204 n.3。

圣安娜［农场，后成为庇护所和医院］： 60 n.1, 154 & 169—170 n.39, 208 n.22。 *396*

圣科隆布［精神病院］：122 n.36, 523 n.37。

萨尔佩特里尔［贫民女子综合医院，后成为庇护所和普通医院］：130, 135—136, 137, 140 n.17, 141 n.18—19, 159—160, 187 & 204 n.8, 195 & 211 n.31, 211 n.32, 214 n.39, 227, 228 & 248 n.39, 240, 271 n.6, 281 n.43, 300, 309 n.41, 311 n.48, 315, 326, 329, 334, 340, 351 n.34, 367。

塞尔布斯基（研究院），苏联：377 n.17。

维尔埃弗拉尔［庇护所，后成为医院］：208 n.22。

维勒瑞夫［庇护所，后成为医院］：208 n.22, 228 & 248 n.40, 377 n.21。

威斯敏斯特，英国［医院］：91 n.22。

约克郡，英国［庇护所］：19 n.12, 120 n.18。

Michel Foucault

Le Pouvoir psychiatrique

Cours au Collège de France

( 1973—1974 )

Édition établie sous la direction de François Ewald

et Alessandro Fontana, par Jacques Lagrange

**图书在版编目(CIP)数据**

精神病学的权力/(法)米歇尔·福柯著;苏昉译
. —上海:上海人民出版社,2022
(法兰西学院课程系列.1973-1974)
ISBN 978-7-208-17603-4

Ⅰ.①精… Ⅱ.①米…②苏… Ⅲ.①精神病学
Ⅳ.①R749

中国版本图书馆 CIP 数据核字(2022)第 021857 号

**责任编辑** 赵　伟　屠玮涓
**封面设计** 人马艺术设计·储平


法兰西学院课程系列.1973-1974

**精神病学的权力**

[法]米歇尔·福柯 著

苏　昉 译

出　　版　上海人民出版社
　　　　　　(201101　上海市闵行区号景路 159 弄 C 座)
发　　行　上海人民出版社发行中心
印　　刷　上海盛通时代印刷有限公司
开　　本　850×1168　1/32
印　　张　15.25
插　　页　5
字　　数　296,000
版　　次　2022 年 6 月第 1 版
印　　次　2024 年 12 月第 3 次印刷
ISBN 978-7-208-17603-4/B·1604
定　　价　78.00 元